# WINNICOTT

**TRADUÇÃO**
**ÁLVARO CABRAL**

**ORGANIZAÇÃO**
**CLARE WINNICOTT**
**RAY SHEPHERD**
**MADELEINE DAVIS**

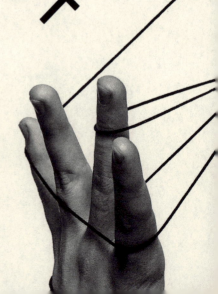

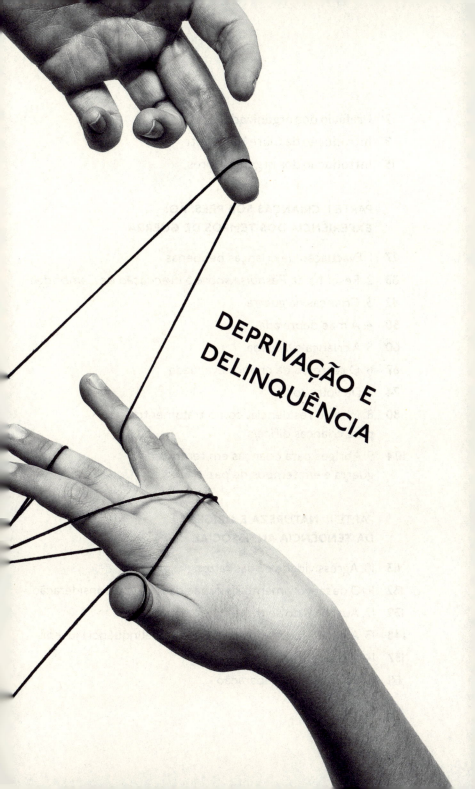

7 Prefácio dos organizadores
9 Introdução de Clare Winnicott
15 Introdução dos organizadores

**PARTE I CRIANÇAS SOB PRESSÃO:
EXPERIÊNCIA DOS TEMPOS DE GUERRA**

27 1. Evacuação de crianças pequenas
38 2. Resenha da *Pesquisa sobre a evacuação de Cambridge*
42 3. Crianças na guerra
50 4. A mãe deprivada
60 5. A criança evacuada
67 6. O regresso da criança evacuada
74 7. De volta ao lar
80 8. Manejo residencial como tratamento
para crianças difíceis
104 9. Abrigos para crianças em tempos de
guerra e em tempos de paz

**PARTE II NATUREZA E ORIGENS
DA TENDÊNCIA ANTISSOCIAL**

113 10. Agressividade e suas raízes
132 11. O desenvolvimento da capacidade para a consideração
139 12. Ausência do sentimento de culpa
148 13. Alguns aspectos psicológicos da delinquência juvenil
157 14. A tendência antissocial
171 15. Psicologia da separação

**175** 16. Agressividade, culpa e reparação

**186** 17. Enfrentando o marasmo

**200** 18. A juventude não dormirá

## PARTE III **PROVISÃO SOCIAL**

**207** 19. Correspondência com um magistrado

**213** 20. O alicerce da saúde mental

**217** 21. A criança deprivada e como ela pode ser compensada pela perda da vida familiar

**238** 22. Influências de grupo e a criança desajustada: o aspecto escolar

**252** 23. A perseguição que não houve

**254** 24. Comentários sobre o *Relatório da Comissão sobre Punição em Prisões e Centros de Detenção*

**263** 25. As escolas progressistas dão liberdade demais para a criança?

**276** 26. Cuidados residenciais como terapia

## PARTE IV **TERAPIA INDIVIDUAL**

**289** 27. Tipos de psicoterapia

**300** 28. Psicoterapia dos distúrbios de caráter

**318** 29. Dissociação revelada numa consulta terapêutica

**347** Nota editorial

**349** Índice remissivo

**361** Sobre o autor

## PREFÁCIO

Ao selecionar os artigos para publicação neste volume, nosso objetivo foi apresentar as ideias de Donald Winnicott de um modo que tenha valor prático e constitua leitura agradável. Entre os artigos há alguns até agora inéditos, outros que só foram divulgados em revistas especializadas ou de difícil acesso ao grande público. Além disso, por uma questão de clareza e abrangência, foram incluídos alguns artigos muito conhecidos, extraídos dos próprios livros do autor. As alterações dos artigos inéditos foram reduzidas deliberadamente ao mínimo, embora estejamos certos de que ele próprio teria gostado de revê-los antes de apresentá-los ao público. Tudo isso significa que inevitavelmente haverá uma certa repetição, o que, no entanto, nos parece um preço insignificante a ser pago para podermos apresentar as opiniões de Winnicott sobre a questão como um todo.

CLARE WINNICOTT
RAY SHEPHERD
MADELEINE DAVIS
Londres, março de 1983

# INTRODUÇÃO
## CLARE WINNICOTT

Não parece exagero dizer que as manifestações de deprivação[1] e delinquência em sociedade constituem uma ameaça tão grande quanto a da bomba nuclear. Na verdade, certamente existe uma conexão entre os dois tipos de ameaça, uma vez que o crescimento do elemento antissocial na sociedade eleva o nível de perigo do potencial destrutivo contido no seio dela. Neste momento, lutamos para impedir que esse nível de perigo se eleve e precisamos mobilizar todos os recursos possíveis para essa tarefa. Um recurso será, sem dúvida, o conhecimento adquirido por quem teve de enfrentar os problemas de deprivação e delinquência, assumindo a responsabilidade por casos individuais. Donald Winnicott foi uma dessas pessoas, tendo sido levado a essa condição pela Segunda Guerra Mundial, quando foi nomeado psiquiatra consultor do Plano de Evacuação Governamental numa área de recepção[2] na Inglaterra.

Embora Winnicott se encontrasse em circunstâncias anormais por serem tempos de guerra, o conhecimento obtido a partir dessa experiência tem aplicação geral, porque as crianças deprivadas que se tornam delinquentes têm problemas básicos que se manifestam de modos previsíveis, sejam quais forem as cir-

---

1 Winnicott diferencia *privation* de *deprivation*. O primeiro diz respeito à privação em termos primitivos: à falta de sustentação ambiental, de uma mãe-ambiente que daria sustentação ativa para que o sentimento de ser pudesse ser experienciado. O segundo, por sua vez, supõe a experiência de sustentação ambiental e uma perda posterior, gerando a percepção de ter sido roubado ou agredido pela falha do ambiente. Mantivemos, portanto, "privação" para o sentido de "nunca ter tido" e "deprivação", para o de "ter tido e ter perdido". [N. E. de Leopoldo Fulgencio]

2 Zonas do território britânico designadas para recepção de civis evacuados durante a Segunda Guerra Mundial. [N. E.]

## INTRODUÇÃO DE CLARE WINNICOTT

cunstâncias. Além disso, as crianças que passavam à responsabilidade de Winnicott eram aquelas que necessitavam de provisão especial porque não podiam ser instaladas em lares comuns. Em outras palavras, já estavam em dificuldade no próprio lar, antes da guerra. A guerra foi quase secundária para elas, quando não positivamente benéfica (e isso não foi raro), na medida em que as removeu de uma situação intolerável, transpondo-as a uma situação em que poderiam encontrar – como com frequência encontraram – ajuda e alívio.

A experiência de evacuação teve efeito profundo em Winnicott, pois teve de enfrentar, de um modo concentrado, a confusão gerada pela desintegração maciça da vida familiar, além de vivenciar o efeito da separação e perda – e da destruição e morte. As reações pessoais sob a forma de comportamento bizarro e delinquente tiveram de ser manejadas, circunscritas e gradualmente compreendidas por Winnicott, trabalhando com uma equipe local. As crianças com quem ele trabalhou tinham chegado ao fim da linha; não tinham mais para onde ir e a questão de como sustentá-las tornou-se a principal preocupação de todos os que tentavam ajudá-las.

Até aquele momento, a atividade profissional de Winnicott concentrara-se na prática clínica em contextos hospitalares e em seu consultório particular, onde recebia as crianças acompanhadas dos adultos responsáveis por elas. No início, ao desenvolver sua experiência clínica, ele evitara ao máximo, de maneira deliberada, assumir casos de delinquência, porque o hospital não dispunha dos recursos necessários para lidar com eles e o próprio Winnicott não se sentia preparado para reorientar seu trabalho para esse campo, que exige uma disponibilidade extraordinária de tempo, além de habilidades e instalações que ele não tinha. Achava que devia, primeiro, adquirir experiência no trabalho com pais e crianças comuns, em seu contexto familiar e local. Era possível ajudar o grosso dessas crianças, evitando-se que sofressem maior deterioração psiquiátrica, ao passo que as crianças que haviam entrado na delinquência necessitavam de mais do que mera assistência clínica. Apresentavam um problema de cuidados e manejo.[3]

Quando eclodiu a guerra, Winnicott não pôde continuar evitando a questão da delinquência e assumiu deliberadamente a Consultoria de Evacuação, consciente do que o esperava e do fato de que teria de enfrentar toda uma nova gama de experiências. Sua experiência clínica teria de ser ampliada para incluir os aspectos de cuidados e manejo do processo de tratamento.

Pouco depois do início do plano de área para a qual Winnicott fora nomeado, juntei-me a sua equipe como assistente social psiquiátrica e administradora dos cinco abrigos para crianças que eram perturbadas demais para serem colocadas em casas de famílias comuns. Entendi que a minha primeira tarefa era tentar desenvolver um método de trabalho que permitisse a todos nós, inclusive Winnicott, aproveitar ao máximo suas visitas semanais. Os membros da equipe que moravam nos abrigos recebiam todo o impacto da confusão e desespero das crianças e dos problemas de comportamento resultantes. Exigiam que lhes fosse dito *o que fazer* e com frequência solicitavam, desesperados, ajuda sob a forma de instruções precisas. Levou tempo para aceitarem que Winnicott não assumiria – e, de fato, não poderia assumir – esse papel, uma vez que não estava disponível e envolvido nas situações do dia a dia da maneira como eles estavam. Gradualmente, foi reconhecido que todos nós deveríamos assumir a responsabilidade por fazer com cada criança o melhor que pudéssemos nas situações que surgiam dia após dia. Depois refletíamos sobre o que fora feito e discutíamos os casos com Winnicott, com a maior franqueza possível, quando ele nos visitava. Acabou sendo uma boa forma

---

**3** Em inglês, *management*, termo que se traduz por "manejo", "administração", "gestão", "trato", "controle" ou "cuidado", a depender do contexto. No *setting*, Winnicott faz distinção entre manejo de caso e psicoterapia ou psicanálise como modalidades de trabalho clínico, e estende a tarefa do manejo aos pais, à família e a outras instituições da sociedade civil. [N. E.]

INTRODUÇÃO DE CLARE WINNICOTT

de trabalho e a única possível naquelas circunstâncias. Essas sessões com ele eram o ponto alto da semana e constituíam inestimáveis experiências de aprendizagem para todos nós, inclusive para Winnicott, que mantinha um registro cuidadoso da situação de cada criança e das pressões infligidas aos membros da equipe. Seus comentários vinham quase sempre na forma de perguntas que ampliavam a discussão e nunca violavam a vulnerabilidade de cada membro. Após essas sessões, Winnicott e eu tentávamos chegar a uma conclusão sobre o que se passava, com base na grande quantidade de detalhes que nos eram fornecidos, e elaborávamos algumas teorias provisórias a respeito. Era uma tarefa totalmente absorvente porque, tão logo uma teoria era formulada, já tinha que ser abandonada ou modificada. Além disso, o exercício era essencial para mim, porque durante a semana eu era usada como caixa de ressonância pelos encarregados dos abrigos e como suporte imediato em situações difíceis. Eu estava, portanto, em posição de alertar o administrador responsável pelo plano quando era necessário assumir riscos que podiam levar ao desastre, além de informar Winnicott sobre o que estava acontecendo.

Não há dúvida de que trabalhar com crianças deprivadas deu uma dimensão inteiramente nova ao pensamento de Winnicott e sua prática, além de afetar seus conceitos básicos sobre crescimento e desenvolvimento emocionais. Rapidamente suas teorias sobre os impulsos [*drives*][4] que estão por trás da tendência antissocial começaram a tomar forma e ganhar expressão. Suas ideias influíram sobre a situação concreta nos abrigos e sobre o modo como as crianças eram tratadas pelos membros da equipe; Winnicott, sempre cuidadoso, tomava nota dos resultados. Os cadernos de notas referentes aos abrigos ainda existem e mostram o cuidado

---

4    Nesta edição, *instinct* foi traduzido por "instinto", *impulse* por "impulso" e *drive* varia entre "impulso", "pressão instintual" e "instinto", evitando-se adotar o termo "pulsão", que está no campo semântico do erotismo, diferente do campo a que se refere Winnicott. [N. E. de Leopoldo Fulgencio]

de suas observações e a atenção que dava aos detalhes. Gradualmente, novas abordagens e atitudes foram sendo estabelecidas e tentativas foram sendo feitas para chegar à inocência que estava por trás das defesas e dos atos delinquentes. Não houve milagres, mas, quando as crises eram enfrentadas, quando se conseguia *passar por elas* em vez de *reagir a elas*, era possível aliviar a tensão e renovar a confiança e a esperança.

No fim das contas eu acabei me tornando a base de sustentação para o trabalho, por ser quem tinha condições de estar em contato diário com a equipe e as crianças nos abrigos. Também considerei essencial manter comunicações abertas e o mais claras possível entre todos os envolvidos no plano – membros da comissão, administradores das autarquias locais, órgãos públicos e os pais das crianças. Desse modo, um amplo setor do público mantinha-se informado sobre o efeito da separação e da perda sobre as crianças e sobre a natureza complexa da tarefa de ajudá-las. Foi a divulgação desse tipo de conhecimento, obtido em primeira mão das áreas de evacuação espalhadas pelo país, que mais tarde propiciou o impulso para o estabelecimento de uma comissão estatutária de inquérito sobre assistência a crianças separadas de seus pais (Curtis Committee) e acabou levando a um marco decisivo na história social do país: o Children Act de 1948. Winnicott e eu prestamos depoimentos escritos e orais ao Curtis Committee.

Quanto ao trabalho em si, Winnicott era a pessoa que de fato fazia as coisas funcionarem. Era a figura central que reunia e sustentava as experiências de todos nós, imprimindo-lhes um sentido e, assim, ajudando a equipe que vivia junto com as crianças a manter a sanidade no mundo subjetivo e bizarro delas, que as crianças habitavam por longos períodos. Para nós, uma das lições importantes da experiência como um todo foi de que atitudes não podem ser ensinadas com palavras – só podem ser "captadas" por assimilação em relações vivas.

Já me perguntaram muitas vezes: "Como era trabalhar com Winnicott?". Sempre evitei responder, mas acho que diria algo

## INTRODUÇÃO DE CLARE WINNICOTT

assim: era estar numa situação de completa reciprocidade, em que dar e receber não se distinguiam, em que os papéis e responsabilidades eram pontos pacíficos e jamais disputados. Nisso se baseava a segurança e a liberdade necessárias para que o trabalho criativo emergisse do caos e da devastação da guerra. E ele de fato emergiu em muitos níveis, proporcionando satisfação a todos nós que tomamos parte nele. Descobrimos novas dimensões em nós mesmos e nos outros. Nossas potencialidades foram realizadas e levadas ao limite, de modo que novas capacidades surgiram. Assim era trabalhar com Winnicott.

Os artigos incluídos nesta coletânea apresentam-se numa sequência natural, começando pelos que foram escritos sob a pressão do envolvimento clínico de Winnicott na guerra, e descrevem os efeitos da deprivação tal como ele os vivenciou. Seguem-se artigos que refletem suas ideias sobre a natureza e as origens da tendência antissocial. A terceira seção é dedicada ao tipo de provisão social necessária ao tratamento de crianças delinquentes e, finalmente, há três ensaios sobre terapia individual e seu uso no trabalho com crianças deprivadas.

Embora estes escritos sejam de interesse histórico, não pertencem à história, mas ao encontro onipresente entre os elementos antissociais na sociedade e as forças da saúde e da sanidade que se organizam para reivindicar e recuperar o que se perdeu. A complexidade desse encontro é inestimável. O ponto de interação entre os que prestam e os que recebem cuidados é sempre o foco para a terapia nesse campo de trabalho, e requer atenção e apoio constantes dos profissionais especialistas envolvidos, bem como o suporte esclarecido dos administradores responsáveis. Hoje, como sempre, a questão prática é como manter um ambiente que seja suficientemente humano, e suficientemente forte, para conter tanto os que prestam assistência como os deprivados e delinquentes, que necessitam desesperadamente de cuidados e contenção, mas fazem o possível para destruí-los quando os encontram.

# INTRODUÇÃO
## CLARE WINNICOTT, RAY SHEPHERD E MADELEINE DAVIS

Os distúrbios de comportamento, ou o que Winnicott designou com frequência como distúrbios de caráter, foram por ele considerados como manifestações clínicas da tendência antissocial. Variam desde a gula e a enurese noturna, num extremo da escala, até as perversões e todos os tipos de psicopatias (exceto a lesão cerebral), no outro extremo. A atribuição das origens da tendência antissocial à ocorrência de uma deprivação mais ou menos específica na infância inicial e na primeira infância do indivíduo deu toda uma nova dimensão à teoria do desenvolvimento emocional de Winnicott – a teoria que ele próprio descreveu como a espinha dorsal de seu trabalho docente e clínico.

A Segunda Guerra Mundial, para Winnicott, foi um divisor de águas sob muitos aspectos, mas talvez em nenhum tenha sido mais evidente do que na ampliação e no florescimento de sua teoria do desenvolvimento em algo verdadeiramente original e verdadeiramente seu. Resta pouca dúvida quanto ao fato de que seu contato com crianças deprivadas, durante a guerra, contribuiu muito para isso.

Até essa época, a teoria psicanalítica tinha, de modo geral, atribuído a delinquência e a criminalidade à ansiedade ou culpa resultante de inevitável ambivalência inconsciente: quer dizer, eram consideradas como fruto do conflito surgido quando o ódio (e, portanto, o desejo de destruir) se dirige contra uma pessoa amada e necessária. A ideia básica era de que quando a culpa se acumula demais e não encontra saída na sublimação ou reparação, algo tem de ser feito, ou atuado [*acted out*], para justificar a culpa que o indivíduo sente. Em outras palavras, a etiologia da delinquência era vista principalmente em termos da luta travada no mundo interior, ou psique, do indivíduo.

INTRODUÇÃO DOS ORGANIZADORES

Quando, na década de 1920, Winnicott começou a usar a teoria psicanalítica para ajudá-lo nos casos que apareciam em sua clínica pediátrica, e mais tarde a escrever sobre esses casos, deixou bem claro acreditar que muitos sintomas de infantilidade, incluindo os distúrbios de comportamento, tinham origem nesses conflitos inconscientes. Não obstante, embora sem dúvida aqui se enfatizasse *de fato* o mundo interior da criança, é interessante notar que, nos fragmentos de relatos clínicos com que ilustrava suas conferências e artigos, Winnicott parecia, com frequência, considerar decisivo algum fator ambiental. Um exemplo é Veronica, que com um ano e meio desenvolveu o hábito de molhar a cama todas as noites, depois de sua mãe ter passado um mês no hospital; ou Ellen, que cometia roubos na escola e cuja família se desfez quando ela tinha um ano; e Francis, cujos episódios violentos estavam ligados à depressão de sua mãe. Percebe-se o senso comum subjacente ao relato dessas histórias – o conhecimento comum, que se estende ao longo da história, da necessidade de um ambiente seguro e estável durante a infância.

Durante alguns anos antes da guerra, John Bowlby, outro psicanalista, tivera também a oportunidade de estudar os antecedentes de crianças perturbadas, encaminhadas à Child Guidance Clinic [Clínica de Orientação Infantil] onde ele trabalhava. Num estudo formal de 150 crianças com vários problemas, ele descobrira um vínculo direto entre roubo e deprivação – em particular a separação da mãe no início da infância.[1] Isso é discutido na carta que inicia a parte I deste volume.

Assim, o caminho estava preparado, por assim dizer, para as experiências de Winnicott durante a guerra, as quais, como descreveu Clare Winnicott no outro texto de introdução deste livro, tornaram cristalino o vínculo entre deprivação e delinquência. Winnicott,

---

1 John Bowlby, "The Influence of Early Environment in the Development of Neurosis and Neurotic Character". *The International Journal of Psychoanalysis*, v. 21, 1940.

entretanto, nunca perdeu de vista a compreensão mais profunda desses problemas, possibilitada pela psicanálise. Entre outras razões, sem dúvida era (e é) necessário alguma coisa para dar nexo à aparente irracionalidade do comportamento delinquente, sua rigidez de padrões e sua compulsividade, que podem fazer o perpetrador parecer louco até a seus próprios olhos. Assim, a teoria psicanalítica uniu-se à observação e à experiência prática, e emergiu nos enunciados que encontraremos na parte II.

A parte I trata das experiências de Winnicott na guerra e começa com a carta já mencionada, escrita por Bowlby, Winnicott e Emanuel Miller, assinalando os perigos da evacuação de crianças com menos de cinco anos das cidades. Segue-se um artigo intitulado "As crianças e suas mães" (1940), que mostra os efeitos da separação do ambiente familiar e da mãe em duas dessas crianças evacuadas. O segundo capítulo apresenta a resenha de um livro com um levantamento estatístico dos problemas de crianças evacuadas para Cambridge, sob a responsabilidade de professoras primárias, escrito em 1941. A essa altura, Winnicott passara a considerar a evacuação, como um todo, uma "história de tragédias", embora elogiasse muito as professoras encarregadas de cuidar das crianças. Mais uma vez, o trabalho de Bowlby fornece a classificação de anormalidades que orientou a pesquisa.

Esses três artigos têm em comum um ponto de vista que adquiriu, subsequentemente, ampla aceitação entre profissionais, a saber: quando se sofre uma perda, uma indicação manifesta de aflição *é esperada* e, quando tal reação não ocorre, pode haver um distúrbio de tipo mais profundo. A carta chama a atenção para o valor da capacidade de luto – que é a reação madura à perda. (O processo de luto é descrito no artigo intitulado "Psicologia da separação", na parte II.) É claro, porém, que a *Cambridge Education Survey* [Pesquisa sobre a educação em Cambridge] encontrou outras reações, menos maduras, incluindo certo grau de comportamento antissocial, não raro entre crianças em idade escolar. Quando Winnicott, em 1945, fez suas palestras radiofônicas para

## INTRODUÇÃO DOS ORGANIZADORES

pais e pais adotivos[2] ("A criança evacuada" e "De volta ao lar"), já foi possível discernir que ele atribuía um valor psicológico positivo ao comportamento antissocial em crianças, constituindo uma reação tanto à perda de pessoas que são amadas como à perda de segurança – desde que isso recebesse uma resposta pessoal adequada por parte de quem estava encarregado delas. Essa ideia está no âmago da teoria da tendência antissocial de Winnicott e também era inerente a todo o seu trabalho clínico, pois sustentava que o indivíduo que sofre é o que mais prontamente pode ser ajudado.

Exceto os dois primeiros capítulos, o restante da parte I consiste em palestras que originalmente formavam uma seção do livro de Winnicott, *The Child and the Outside World*,[3] esgotado há muito tempo. A seção intitulava-se "Crianças sob pressão", título que emprestamos aqui. Começa com uma palestra para professores sobre como o fato de ouvir os boletins de guerra afeta crianças de diferentes idades e tipos, e podemos ver aí a insistência de Winnicott em que o mundo interior de cada criança precisa ser levado em conta. Seguem-se quatro palestras radiofônicas, transmitidas pela BBC, sobre a evacuação: a primeira, proferida em 1939, trata da dor de uma mãe que perdeu o filho e de suas apreensões quanto ao que a criança estaria vivendo longe de casa; a segunda, de 1945, para pais adotivos, a respeito do papel essencial que desempenharam na evacuação (essa foi, na verdade, a única vez que Winnicott se dirigiu especificamente a pais adotivos); e as outras duas, também de 1945, dedicadas aos pais, e sobre eles, abordando os problemas e as alegrias diante do regresso dos filhos para casa. Talvez seja especialmente nessas palestras radiofônicas, com sua linguagem clara e

---

2 Nesta coletânea, o termo "pais adotivos" traduz *foster-parents*, voluntários que, durante os bombardeios de Londres na Segunda Guerra Mundial, acolheram em casa, no interior da Inglaterra, as crianças evacuadas das cidades, encarregando-se de seus cuidados e criação por longos períodos. [N. E.]
3 Donald W. Winnicott, *The Child and the Outside World: Studies in Developing Relationships*. London: Tavistock, 1957.

viva, que se revela a profundidade da compreensão que Winnicott tem dos sentimentos dos envolvidos em separações dolorosas. Os sentimentos são não só compreendidos como também respeitados, de modo que deve ter trazido alívio a muitos de seus ouvintes.

Temos finalmente dois artigos, um escrito em 1947 e outro em 1949, sobre a criação de abrigos ou alojamentos para as crianças cujo manejo apresentava problemas maiores do que aqueles que um lar adotivo seria capaz de comportar. Verificou-se que tratava--se de crianças que já eram deprivadas: ou seja, que haviam sofrido deprivação antes mesmo de serem evacuadas. O primeiro desses artigos conta a história fascinante do desenvolvimento do programa de abrigos, em decorrência de uma necessidade tão urgente que houve uma determinação obstinada em satisfazê-la. É, em linhas gerais, a história de um sucesso – embora os sucessos em tais empreendimentos sejam sempre necessariamente relativos – e deve interessar a todos que têm contato com algum dos muitos abrigos criados desde a guerra para satisfazer a uma grande variedade de necessidades. O último artigo recomenda com insistência que o programa de abrigos desenvolvido durante a guerra continue tendo lugar no manejo de crianças difíceis em tempos de paz.

A ordem dos artigos na parte II foi ditada pela necessidade de reunir de modo compreensível e legível as várias facetas da exposição geral sobre a tendência antissocial. Como a destrutividade é tantas vezes uma parte do comportamento delinquente, a seção começa com dois artigos sobre as raízes da agressividade, escritos para pais e outras pessoas responsáveis por crianças pequenas. O primeiro, datado de 1939, é um capítulo de *The Child and the Family*,[4] livro hoje esgotado; o segundo, escrito em 1962, substituiu-o em *The Child, the Family and the Outside World*.[5] Nesses dois estudos,

---

4 Id., *The Child and the Family: First Relationships*. London: Tavistock, 1957.
5 Id., *The Child, the Family, and the Outside World*. Harmondsworth: Penguin, 1964.

## INTRODUÇÃO DOS ORGANIZADORES

a agressividade é vista, em suas raízes, como algo inato, coexistente com o amor. O primeiro estudo deve muito a Melanie Klein, que assinalou (desenvolvendo as ideias de Sigmund Freud) que é a elaboração do impulso destrutivo no mundo interior da criança que se converte, finalmente, no desejo de reparar, de construir, de assumir a responsabilidade. O segundo estudo fornece uma explicação mais original: a agressividade, no começo da vida, é equiparada ao movimento corporal e ao estabelecimento do que é e do que não é o self. Aqui, dá-se ênfase ao brincar e ao uso de símbolos como forma de conter a destrutividade interna – ideia prenunciada na palestra da parte I intitulada "De volta ao lar". Winnicott constatou que uma característica da criança antissocial é o fato de não haver em sua personalidade nenhuma área para o brincar: este é substituído pela atuação. Esses e outros aspectos da destrutividade são discutidos sob diferentes pontos de vista no artigo inédito "Agressividade, culpa e reparação" (1960), na parte II, e em "As escolas progressistas dão liberdade demais para a criança?" (1965), na parte III.

O segundo capítulo da parte II, escrito em 1962, é a exposição mais completa feita por Winnicott sobre a capacidade de cada indivíduo para desenvolver um sentimento de consideração – de responsabilidade pessoal pela destrutividade que existe em sua própria natureza. Trata-se do mesmo tema abordado no primeiro estudo e é essencialmente uma adaptação do conceito de "posição depressiva", de Melanie Klein, que Winnicott reelabora a sua própria maneira, sendo uma das principais diferenças a maior ênfase que ele dá à importância do ambiente humano (sobretudo a mãe) na identificação e no fomento da tendência inata na criança para a consideração. Isso tem importância particular no presente contexto, pois Winnicott acreditava que é na época em que a capacidade para a consideração está se desenvolvendo – aproximadamente dos seis meses aos dois anos de idade – que a deprivação ou perda pode ter consequências especialmente devastadoras: os primórdios do processo de socialização derivados das tendências inatas da criança podem se perder ou ser obstruídos.

O artigo seguinte, "Ausência do sentimento de culpa" (1966), liga a ideia dessa obstrução da capacidade para a consideração diretamente à tendência antissocial. Também nos recorda de que a moralidade social é um compromisso; e aqui Winnicott expõe o ponto de vista de que a moralidade mais precoce e mais feroz consiste em não trair o self. "Psicologia da separação", artigo escrito em 1958 para assistentes sociais, também está ligado a essas ideias. Faz uso das afirmações de Freud sobre o luto e mostra como este depende da capacidade para tolerar o ódio a uma pessoa que foi amada e perdida. Esses dois artigos são inéditos.

O capítulo intitulado "A tendência antissocial" (1956) é o artigo central da parte II, sendo o registro mais definitivo de Winnicott sobre o tema. Descreve o que considerava serem as duas principais tendências no comportamento antissocial, exemplificadas por roubar e mentir, de um lado, e atos destrutivos, do outro; e localiza suas origens na vida dos bebês e crianças pequenas. Apresenta a ideia de delinquência como um sinal de esperança. A palestra "Alguns aspectos psicológicos da delinquência juvenil", ministrada para magistrados cerca de dez anos antes, é incluída aqui (embora, de certo modo, pertença aos escritos dos tempos de guerra) porque aborda em linguagem mais simples muito do que foi exposto em "A tendência antissocial", e também por dar maior ênfase à tendência destrutiva na delinquência – a busca de uma estrutura segura, na qual o impulso e a espontaneidade estão a salvo. Essa palestra representa um momento em que muitas das ideias de Winnicott em sua obra posterior começavam a delinear-se de maneira clara.

Os dois últimos capítulos da parte II, "Enfrentando o marasmo" (1961) e "A juventude não dormirá" (1964), discutem a associação entre adolescência e comportamento antissocial. Estuda-se o clima contemporâneo e expõem-se as razões, com base na teoria do desenvolvimento emocional, para o comportamento característico do adolescente e sua desconfiança das conciliações. O comportamento antissocial é considerado como um desafio a ser enfrentado firmemente pelos indivíduos maduros na sociedade, que devem

INTRODUÇÃO DOS ORGANIZADORES

contê-lo; mas a única "cura" para o adolescente é, segundo Winnicott, a passagem do tempo. Talvez seja lícito dizer que nenhum escritor na área da psicologia realizou uma abordagem tão positiva dos problemas da adolescência quanto Winnicott.

A parte III é, em muitos aspectos, uma continuação da parte I, focando principalmente no manejo prático de crianças difíceis. Também enfatiza a necessidade de o profissional ter algum conhecimento do desenvolvimento emocional normal. Começa com uma carta escrita em 1944 a um magistrado de um Juizado de Menores sugerindo que (com a ajuda de profissionais) ele considere o delinquente juvenil do ponto de vista do tipo de provisão social existente que seria mais útil no caso individual. Dá ênfase especial à necessidade de abrigos e do envolvimento de magistrados na administração desses abrigos. O segundo estudo é um artigo de fundo publicado no *British Medical Journal* (1951), que discute a monografia de Bowlby para a Organização Mundial de Saúde (OMS), *Cuidados maternos e saúde mental*,[6] e suas conclusões, derivadas de estudos estatísticos a respeito dos efeitos que a separação dos pais e do lar têm sobre as crianças. Sugere que essas conclusões poderiam ser utilizadas como uma espécie de medicina preventiva.

Os dois capítulos seguintes, "A criança deprivada e como pode ser compensada pela falta de vida familiar" (1950) e "Influências de grupo e a criança desajustada: o aspecto escolar" (1955), referem-se especificamente a crianças em instituições de assistência e foram escritos para as pessoas responsáveis por elas. O primeiro estabelece diretrizes para avaliar os fatores pessoais e sociais na deprivação e discorre sobre o tipo de provisão de acordo com o diagnóstico individual. O segundo apresenta a base da formação de grupo em termos de integração individual e contrasta o agrupamento maduro com o grupo que necessita de cobertura suplementar (como nos abrigos ou lares para crianças desajustadas) a fim de que seus

---

6    J. Bowlby, *Cuidados maternos e saúde mental* [1951], trad. Vera Lúcia Baptista de Souza e Irene Rizzini. São Paulo: Martins Fontes, 1981.

membros individuais se tornem autossuficientes. Conclui com um quadro de classificação de crianças de acordo com o grau de integração pessoal alcançado. Cada um desses estudos apresenta uma descrição clara de certo aspecto da teoria do desenvolvimento emocional normal: o primeiro é especialmente interessante, uma vez que contém uma das primeiras descrições formais do uso de objetos transicionais e de fenômenos transicionais, conceito pelo qual Winnicott é talvez mais amplamente conhecido. Incluímos aqui a crítica da autobiografia de Sheila Stewart, porque trata, num tom mais leve, da concepção de Winnicott de que um começo suficientemente bom pode habilitar uma criança a enfrentar a perda da vida familiar.

O estudo inédito "Comentários sobre o *Relatório da Comissão sobre Punição em Prisões e Centros de Detenção*" (1961) analisa o conflito entre ideias de punição e ideias de terapia e contém um apelo para que se considere teoricamente a questão da punição. Também toca brevemente no tráfico de fumo, nas evasões e em interferências externas na administração de instituições de correção.

O capítulo sobre escolas progressistas (1965) consiste numa palestra proferida em Dartington Hall e em algumas notas que Winnicott fez no trem que tomou de volta para casa. Sublinha a necessidade de diagnóstico individual e social das crianças que frequentam essas escolas, para que a equipe fique a par do número de casos em que se está fazendo terapia com crianças antissociais. O significado da palavra "progressista" é investigado em seus aspectos positivos, negativos e práticos. Considera-se também a natureza da destrutividade.

O capítulo final, até agora inédito, é a Conferência David Wills proferida em 1970 na Association of Workers for Maladjusted Children. Foi a última conferência pública feita pelo dr. Winnicott e é fácil perceber por que foi tão bem recebida. É um exame retrospectivo de um abrigo dos tempos de guerra, salientando aspectos que são de importância perene nos cuidados de crianças deprivadas e formulando uma avaliação final do trabalho mais exigente no campo da assistência social: os cuidados residenciais.

## INTRODUÇÃO DOS ORGANIZADORES

O primeiro capítulo da parte IV, que não foi publicado anteriormente, contém uma breve descrição da psicanálise e considera em linguagem simples as diferentes necessidades terapêuticas do indivíduo psicótico, do psiconeurótico e do antissocial. O segundo capítulo dedica-se especificamente à terapia individual de distúrbios de caráter, relacionando-os com a deprivação e vinculando a terapia do indivíduo antissocial às duas principais direções características da tendência antissocial. São dados dois exemplos clínicos. Esse estudo também mostra muito claramente como a teoria winnicottiana da tendência antissocial se harmoniza com a teoria psicanalítica, tal como esta se desenvolvera até então. Finalmente, há a descrição de uma consulta terapêutica completa com uma menina que cometia roubos na escola. Isso mostra como mentir está intimamente relacionado com roubar. Revela também, de um modo profundamente vivo e dramático, através dos desenhos espontâneos da criança, a natureza de sua deprivação específica.

PARTE I

# CRIANÇAS SOB PRESSÃO: EXPERIÊNCIA DOS TEMPOS DE GUERRA

# 1

# EVACUAÇÃO DE CRIANÇAS PEQUENAS
[1939/1940]

## CARTA AO *BRITISH MEDICAL JOURNAL*

Senhor: a evacuação de crianças pequenas, entre dois e cinco anos de idade, gera sérios problemas psicológicos.[1] Tem-se pensado em planos de evacuação, e, antes que sejam finalizados, desejamos chamar a atenção para esses problemas.

A interferência na vida de uma criança pequena implica perigos que quase não encontramos no caso de crianças mais velhas. A evacuação de crianças mais velhas tem sido suficientemente bem-sucedida em mostrar – para quem ainda não o sabia – que muitas crianças acima dos cinco anos podem suportar a separação do lar e até beneficiar-se disso. Não podemos afirmar que a evacuação de crianças menores, sem a mãe, tenha o mesmo êxito ou se isenta de perigo.

Entre as muitas pesquisas realizadas sobre o assunto, podemos citar uma investigação recente conduzida por um de nós, na Child Guidance Clinic de Londres. Ela mostrou que um importante fator externo na etiologia de delinquência persistente é o indivíduo, muito cedo na vida, ser separado da mãe por um período prolongado. Mais

---

1 Esta parte do capítulo provém de uma carta datada de 16 de dezembro de 1939, escrita com John Bowlby e Emanuel Miller.

## I. EVACUAÇÃO DE CRIANÇAS PEQUENAS

da metade de uma série estatisticamente válida de pacientes investigados sofrera separação da mãe e do ambiente familiar por períodos de seis meses ou mais, durante os primeiros cinco anos de vida. O estudo de anamneses individuais confirmou a inferência estatística de que a separação, nesses casos, foi um fator etiológico notável. Além da anormalidade flagrante representada pela delinquência crônica, também distúrbios leves de comportamento, ansiedade e tendência para doença física indefinida podem ser com frequência atribuídos a tais perturbações do ambiente da criança pequena e a maioria das mães de crianças pequenas reconhece isso, mostrando-se relutante em deixar os filhos, a não ser por períodos muito curtos.

É bem possível, para uma criança de qualquer idade, sentir-se triste ou perturbada ao ter que deixar o lar, mas o que desejamos sublinhar é que, no caso de uma criança menor, essa experiência pode significar muito mais do que a experiência real de tristeza. Pode, de fato, equivaler a um *blackout* emocional e levar facilmente a uma grave perturbação do desenvolvimento da personalidade, que poderá persistir por toda a vida. (Órfãos e crianças sem lar iniciam a vida como tragédia, e nesta carta não estamos tratando dos problemas de sua evacuação.)

Esses pontos de vista são muitas vezes contestados por trabalhadores de creches diurnas e abrigos para crianças, que falam do modo extraordinário como crianças pequenas se acostumam a uma nova pessoa e parecem muito felizes, ao passo que outras, um pouco mais velhas, com frequência mostram sinais de aflição. Isso pode ser verdade, mas, em nossa opinião, essa felicidade pode facilmente ser enganosa. Apesar dela, é frequente as crianças não reconhecerem sua mãe, ao voltarem para casa. Quando isso ocorre, verifica-se que houve um dano radical e o caráter da criança foi seriamente deformado. A capacidade para sentir e expressar tristeza marca um estágio no desenvolvimento da personalidade e da capacidade de uma criança para estabelecer relações sociais.

Se essas opiniões estão corretas, segue-se que a evacuação de crianças pequenas sem a mãe pode conduzir a um distúrbio psicológico sério e de amplo alcance. Por exemplo, pode levar a um grande aumento da delinquência juvenil na próxima década.

Muito mais pode ser dito a respeito desse problema, com base em fatos conhecidos. Por meio desta carta desejamos apenas chamar a atenção daqueles que estão investidos de autoridade para a existência do problema.

Subscrevemo-nos etc.

JOHN BOWLBY
EMANUEL MILLER
D. W. WINNICOTT
Londres, W1

## AS CRIANÇAS E SUAS MÃES

Na carta de uma funcionária pública que tem feito muito por crianças pequenas, encontro este trecho:[2] "[...] com meus quinze anos de experiência, tenho convicção de que, para crianças de dois a cinco anos, as escolas maternais com professoras de formação adequada – e em número suficiente – são muito preferíveis a manter a criança com a mãe [...] dos dois aos cinco anos elas necessitam de cuidados e companhia, e a maioria das mães pode dar em excesso uma coisa ou outra, ou ambas [...]". Será verdade?

A relação entre a criança e a mãe é uma questão que nunca será esgotada e podemos usar de forma proveitosa os problemas relacionados com a evacuação ao nos forçarmos a estudar ainda mais essa questão.

O tema é amplo, mas certos fatos se destacam com muita clareza; um deles é que, quanto menor for a criança, maior será o perigo de separá-la da mãe.

---

2    Esta parte do capítulo foi publicada como um artigo independente em *The New Era in Home and School*, v. 21, 1940.

## I. EVACUAÇÃO DE CRIANÇAS PEQUENAS

Existem duas maneiras de enunciar isso, e à primeira vista elas parecem muito diferentes entre si. Uma é: quanto mais jovem for a criança, menor será sua capacidade para manter viva em si mesma a ideia de uma pessoa; quer dizer, se ela não vir uma pessoa, ou não tiver provas tangíveis de sua existência dentro de $x$ minutos, horas ou dias, essa pessoa estará morta para ela.

Um menino de um ano e meio só era capaz de tolerar a ausência do pai porque podia pegar um postal que o pai lhe enviara, no qual tinha escrito algum sinal familiar. O menino ia dormir todas as noites chorando, agarrado ao postal. Alguns meses antes nem isso ele teria logrado e o pai, ao regressar, teria sido como alguém que volta dos mortos.

A outra maneira de dizer isso não tem nada a ver com a idade, mas com a depressão. Pessoas depressivas de qualquer idade costumam ter dificuldade em manter viva a ideia daqueles a quem amam, mesmo se estiverem vivendo no mesmo quarto que eles. Seria desnecessário tentar aqui ligar essas duas maneiras de expressar a mesma coisa.

Pais não instruídos podem reconhecer intuitivamente a importância dessa e de outras qualidades humanas semelhantes; no entanto, autoridades responsáveis por algo tão grande como a evacuação de crianças são capazes de negligenciá-las.

Escreve um pai comum, da classe trabalhadora:

Estou respondendo em nome de minha mulher a sua carta de 4 de dezembro.

Ela foi evacuada para Carpenders Park com John (de cinco anos) e seu irmão caçula, Philip. Diz ela que John parece estar muito feliz e saudável.

Vejo-os todos os fins de semana e John parecia inteiramente satisfeito até muito pouco tempo atrás. Agora insiste em querer ver a avó, isto é, minha mãe. Ela foi evacuada para Dorset, mas pode ser que regresse num futuro próximo. Prometi-lhe que veria a avó, se e quando ela regressar. [...]

Eis as anotações de uma consulta hospitalar, datada de 12 de dezembro, durante a qual se apresenta a opinião expressa de uma mãe londrina comum, da classe trabalhadora.

Tony Banks: quatro anos e meio.

A sra. Banks trouxe Tony e sua irmã Anne, de três anos, e mostrou-se satisfeita por eu ainda estar disposto a compartilhar com ela a responsabilidade por decisões, apesar de o hospital ter fechado. A principal decisão, no momento, é a respeito da evacuação. Ela e as duas crianças foram para Northampton quando a guerra eclodiu. Viviam infelizes num pequeno alojamento onde tinham que dormir os três na mesma cama. Ficavam na cidade tanto tempo quanto em casa e sentiam que tinham todas as desvantagens da evacuação e nenhuma de suas vantagens. Duas semanas depois, mudaram para um alojamento mais adequado, embora Tony fique na cama com a mãe. Anne tem seu próprio berço. Quando o pai os visita, dorme na cama com a mulher e o filho.

Os Banks são uma família muito feliz. O pai gosta bastante dos filhos e vice-versa. O sr. Banks teve uma infância feliz, filho único de uma mãe muito amável. A sra. Banks tinha cinco irmãos e sua infância foi razoavelmente feliz, só que teve um pai bem rigoroso. Ela acha que só foi descobrir o que era a verdadeira felicidade depois de casar, quando passou a se dedicar totalmente ao marido e aos filhos.

Sente que este período da vida é aquele período importante em que as crianças são pequenas e respondem muito a cada detalhe de um bom manejo. Seu problema, portanto, é evitar perder o que ela considera que a vida tem de melhor, por medo de algo que talvez nunca aconteça. Pensa que seria lógico sair de Londres por alguns meses, mas não por três anos. Ela e o marido têm neces-

## I. EVACUAÇÃO DE CRIANÇAS PEQUENAS

sidade um do outro, tanto do ponto de vista sexual como da amizade, e o sr. Banks visita-os todos os fins de semana, embora em razão disso lhe sobre exatamente um xelim do salário para seus gastos pessoais: não bebe nem fuma e não sente que está em apuros financeiros. A sra. Banks diz que é preciso ele ir ver as crianças uma vez por semana *porque elas são pequenas e se o pai ficar fora por mais tempo elas se impacientam ou, pior ainda, esquecem.* Certa vez, o sr. Banks teve de entrar depressa no trem e Tony disse: "O papai não me abraçou o bastante antes de ir embora" e chorou desconsolado. O sr. Banks também fica perturbado se não vê a família regularmente.

As crianças fazem muitas perguntas: "Cadê a vovó?" (a avó materna), "Cadê a titia?", de modo que a sra. Banks decidiu levá-las para visitar os parentes durante uma semana. Deu certo, mas a sra. Banks acha que, se tivesse demorado mais, as crianças teriam ficado confusas e não teriam sido capazes de refazer os contatos de modo satisfatório. Todos estarão de volta ao alojamento, por solicitação especial, para passar juntos o Natal, mas ela acha provável que logo depois do Natal, ponderadas todas as coisas, decidam voltar para casa. O alojamento é, obviamente, quase ideal, mas a sra. Banks diz que, por mais perto que esteja do ideal, não é a mesma coisa que o próprio lar.

Quando a interroguei a respeito de Tony e do fato de ele dormir na cama com os pais quando o sr. Banks os visitava, ela disse, primeiro, que Tony está sempre dormindo e nunca testemunha nada. Diz que sempre o testa antes, falando com ele e assegurando-se de que está profundamente adormecido. Depois, a sra. Banks disse que, certa vez, ele acordou – seu pai deve tê-lo empurrado – e perguntou: "Mamãe, por que o papai está se mexendo para cima e para baixo?" e ela explicou: "Ora, ele está apenas esfregando as pernas porque está com muito frio". Então Tony caiu no sono de novo. Mas, durante o dia, ele fez muitas perguntas, principalmente a respeito da guerra que estava de fato acontecendo. Tony diz à irmã: "Fica quieta porque agora vêm as notícias", depois insiste em ouvir o noticiário e pergunta à mãe tudo sobre os pontos que não entende. Por exemplo, quando um navio afunda, como as pessoas telegrafam a informação de que ele está afundando? O telegrafista não afunda junto com o navio? Esse interesse pelas notícias tem claramente a ver com seu contato diário com informações sobre gente morrendo e sem dúvida a mãe tem razão quando liga o interesse dele pelas notícias ao interesse pelas relações sexuais com que é obrigado a lidar, pelo menos em sua fantasia, e talvez de forma consciente.

Ao mesmo tempo que Tony está avançado no que se refere ao desenvolvimento intelectual, ele demonstra inabilidade para vestir-se: é incapaz de fechar os botões traseiros da calça ou dos sapatos e não consegue abrir a porta do banheiro. Também é muito lento para comer, não só para pôr a comida na boca como também para terminar de mastigar. É daquelas crianças que retêm a comida na boca e não param de mastigá-la; às vezes, a mãe acaba tendo de tirar de sua boca um pedaço de carne que ele passou mais de hora mascando.

Tony e a irmã são felizes juntos e não querem nem pensar em se separar. Brigam quando estão sozinhos e seu brincar é imaginativo, mas tende a girar em torno de assuntos concretos do dia a dia, como ambulâncias e abrigos antiaéreos. Brincam de médico e mãe, imitam famílias tomando chá e o menino gosta em particular de brincar de médico e enfermeira – Tony é capaz de desfrutar dessa brincadeira por horas a fio.

O pai considera sua função tirar as crianças das mãos da mãe aos domingos. É um agrado que todos aguardam com impaciência. O sr. Banks é ótimo com os filhos, leva-os para caminhar, o que eles preferem a andar de ônibus, consulta-os sobre onde querem ir e o que querem ver e fica claramente à vontade com crianças.

Esse menino frequenta meu departamento no hospital desde os três anos de idade. Ele estava bem até o nascimento da irmã, quando ele tinha um ano e meio de idade. Tornou-se então violentamente ciumento, sobretudo quando a mãe amamentava a bebê.

## I. EVACUAÇÃO DE CRIANÇAS PEQUENAS

Corria para a mãe, puxava o agasalho dela e tentava pegar o peito para ele – ou então ficava lá parado, furioso, enquanto a mãe trocava as fraldas ou arrumava o berço da bebê. Esse ciúme da nova bebê converteu-se lentamente em amor pela irmãzinha e em prazer por brincar com ela. Quando tinha dois anos, Tony sofreu uma crise de diarreia. O segundo grande evento em sua vida foi a difteria, contraída quando estava perto dos três anos. Pouco depois disso ele desenvolveu a inibição alimentar que persiste até hoje, embora quando bebê fosse alegre e guloso. Desenvolveu suscetibilidade a uma depressão bem definida. A assistente social, em visita domiciliar, apurou que ele fora muito bem tratado quando bebê, embora não a um grau anormal, e que quando a irmã nasceu e a mãe estava às voltas com a nova bebê, o pai encarregou-se dele. Tony atualmente apresenta boa saúde física.

O dano causado pela separação entre a criança e a mãe é ilustrado pelo seguinte caso:

Eddie, de 21 meses de idade, é o primeiro e único filho de pais inteligentes comuns. O pai é homem de negócios e a mãe, até se casar, era instrumentista profissional.

Eddie tinha oito meses quando dormiu pela primeira vez no mesmo quarto que os pais, enquanto viajavam de férias. Não adormecia se não fosse ninado pela mãe. Quando era levado para a cama, às dez horas, choramingava um pouco, mas depois caía no sono com certa facilidade. Vez ou outra, durante esse período de férias, teve que ser ninado, por estar excitado demais para conseguir cair no sono sozinho. Isso foi considerado incomum e atribuído ao fato de estar o dia inteiro com o pai, de quem gostava muito. Nessa fase, nunca houve nenhuma dificuldade em acalmá-lo; só se assinalou que ele tinha de ser acalmado.

Depois dessas férias, a família voltou para casa. Uma semana depois, contudo, a guerra eclodiu. Eddie foi com a mãe para a casa da avó materna e o pai teve que se virar sozinho em Londres. Eddie passou a dormir no quarto da mãe. Nessa fase, ele começou a necessitar de mais cuidados e pareceu desorientado pela perturbação na vida de seus pais, mas não havia grande dificuldade para reconfortá-lo. Passados dez dias, julgaram que ele já estava suficientemente familiarizado com a avó para ficar sob os cuidados dela, de modo que a mãe voltou para casa para cuidar do marido e, por uma razão ou outra, se ausentou por um mês. Recebeu então uma carta dizendo que a criança não estava passando bem, que os dentes estavam nascendo, enfim, estava de alguma forma adoecida. A mãe logo partiu e encontrou Eddie febril e com as gengivas doloridas. Os últimos quatro dentes de leite estavam nascendo. Ela estranhou que o filho estivesse tão transtornado com isso, pois nunca tinha ficado nesse estado quando os outros dentes nasceram. O que mais impressionou a mãe foi que, *quando ela chegou, ele não a reconheceu.* Isso deixou o filho perturbado e veio como um verdadeiro choque para a mãe, mas ela esperou pacientemente e foi recompensada na manhã seguinte, quando Eddie conseguiu reconhecê-la. Ao mesmo tempo, a saúde física dele melhorou muito. Eddie voltou a dormir bem; também desfrutava das longas conversas que tinha com a mãe, à sua própria maneira. Parecia que seu estado mudara quando ele conseguiu reconhecê-la, de modo que era difícil acreditar que sua doença tivesse sido puramente física. Três ou quatro dias depois estava perfeitamente bem e feliz, e voltou para casa. Quando chegou, não pôde ir imediatamente para o próprio quarto, que havia sido ocupado por um amigo da família, de modo que foi dormir no quarto dos pais. Reconheceu o pai de imediato e soube na hora onde estava. Olhava ao redor, para todos os cantos conhecidos, e soltava gritinhos de alegria e prazer. Estava muito feliz de estar em casa e dormiu bem na primeira noite. Na noite seguinte dormiu menos bem e sua insônia foi aumentando gradualmente até virar um sintoma sério. Após uma semana regressou ao seu próprio quarto, de que ele gosta, e por três noites dormiu bem lá, mas, *depois, a insô-*

## I. EVACUAÇÃO DE CRIANÇAS PEQUENAS

*nia recomeçou,* e esse sintoma chegou a tal ponto que, finalmente, a mãe veio até mim. Eddie era capaz de acordar e passar quatro horas gritando e os gritos passavam da ira ao terror e do terror ao desespero. A mãe, que é sensata e maternal, reconheceu que alguma coisa tinha de ser feita, pois estava claro que não se tratava de uma questão de birra. A única saída que ela encontrava era niná-lo até ele dormir; mas, mesmo que o deixasse profundamente adormecido, *se ela se levantasse, Eddie acordava na hora que ela estava chegando à porta do quarto.* De nada adiantava ser firme ou explicar que estava tudo bem. Quando a mãe, na determinação de não ser dominada, enfrentou com sua própria obstinação a do filho, os dois acabaram exaustos, sem nenhuma melhoria na situação após se recuperarem. Quando a mãe se recusou a ceder aos gritos do filho, ele finalmente passou a gritar pelo pai, uma vez perdida a esperança em relação à mãe. Meia hora depois ela entrou e encontrou Eddie num estado terrível, vermelho, molhado de urina e sujo de fezes. Com isso, começou a soluçar e acabou se afundando nos braços da mãe, onde adormeceu, exausto. Consultaram um clínico geral, que acusou uma crise de dentição e aconselhou aspirina. Por três noites, isso surtiu efeito, mas depois o sofrimento recomeçou, só que ainda pior. Durante todo esse tempo Eddie mostrava-se feliz durante o dia, não aprontava, era afetuoso, obediente e conseguia brincar sozinho ou com o pai e a mãe. Chegaram a uma compromisso: a mãe deixava-o dormir no carrinho de bebê, no quarto dos pais. Isso permitiu que ele ficasse lá, mas sem a implicação de permanência. A essa altura, a mãe estava num estado de indecisão e precisando urgentemente de ajuda. Disse: "Por mais que eu deva, não consigo me manter sempre firme, porque os gritos atrapalham muito as pessoas do andar de cima". Havia urgência em solucionar o problema, pois, dentro de um mês, a família se mudaria para uma casa nos subúrbios de Londes e Eddie perderia não só o quarto que conhecia, mas também a mulher que ajudava nos afazeres domésticos – que o entendia muito bem, mas que, nessa fase, era incapaz de proporcionar à criança um estado de espírito que permitisse à mãe sair do quarto quando ele estava dormindo. A mãe disse que se sentia desesperada, como se todo o treinamento do filho tivesse ido pelos ares. Se ela lhe dava um tapa na cabeça e dizia "menino levado", ele também se dava um tapa, parecendo dizer que sabia disso e que ela não precisava ficar lembrando; e dera agora para ranger os dentes.

A investigação mostrou que não fora fácil para Eddie reencontrar a mãe, visto que, na época da separação, ele a odiara e, sem a presença e o sorriso maternos, não teve garantia nenhuma de que ela continuaria viva e aberta a ele, apesar do ódio que ele sentia.

O fato de o distúrbio ter sido resolvido quando recebeu ajuda não altera o fato de que a criança não se recuperou facilmente do trauma de separação de sua mãe.

Sem negar, de forma alguma, que os ataques aéreos sujeitam as crianças a dano físico, e sem minimizar o dano que pode resultar da experiência de elas testemunharem o medo em adultos, ou os indícios concretos de destruição, é importante continuar reiterando o lugar-comum de que a unidade familiar não se resume a considerações de conforto e conveniência. De fato, a unidade familiar proporciona uma garantia que é indispensável para o bebê e sem a qual a criança pequena é submetida a perturbações em seu desenvolvimento emocional e ao empobrecimento de sua personalidade e caráter.

# 2

## RESENHA DA *PESQUISA SOBRE A EVACUAÇÃO DE CAMBRIDGE*
[1941]

A evacuação era uma necessidade.[1] Numa tentativa equivocada de atenuar os males inerentes ao exílio, muitos se empenharam em fazer parecer que a evacuação é, na realidade, uma boa coisa, algo sensato, bastando haver guerra para que seja colocada em prática. Mas, para mim, a evacuação é uma história de tragédias: ou as crianças ficam emocionalmente perturbadas, talvez além dos limites que permitiriam sua recuperação, ou então elas sentem-se felizes e são os pais que sofrem, estando implícito que eles não são necessários nem mesmo aos próprios filhos. Para mim, o plano de evacuação só pode alegar um êxito: sua possibilidade de fracasso.

Entretanto, tem sido minha tarefa observar os fracassos e as tragédias, e um ponto de vista pessoal tem pouco valor. O livro *Pesquisa sobre a evacuação de Cambridge* nos dá a perspectiva de uma equipe de pesquisadores que realizaram uma investigação sistemática in loco e no momento preciso. Ele definitivamente

---

1 Publicado em *The New Era in Home and School*, v. 22, 1941. Resenha do livro *The Cambridge Evacuation Survey: A Wartime Study in Social Welfare and Education* [Pesquisa sobre a evacuação de Cambridge: um estudo em tempos de guerra, sobre bem-estar social e educação], org. Susan Isaacs et al. London: Methuen, 1941.

merece ser estudado. A perspectiva coletiva dos organizadores e nove autores não é de todo pessimista, embora se apresentem duras críticas aqui e ali.

Esse livro é resultado de muitíssima reflexão, trabalho, triagem e seleção. Abrange um período que vai desde a eclosão da guerra até o fim do período que precedeu o início do bombardeio de cidades abertas. Depois disso, a reevacuação teria meramente complicado qualquer tentativa de investigação estatística. Nesse livro, as estatísticas são utilizadas de forma criteriosa, mas, de algum modo, nunca perdemos de vista as crianças, os pais, os pais adotivos e os professores como seres humanos inteiros. Deve ser essa a razão de sua popularidade.

Algo do teor do livro pode ser captado através das seguintes citações:

> Esta é, portanto, nossa conclusão mais ampla e mais geral, ou seja, que o primeiro grande plano de evacuação poderia ter sido um fracasso muito menor, um êxito muito maior, se tivesse sido elaborado com compreensão mais profunda da natureza humana, do modo como pais comuns e crianças comuns sentem e tendem a se comportar.

> Em especial, a força do vínculo familiar, por um lado, e a necessidade de compreensão especializada de cada criança, por outro, parecem ter permanecido muito fora do alcance dos responsáveis pelo Plano. [...][2]

> [...] é absurdo não haver um serviço a que os indivíduos possam recorrer em busca de compreensão e ajuda. [...][3]

> Esta lição contundente sobre a ineficácia e o desperdício de uma abordagem parcial de uma grande questão humana, questão essa que por sua própria natureza afeta todos os aspectos da vida

---

2    Ibid., p. 9.
3    Ibid., p. 155.

## 2. RESENHA DA *PESQUISA SOBRE A EVACUAÇÃO DE CAMBRIDGE*

humana, de modo nenhum se aplica apenas à crise temporária de dispersão de populações urbanas durante uma guerra.[4]

O corpo do livro deve ser lido para ser apreciado, pois é escrito com cuidado e não se faria justiça às suas conclusões se fossem retiradas da torta e oferecidas como fruta fresca.

O capítulo "O que dizem as crianças" é esclarecedor e engraçado. Foi possível fazer uma investigação estatística com base nas respostas dadas a duas simples perguntas: "Do que você gosta em Cambridge?" e "Do que sente falta em Cambridge?". Algumas vezes as respostas necessitam de interpretação, mas transmitem, de fato, o sentimento consciente.

Um médico poderá lamentar o fato de terem considerado que sua profissão estava tão despreparada para o tipo de problema apresentado pela evacuação que ninguém pensou em solicitar a ajuda de médicos, a não ser para o manejo da saúde física e para a profilaxia contra infecções e infestações. O peso da responsabilidade recaiu todo sobre as professoras, que, na medida em que as condições lhes permitiram, desempenharam extraordinariamente bem a nova tarefa de cuidar de crianças inteiras. Nessa pesquisa aparece o nome de um médico, o dr. John Bowlby, que forneceu uma classificação útil, ainda que provisória. Ele dividiu as crianças em seis grupos conforme a anormalidade:

(A) Crianças ansiosas, podendo ou não ser também deprimidas; (B) Crianças "fechadas" em si mesmas, que tendem a retrair-se de relacionamentos com outras pessoas; (C) Crianças ciumentas e briguentas; (D) Crianças hiperativas e agressivas; (E) Crianças que apresentam estados alternantes de euforia e depressão; (F) Crianças delinquentes.

As crianças foram classificadas de acordo com esses seis modos de reagir. Também foram ordenadas segundo três graus de pertur-

---

4    Ibid., p. 11.

bação. O grau I indica uma ligeira dificuldade, em alguns casos não muito mais do que mera tendência, a qual se corrigirá com tratamento e compreensão razoáveis no curso normal dos acontecimentos, no lar e na escola. O grau II indica um desajuste razoavelmente sério, que requer tratamento clínico, mas que deverá ceder mediante cuidados e atenção especializados. O grau III indica um distúrbio emocional profundo, o qual, se não for tratado em suas fases iniciais, poderá redundar mais tarde em sério colapso.

A descrição que o dr. Bowlby faz das crianças incluídas nesses três grupos baseia-se obviamente na observação clínica e, portanto, é válida mesmo se a experiência posterior levar a alterações.

Ainda há muito trabalho a ser feito com relação à evacuação e às perturbações no desenvolvimento emocional causadas por ela, e também quanto aos métodos que alguns usaram para obter benefícios genuínos e duradouros. Por exemplo, os sentimentos e fatores inconscientes não foram diretamente abordados nesse livro, embora sejam de grande importância – como, aliás, em todas as questões de relacionamento humano.

A obra, entretanto, representa um tipo de trabalho necessário, porque é objetivo e isento de sentimentalismo, e temos de agradecer tal empreendimento à dra. Susan Isaacs e a seus colegas.

O nome da srta. Theodora Alcock deve ser mencionado, embora não figure na lista de autores, visto que a pesquisa foi fruto do Child Discussion Group, da srta. Alcock, o qual muitos de nós frequentamos com prazer durante vários anos.

# 3

## CRIANÇAS NA GUERRA
[1940]

Para compreender o efeito da guerra nas crianças é necessário, em primeiro lugar, saber qual a capacidade de elas entenderem a guerra, as causas da guerra e as razões pelas quais justificamos nossa luta.[1] É claro que o que é verdade para uma faixa etária não o é para outra. Isso pode ser óbvio, mas nem por isso deixa de ser importante, e tentarei pôr em palavras o que implica.

Também é importante a variação entre uma criança e outra, independentemente de diferenças de idade. Tentarei igualmente descrever esse aspecto da questão.

## VARIAÇÕES DE FAIXA ETÁRIA

As crianças muito pequenas só são afetadas pela guerra de maneira indireta. O barulho das armas dificilmente as desperta do sono. Os piores efeitos provêm da separação de visões e cheiros familiares, e talvez da mãe, e da perda de contato com o pai – coisas que com frequência não podem ser evitadas. No entanto, é provável que elas tenham com o corpo da mãe muito mais contato do que nor-

---

1 Texto escrito para professoras, publicado em *The New Era in Home and School*, v. 21, 1940.

malmente teriam e, às vezes, são obrigadas a conhecer o que a mãe sente quando está apavorada.

Logo, porém, as crianças começam a pensar e falar sobre guerra. Em vez de comentar as histórias de fadas que leram e releram, passam a usar o vocabulário corrente dos adultos que as cercam, e a mente infantil fica povoada de aviões, bombas e crateras.

A criança mais velha deixa a idade de sentimentos e ideias violentos e ingressa num período de espera pela própria vida – período que constitui o apogeu do professor, visto que, geralmente, uma criança entre cinco e onze anos está ansiosa por ser ensinada e instruída sobre o que é aceito como certo e bom. Nessa fase, como sabemos, a violência *real* da guerra pode ser muito desgostosa, enquanto, ao mesmo tempo, a agressividade se apresenta regularmente, no brincar e na fantasia, com colorações românticas. Muitos indivíduos nunca saem desse estágio de desenvolvimento emocional e o resultado pode ser inofensivo, podendo até levar a realizações altamente bem-sucedidas. A guerra real, entretanto, traz perturbações sérias à vida de adultos que se fixaram nela, e isso dá a deixa – àqueles que têm a responsabilidade de cuidar de crianças que estão nesse período de "latência" do desenvolvimento emocional – de selecionar e discorrer sobre o lado não violento da guerra. Uma professora descreveu como isso pode ser feito usando noticiários de guerra nas aulas de geografia: tal cidade do Canadá é interessante por causa da evacuação, tal país é importante porque contém petróleo ou dispõe de boas instalações portuárias, tal outro país pode tornar-se importante na próxima semana porque é produtor de trigo ou fornece manganês. O lado violento da guerra não é enfatizado.

Uma criança dessa faixa etária não entende a ideia de uma luta pela liberdade e, na verdade, pode-se até esperar que veja grande virtude naquilo que seria supostamente proporcionado por um regime fascista ou nazista, no qual alguém que é idealizado controla e dirige tudo. Isso é o que está acontecendo no íntimo da própria natureza da criança nessa idade e essa criança poderia sentir que liberdade significa permissividade.

## 3. CRIANÇAS NA GUERRA

Na maioria das escolas seria dada ênfase ao Império, as partes coloridas de vermelho nos mapas do mundo, e não é nada fácil mostrar por que as crianças no período de latência do desenvolvimento emocional não estariam autorizadas a idealizar (uma vez que precisam idealizar) seu próprio país e sua própria gente.

Pode-se esperar que uma criança de oito ou nove anos brinque de "ingleses e alemães" como variação do tema "caubóis e índios" ou "Oxford e Cambridge". Algumas crianças mostram preferência por um ou outro lado, mas isso pode variar de dia para dia e muitas não ligam muito para isso. Chega então a idade em que se espera, se a brincadeira for de "ingleses e alemães", que a criança prefira identificar-se com o próprio país. A professora sábia não fica afobada para chegar a essa conclusão.

A discussão do caso da criança de doze anos ou mais torna-se complexa por causa dos grandes efeitos que resultam do atraso da puberdade. Como eu disse, muitas pessoas retêm parcialmente as qualidades que pertencem ao chamado "período de latência" ou retornam a essas qualidades após uma tentativa furtiva para atingir um desenvolvimento mais maduro. Quanto a elas, pode-se dizer que os mesmos princípios que valem para a latência real da criança também se aplicam, só que os toleramos com apreensão cada vez maior. Por exemplo, enquanto é perfeitamente normal uma criança de nove anos gostar de ser controlada e dirigida por uma autoridade idealizada, isso é muito menos saudável se a criança tem catorze anos. Podemos com frequência observar uma predileção definida e consciente pelo regime nazista ou fascista por parte de uma criança que está no limiar e teme lançar-se na puberdade, e tal predileção deve ser obviamente tratada com certa indulgência ou então ser ignorada de forma condescendente, mesmo por aqueles cujo julgamento mais maduro sobre questões políticas considera que é abominável admirar um ditador. Em certos casos, esse padrão se estabelece como alternativa permanente à puberdade.

Afinal, o regime autoritário não brotou do nada; num certo sentido, é um modo de vida bem reconhecido que se encontra no grupo etário errado. Quando afirma ser maduro, tem de suportar plenamente o teste da realidade, e isso revela claramente o fato de que a idealização da ideia autoritária é, em si mesma, uma indicação de algo não ideal, algo a ser temido como um poder controlador e diretivo. O observador consegue enxergar o funcionamento dessa má direção, mas supõe-se que o jovem adepto apenas saiba que está seguindo cegamente o caminho por onde seu líder idealizado o conduz.

As crianças que estão realmente defrontando a puberdade e as novas ideias que pertencem a esse período, que estão descobrindo uma nova capacidade para desfrutar da responsabilidade pessoal e que começam a lidar com um maior potencial de destruição e construção podem encontrar alguma ajuda na guerra e nos noticiários de guerra. O fato é que os adultos são mais honestos em tempos de guerra do que em tempos de paz. Mesmo aqueles que não conseguem reconhecer sua responsabilidade pessoal pela guerra mostram, em sua maioria, ser capazes de odiar e lutar. Até o *The Times* está cheio de relatos que podem ser desfrutados como emocionantes histórias de aventuras. A BBC gosta de ligar a caçada aos hunos com o desjejum, almoço e chá dos pilotos, e as façanhas sobre Berlim são chamadas de piqueniques, embora cada proeza acarrete morte e destruição. Em tempos de guerra, somos todos tão maus e tão bons quanto o adolescente em seus sonhos, e isso lhe é reconfortante. Nós, como grupo adulto, podemos recuperar a sanidade após um período de guerra, e o adolescente, como indivíduo, pode um dia tornar-se capaz de se dedicar facilmente às artes da paz, embora então já não seja jovem.

É lícito esperar, portanto, que o adolescente desfrute dos boletins de guerra tal como são de fato divulgados para os adultos, os quais ele pode aceitar ou rejeitar, conforme preferir. Talvez os deteste, mas já entenderá então o que é que estamos tão ávidos por saber e isso limpa sua consciência quando descobre que ele próprio tem capacidade para desfrutar da guerra e da crueldade que se manifestam em sua fantasia. Algo correspondente a isso poderia ser dito sobre as meninas adolescentes, e é preciso esclarecer as diferenças entre meninos e meninas quanto a esse aspecto.

## 3. CRIANÇAS NA GUERRA

## VARIAÇÕES DE ACORDO COM O DIAGNÓSTICO

Parece estranho usar a palavra "diagnóstico" na descrição de crianças supostamente normais, mas é uma palavra conveniente para enfatizar que as crianças diferem muito umas das outras e que diferenças correspondentes ao diagnóstico de tipos de caráter interagem com diferenças que pertencem à classificação por grupos etários.

Já indiquei isso ao destacar a grande margem que deve ser considerada em uma idade tão jovem quanto catorze anos, dependendo de se a criança imergiu nos perigos da puberdade ou se emergiu deles para a posição mais segura, embora menos interessante, do período de latência. Neste ponto, estamos atingindo a fronteira da doença psicológica.

Sem tentar distinguir entre bem e doente, pode-se dizer que é possível, com frequência, agrupar as crianças de acordo com a tendência ou dificuldade particular com que estão se debatendo. Um caso óbvio seria a criança com uma tendência antissocial, para quem, seja qual for sua idade, as notícias de guerra costumam vir como algo mais do que esperado, algo de que ela sente falta quando não está lá. De fato, as ideias de tais crianças são tão terríveis que elas não se atrevem a pensar nisso e preferem lidar com essas ideias atuando coisas que são menos ruins do que aquelas com que talvez sonhem. Para essas crianças, a alternativa é ouvirem a respeito das terríveis desventuras de outras pessoas. Os *thrillers* são para elas um soporífero, e o mesmo pode ser dito dos noticiários de guerra, quando são suficientemente lúgubres.

Num outro grupo está a criança tímida, que desenvolve facilmente uma forte tendência passivo-masoquista ou que é propensa a sentir-se perseguida. Acho que essa criança se aflige com as notícias de guerra e com a própria ideia de guerra, em grande parte por conta da ideia fixa de que o bem sempre perde. Sente-se derrotista. Em seus sonhos, o inimigo abate os compatriotas dela ou então, de alguma forma, a luta nunca termina, a vitória nunca chega, e desenvolvem-se cada vez mais a crueldade e a destruição.

Num outro grupo está a criança que parece carregar nos ombros todo o peso do mundo, a criança suscetível a sentir-se deprimida. Desse grupo saem aquelas que são capazes do mais valioso esforço construtivo, quer no sentido de cuidar das crianças mais novas, quer no de produzir algo valioso sob uma ou outra forma de arte. Para essas crianças, a simples ideia de guerra é terrível, mas já a vivenciaram em seu próprio íntimo. Nenhum desespero é novo para elas, assim como nenhuma esperança. Preocupam-se com a guerra tal como se preocupam com a separação de seus pais ou com a doença da avó. Sentem que deveriam ser capazes de corrigir tudo. Suponho que para essas crianças as notícias de guerra sejam terríveis quando são de fato ruins, e motivo de regozijo quando de fato reconfortantes. Só que haverá momentos em que o desespero ou a exaltação quanto a seus problemas internos se manifestarão como estados de espírito, independentemente da situação do mundo real. Acho que essas crianças sofrem mais em decorrência da variabilidade no estado de espírito dos adultos do que dos caprichos da guerra em si.

Enumerar aqui todos os tipos de caráter seria uma tarefa extensa demais – e desnecessária, pois o que escrevi basta para mostrar como o diagnóstico da criança afeta o problema da apresentação de noticiários de guerra nas escolas.

## CONTEXTO PARA AS NOTÍCIAS

Pelo que foi dito sobre esses dois primeiros aspectos, deve ter ficado claro que, ao considerar esse problema, é preciso conhecer o máximo possível das ideias e dos sentimentos que a criança já tem naturalmente, e sobre os quais as notícias de guerra serão plantadas. Isso, lamentavelmente, complica bastante as coisas, mas nada pode alterar o fato de que a complexidade de fato existe.

Todos sabemos que a criança se ocupa de um mundo pessoal, o qual só é consciente até certo ponto e que requer boa dose de

## 3. CRIANÇAS NA GUERRA

manejo. A criança lida com guerras pessoais que se travam em seu íntimo e, se seu procedimento exterior está de acordo com padrões civilizados, isso é apenas o resultado de uma luta intensa e constante. Quem esquece isso não cessa de se espantar com as evidências de colapso dessa superestrutura civilizada, com as reações surpreendentemente ferozes a eventos muito simples.

Imagina-se, às vezes, que as crianças não pensariam em guerra se esta não fosse inculcada na cabeça delas. Mas quem se der ao trabalho de investigar o que se passa sob a superfície da mente de uma criança descobrirá que ela já tem conhecimento sobre cobiça, ódio e crueldade, sobre amor e remorso, sobre o impulso para fazer o bem e sobre a tristeza.

As crianças pequenas compreendem muito bem as palavras "bom" e "mau" e não adianta dizer que, para elas, essas ideias estão apenas na fantasia, uma vez que, na verdade, seu mundo imaginário pode parecer-lhes bem mais real do que o mundo externo. Devo deixar claro, neste ponto, que estou falando da fantasia predominantemente inconsciente, e não de fantasiar ou devanear ou inventar histórias conscientemente elaboradas.

Só nos será possível entender as reações infantis à veiculação de notícias de guerra se antes estudarmos, ou pelo menos tivermos em conta, o mundo interior imensamente rico de cada criança, o qual constitui o pano de fundo para tudo o que nele for pintado a partir do boletim da realidade externa do dia. À medida que a criança amadurece, torna-se mais apta a separar a realidade externa, ou compartilhada, de sua própria realidade pessoal interna e a permitir que uma enriqueça a outra.

Só quando a professora realmente conhece a criança de um modo pessoal é que o terreno está preparado para que se faça o melhor uso da guerra e dos noticiários de guerra na educação. Como na prática é sempre limitado o conhecimento do professor a respeito de cada criança, um bom plano seria deixar as crianças fazerem alguma outra coisa – ler ou jogar dominó – ou ir dar um passeio enquanto a BBC estiver transmitindo as notícias da guerra.

Parece-me, portanto, que essas informações nos introduzem ao estudo de um problema imenso, e talvez nossa primeira tarefa seja perceber e reconhecer justamente quão imenso ele é. O tema sem dúvida merece estudo, visto que, como tantos outros, nos leva muito além dos procedimentos educacionais cotidianos, atingindo as origens da própria guerra e os fundamentos do desenvolvimento emocional do ser humano.

# 4

## A MÃE DEPRIVADA
[1939]

Os pais são especialmente alertas para tudo o que se refere aos cuidados com a criança.[1] Para entender os problemas das mães de crianças que foram evacuadas, é necessário, antes de tudo, reconhecer que os sentimentos em geral em relação às crianças não são iguais aos sentimentos especiais dos pais em relação aos próprios filhos.

Para muitos homens e mulheres, o que faz a vida valer a pena é a experiência da primeira década de vida conjugal, quando a família está sendo constituída e as crianças ainda precisam das contribuições que os pais podem dar à personalidade e ao caráter. Embora isso tenha validade geral, aplica-se em especial às pessoas que cuidam da casa sozinhas, sem empregados domésticos, e às pessoas cuja posição econômica, ou padrão educacional, determina um limite para a quantidade e qualidade dos interesses e distrações que lhes são acessíveis. Para esses pais, renunciar ao contato diário, de hora a hora, com os filhos pode ser uma séria provação.

Disse uma mãe: "Renunciaríamos aos nossos filhos por três meses, mas se tiver que ser por mais tempo, talvez até três anos,

---

1 Publicado em *The New Era in Home and School*, v. 21, 1940, com base em uma palestra radiofônica transmitida pela BBC em 1939, à época da primeira evacuação.

que sentido terá a vida?". Uma outra disse: "Tudo o que me resta agora para cuidar é meu gato e minha única distração é o bar". São pedidos de socorro que não deveriam ficar sem resposta.

A maioria das histórias sobre pais cujos filhos foram evacuados não leva em conta essa simples verdade. Por exemplo, já foi dito que as mães estão tendo uma vida tão boa – agora estão livres para namorar, para ficar na cama até mais tarde, ir ao cinema ou ir trabalhar fora de casa e ganhar dinheiro – que certamente não desejarão ter os filhos de novo a seu lado. Sem dúvida, existem casos a que esse comentário se aplica, mas para a grande maioria das mães isso não acontece; e, quando esse comentário parece verdadeiro à primeira vista, não o é necessariamente num sentido mais profundo, pois é uma característica conhecida do ser humano tornar-se irreverente sob a ameaça de um sofrimento que não consegue tolerar.

Ninguém se atreveria a sugerir que dar à luz e criar filhos é um permanente mar de rosas, e a maioria das pessoas não espera que a vida seja doce sem nenhum amargor; apenas pede que a parte amarga seja, em certa medida, de sua própria escolha.

A mãe que mora na cidade é solicitada, aconselhada e, de fato, pressionada a abrir mão de seus filhos. Com frequência, sente-se forçada a obedecer, sendo incapaz de ver que a inclemência do pedido resulta da realidade do perigo de bombas. Uma mãe pode ser surpreendentemente sensível a críticas; tão poderoso é o sentimento latente de culpa relativo à posse dos filhos (ou de qualquer coisa valiosa, a bem dizer), que a ideia de evacuação, num primeiro momento, tende a deixar a mãe insegura e disposta a fazer tudo o que mandarem, independentemente de seus próprios sentimentos. Quase podemos ouvi-la dizendo: "Sim, é claro, levem meus filhos, nunca fui realmente digna deles; os ataques aéreos não são o único perigo, sou eu mesma que não consegue lhes dar o lar que deveriam ter". Claro que ela não sente conscientemente tudo isso; sente-se apenas confusa ou atordoada.

Por essa e outras razões, não se deve esperar que a obediência inicial ao plano de evacuação seja duradoura. Em algum momento

## 4. A MÃE DEPRIVADA

as mães recuperam-se do primeiro choque e então muita coisa terá de acontecer até que a obediência se converta em cooperação. Com o correr do tempo, a fantasia muda e a realidade gradualmente se define com clareza.

Se tentarmos nos colocar no lugar da mãe, imediatamente perguntaremos: por que as crianças estão realmente sendo afastadas do risco de ataques aéreos, à custa de tanta inquietação e de tanto transtorno; por que se pede aos pais que façam sacrifícios tão grandes?

Existem respostas alternativas.

Ou os pais de fato querem que seus filhos sejam levados para longe do perigo, sejam quais forem seus próprios sentimentos, de modo que as autoridades estão meramente atuando em nome dos pais; ou então o Estado atribui mais valor ao futuro do que ao presente e decidiu assumir os cuidados e o manejo das crianças, inteiramente alheio aos sentimentos, desejos e necessidades dos pais.

Como é natural numa democracia, existe a tendência a considerar válida a primeira dessas alternativas.

Por isso, a evacuação foi voluntária e permitiu-se que, em certa medida, fracassasse. De fato, houve uma tentativa, ainda que sem muita convicção, de compreender o lado materno da questão.

Vale a pena recordar que as crianças são cuidadas e educadas não só para terem uma vida agradável, mas também para que recebam ajuda para crescer. Algumas delas, por sua vez, virão a ser pais. É razoável que se defenda o ponto de vista de que os pais são tão importantes quanto as crianças e de que é sentimentalismo supor que os sentimentos dos pais devem ser necessariamente sacrificados pelo bem e pela felicidade dos filhos. Nada pode compensar os pais comuns pela perda do contato com um filho pequeno e pela perda da responsabilidade sobre o desenvolvimento físico e intelectual dessa criança.

Afirma-se que a amplitude do problema e da organização necessária para promover a evacuação em massa limita a participação dos pais em questões como a escolha de alojamentos. A maioria dos pais é capaz de compreender isso. Entretanto, a finalidade deste artigo é mostrar que, por mais que as autoridades tentem formular regras e elaborar regulamentos de aplicação geral, a evacuação continuará envolvendo um milhão de problemas humanos individuais, cada um diferente de todos os outros e cada um de suprema importância para alguém. Uma mãe, por exemplo, pode ser ela própria uma estudiosa dos problemas de evacuação e conhecer as inúmeras dificuldades envolvidas; entretanto, seus conhecimentos não a ajudarão a tolerar a perda de contato com o próprio filho.

As crianças mudam rapidamente. Passados os anos que esta guerra ainda poderá durar, muitas crianças terão deixado de ser crianças e todos os bebês que estão começando a dar seus primeiros passos nos dias de hoje terão passado do estágio de rápido desenvolvimento emocional para a fase de desenvolvimento intelectual e estabilidade emocional. É absurdo falar em adiar os primeiros contatos com uma criança, especialmente uma criança pequena.

Além disso, as mães entendem muito bem uma coisa que as pessoas não tão próximas da criança costumam esquecer: o próprio tempo é muito diferente, conforme a idade em que é vivido. Umas férias que os adultos quase nem notam podem parecer um período enorme da vida para as crianças, e é quase impossível transmitir a um adulto como três anos podem parecer tão extensos para a criança evacuada. Realmente, é uma grande proporção do que a criança conhece da vida, equivalendo talvez a 25 anos na vida de um adulto de quarenta ou cinquenta anos. O fato de reconhecer isso deixa a mãe ainda mais ansiosa para não perder nada de sua oportunidade de viver a maternidade.

Portanto, a investigação de cada detalhe da questão da evacuação como um todo revela problemas individuais que são importantes, até prementes, à sua própria maneira.

Se trabalharmos agora partindo do princípio de que os desejos fundamentais dos pais são representados pelas autoridades que estão, portanto, atuando em seu lugar, poderemos enxergar as complicações que muito provavelmente sobrevirão.

## 4. A MÃE DEPRIVADA

É uma crença comum, inclusive dos próprios pais, que tudo estaria bem se, pelo menos, os filhos fossem bem assistidos e cuidados; que se as crianças estivessem suficientemente desenvolvidas emocionalmente para suportar a separação, poderiam até beneficiar-se com a mudança; de fato, as crianças experimentariam um novo tipo de lar, ampliariam seus interesses e teriam, talvez, um contato saudável com a vida do campo, o que é negado às crianças das cidades e até dos subúrbios.

Não adianta negar, porém, que a situação é complexa e que não se pode confiar, de forma alguma, em que os pais *se sintam* seguros do bem-estar de seus filhos.

É uma história velha e conhecida, mas que dificilmente deixa de perturbar e surpreender aqueles que têm sob seus cuidados crianças fora do respectivo lar. Os pais não hesitam em queixar-se do tratamento dado aos filhos que estão longe e acreditam de pronto em qualquer história que a criança invente sobre maus-tratos e, em especial, sobre má alimentação. O fato de uma criança voltar de uma casa de recuperação vendendo saúde não impede que a mãe se queixe de que seu filho foi negligenciado. Essas reclamações, ao serem averiguadas, raras vezes levam à descoberta de casas de recuperação realmente ruins; podemos esperar queixas análogas no caso dos alojamentos para crianças evacuadas e tais queixas são bastante naturais se levarmos em conta as dúvidas e os temores das mães. É de esperar que uma mãe deteste qualquer pessoa que trate seu filho com negligência, mas pode-se esperar também que ela deteste qualquer pessoa que cuide de seu filho melhor do que ela mesma, pois esse bom tratamento gera na mãe inveja ou ciúme. Trata-se do filho dela, e a mãe quer ser a mãe do próprio filho.

Não é difícil imaginar o que acontece. Uma criança volta para casa num feriado, por exemplo, e pressente rapidamente uma atmosfera de tensão quando a interrogam sobre certos detalhes. "A sra. Fulana lhe deu um copo de leite antes de você ir para a cama?" A criança talvez se sinta aliviada se puder responder "não" e, assim, agradar à mãe sem dissimulações. A criança fica num conflito de lealdades e está confusa. O que é melhor, em casa ou fora? Em alguns casos, a defesa contra esse conflito tem sido preparada por uma recusa de alimento no abrigo onde está alojada, durante os primeiros e últimos dias da estada. Se a mãe se mostra muito aliviada, a criança é tentada a acrescentar alguns detalhes imaginativos. A mãe começa então a achar que houve negligência e incita a criança a dar mais informações. Isso só faz aumentar o nível de tensão, que já está alto, e a criança mal se atreve a refletir sobre tudo o que já foi dito. É mais seguro ater-se a meia dúzia de detalhes e repeti-los sempre que o assunto vier à baila. E assim a desconfiança da mãe vai se consolidando, até que, finalmente, ela decide apresentar uma queixa.

A situação difícil tem duas fontes: a criança sente que seria desleal de sua parte reportar felicidade e boa alimentação longe da família, e a mãe tem a esperança de se sair melhor na comparação com a mãe adotiva. Há momentos em que pode facilmente estabelecer-se um círculo vicioso de desconfiança por parte da mãe original e de ressentimento por parte do pai ou da mãe adotiva. Passado esse momento, o caminho está aberto para a amizade e compreensão entre essas rivais em potencial.

Tudo isso poderá parecer absurdo para quem está de fora, que pode se dar ao luxo de ser razoável, mas a lógica (ou o raciocínio que nega a existência ou importância de sentimentos e conflitos *inconscientes*) não é o bastante, em se tratando de uma mãe a quem tiraram o filho. Ainda que a mãe deprivada deseje realmente colaborar com o plano de evacuação, não se pode deixar de dar o devido peso a esses sentimentos e conflitos inconscientes.

Nos períodos que se alternam com os momentos de suspeita, as mães tendem, com a mesma facilidade, a superestimar a confiabilidade e a boa qualidade dos abrigos onde seus filhos foram alojados e acreditam que eles estão seguros e bem assistidos, sem conhecimento dos fatos reais. A natureza humana funciona assim.

## 4. A MÃE DEPRIVADA

Nada pode despertar maior ciúme na mãe do que saber que seu filho está sendo excepcionalmente bem cuidado. Ela poderá esconder esse ciúme até de si mesma, mas se tem motivos para temer que seu filho esteja sendo negligenciado, não tem menos motivos para temer que ele, enquanto estiver fora, se habitue a altos padrões que não possam ser mantidos depois de voltar ao seio da família. Isso tem grande chance de ocorrer se esse padrão for apenas um pouco mais elevado do que em casa, pois se a criança for alojada num castelo, toda a experiência será transportada para o nível do sonho.

O modo como pequenos pontos podem ser exagerados é ilustrado pelo seguinte incidente: "Uma mãe apresentou queixa contra a mãe adotiva de seu filho; afinal, apurou-se que a reclamação reduzia-se ao fato de que a mãe adotiva era uma pessoa generosa e tinha uma loja de doces. A mãe original, além de não ter recursos para comprar muitos doces para o filho, não os dava por achar que os doces fazem mal para os dentes".

Esses problemas não são diferentes dos problemas da vida cotidiana. Quando um parente ou amigo é condescendente com uma criança, a mãe sofre ao ver-se forçada a desempenhar o papel de mãe severa e até cruel, e com frequência a situação em casa fica mais leve quando a criança encontra firmeza em outro lugar.

Conclui-se, então, que não é prudente ficar falando para as mães da comida maravilhosa que os filhos estão recebendo e de todas as outras vantagens especiais que o alojamento pode apresentar em comparação com o lar de cada uma. Também não é prudente dizer (especialmente quando é verdade) que a criança está mais feliz no alojamento do que em casa. Pode haver, de fato, uma atitude triunfante escondida sob informações desse tipo.

Entretanto, os pais esperam relatórios – que sem dúvida precisam receber – redigidos sem qualquer tom triunfante e com o objetivo de lhes dar a possibilidade de continuarem compartilhando da responsabilidade pelo bem-estar dos filhos. Se o contato não for mantido, a imaginação será capaz de preencher detalhes *com base em fantasias*.

Num estudo mais profundo da mãe deprivada, é necessário ir além do que se pode esperar que ela conheça a respeito de si mesma. É importante levar em conta que uma mãe não só quer filhos, mas também *precisa* deles. Ao preparar-se para constituir família, ela organiza suas ansiedades e também seus interesses a fim de mobilizar o máximo de seu impulso emocional exclusivamente para esse propósito. Ela vê sentido em ser continuamente importunada pelas necessidades gritantes de seus filhos, mesmo que se queixe abertamente de suas obrigações familiares como se fossem uma amolação.

Talvez ela nunca tenha pensado nesse aspecto de sua experiência de mãe até que, com a evacuação dos filhos, vê-se pela primeira vez de posse de uma cozinha silenciosa, como comandante de um navio sem tripulação. Mesmo que sua personalidade seja suficientemente flexível para lhe permitir ajustar-se a uma situação tão nova, essa mudança total de interesses exige tempo.

Talvez ela possa tirar umas férias breves das crianças sem reorganizar seus interesses vitais. No entanto, há um limite de tempo que a mãe consegue aguentar sem ter alguém ou algo a que dedicar seus cuidados e esforços. Ela também começa a procurar uma alternativa que lhe permita exercer seu poder de modo útil.

Em circunstâncias comuns, as mães acostumam-se gradualmente a novos interesses à medida que os filhos vão crescendo, mas, nos presentes tempos de guerra, pede-se que elas percorram em apenas poucas semanas esse processo difícil de adaptação. Não surpreende a frequência com que fracassam, deprimindo-se ou então insistindo de maneira ilógica no regresso dos filhos.

Há ainda outro aspecto desse mesmo problema. As mães podem ter uma dificuldade semelhante em receber os filhos de volta, depois de terem reorganizado seus interesses e ansiedades para lidar com o ambiente de paz e silêncio em casa. Novamente será preciso levar em conta o fator tempo. Essa segunda reorganização pode ser mais difícil do que a primeira, pois haverá um período, por mais breve que seja, após o regresso dos filhos, em que a mãe terá que fingir que está disponível para eles e fingir que pre-

## 4. A MÃE DEPRIVADA

cisa deles tanto quanto precisava antes de serem evacuados – terá que fingir, porque, num primeiro momento, não se sentirá pronta para eles. É preciso tempo para reajustar seu íntimo e refazer os arranjos externos no lar para receber os filhos de volta.

Em primeiro lugar, os filhos realmente mudaram, estão mais velhos e tiveram novas experiências; ela também teve os mais diversos pensamentos sobre os filhos enquanto estiveram fora e precisa conviver com eles por algum tempo para poder voltar a conhecê-los como realmente são agora.

Esse medo de ter que realizar um reajuste, grande e penoso, correndo o risco de fracassar na tentativa, impele muitas mães a retirarem seus filhos dos alojamentos sem levar em conta os sentimentos daqueles que, muito provavelmente, fizeram tudo o que estava ao alcance pelo bem-estar das crianças. É como se as mães estivessem encenando uma peça em que foram roubadas e em que seu claro dever é resgatar os filhos das garras dos ogros. Como salvadoras, garantem a existência e força de seu próprio amor parental.

Cabe descrever também as atitudes especiais de mães mais anormais. Há a mãe que acha que o filho só é bom quando ela o controla pessoalmente. Incapaz de reconhecer as qualidades positivas inatas do filho, ela adverte os futuros pais adotivos de que terão problemas e não consegue entender quando lhe informam que a criança está se comportando normalmente. Há também a mãe que critica abertamente o filho; é como um artista que deprecia sua tela, sendo, portanto, a pior pessoa do mundo para vendê-la. Como o artista, a mãe receia o elogio e a censura e antecipa-se às críticas, desvalorizando ela mesma aquilo que lhe pertence.

## RESUMO

Considerando os limites deste artigo, tentei mostrar que, quando uma criança é separada dos pais, os mais intensos sentimentos são despertados.

As pessoas envolvidas com os problemas da evacuação de crianças devem entender os problemas tanto das mães como das mães adotivas, se quiserem realmente compreender o que estão fazendo. Cuidar de crianças pode ser um trabalho árduo e desgastante, algo sentido como uma verdadeira ocupação de guerra. Mas ser deprivado dos próprios filhos é um tipo bem miserável de trabalho de guerra, que dificilmente terá algum atrativo para qualquer mãe ou qualquer pai e só poderá ser tolerado se o seu aspecto infeliz for apreciado da devida maneira. Por essa razão, é necessário fazer um esforço real para descobrir como é que se sente uma mãe que foi destituída do próprio filho.

# 5

## A CRIANÇA EVACUADA

[1945]

Parece que faz tanto tempo desde a primeira evacuação, e podemos assumir que a maioria dos problemas agudos relativos à evacuação já foi resolvida.[1] Mas hoje quero falar especialmente a vocês, pais adotivos, lembrando algumas de suas experiências.

A ampla divulgação de conhecimentos fundamentais sobre cuidados maternos poderia vir como consequência de tudo aquilo por que as pessoas passaram. Quase todos os lares da Grã-Bretanha foram afetados pela evacuação e, de fato, todas as mulheres têm uma história pessoal que resume sua experiência e seus pontos de vista sobre o tema. Acho que seria uma pena desperdiçar toda essa experiência. Falarei principalmente para aqueles que durante anos mantiveram sob sua responsabilidade uma criança evacuada, pois acho que são vocês que mais têm a ganhar com qualquer tentativa de pôr em palavras o que vêm fazendo.

Quando houve êxito, suponho que vocês concordarão que tiveram sorte com a criança que lhes foi enviada. O menino ou a menina tinha certo grau de confiança nas pessoas. Vocês dispunham, assim, de material para trabalhar; é realmente impossível ter êxito nesse trabalho se a criança não pode contribuir por ser muito doente,

---

1    Palestra radiofônica dirigida a pais adotivos, transmitida pela BBC em 16 de fevereiro de 1945.

mentalmente muito instável, ou insegura demais para encontrar coisas boas no que os pais adotivos têm a lhe oferecer.

Vocês alojaram uma criança que já havia iniciado de modo satisfatório seu desenvolvimento emocional. Tudo estava correndo bem desde muito antes de a receberem em casa e, se ficaram com ela por um longo período, significa que possibilitaram que sua personalidade continuasse a se desenvolver e a alimentaram para que seu corpo continuasse a crescer.

Os cuidados físicos com uma criança já são algo significativo em si mesmo. Manter a criança saudável e livre de doenças requer vigilância constante e, durante o longo período de evacuação, certamente houve ocasiões em que vocês tiveram de assumir a responsabilidade por enfermidades físicas – o que é algo muito mais difícil de fazer quando a criança não pertence à família do que quando se trata do próprio filho. Vocês cuidaram do corpo da criança; mas a evacuação deve ter levado muita gente a se dar conta de que esses cuidados são apenas parte de algo muito mais amplo: os cuidados com a criança total, com a criança total que é um ser humano com uma necessidade constante de amor e compreensão imaginativa. A questão é que vocês fizeram muito mais do que fornecer alimento, roupa e acolhimento.

Mas não foi só isso. A criança foi tirada do lar dela e recebida no lar de vocês. E o lar não parece corresponder à ideia de amor. Pode acontecer de alguém amar uma criança e, no entanto, falhar porque essa criança não conseguiu se sentir em casa. Acho que o ponto é que, se a gente constrói um *lar* para uma criança, a gente está lhe dando um pouco do mundo que ela pode compreender e em que pode acreditar, nos momentos em que o amor falha. Pois às vezes, necessariamente, o amor falha, pelo menos de modo superficial. Há momentos em que a criança irrita, aborrece e recebe, com razão, uma palavra zangada. E também é verdade que pessoas adultas, por melhores que sejam, têm variações de humor e momentos de irritabilidade e por uma hora ou mais não se pode esperar que consigam lidar de modo imparcial com uma situação.

## 5. A CRIANÇA EVACUADA

Quando existe um sentimento de "estar em família", as relações entre a criança e os adultos podem sobreviver a períodos de desentendimento. Assim, acho que podemos supor que, se vocês mantiveram uma criança evacuada por um longo período, é porque a acolheram em seu lar, o que é muito diferente de deixá-la ficar em sua casa, e a criança correspondeu e usou o lar de vocês como um lar. Essa criança desenvolveu confiança em vocês e aos poucos tornou-se capaz de transferir certos sentimentos da mãe para vocês, que, num certo sentido, passaram a ser temporariamente a mãe dela. Se vocês tiveram êxito, devem ter encontrado algum modo de lidar com as relações muito complicadas entre vocês e os pais verdadeiros. Deveria haver uma medalha oficial para os pais e pais adotivos que conseguiram se entender, e até fazer amizade, quando houve tantos motivos para mal-entendidos recíprocos.

E o que dizer da criança que de repente foi desenraizada, aparentemente expulsa do próprio lar e jogada entre estranhos? Não é de admirar que necessitasse de compreensão especial.

No início, quando as crianças eram enviadas para longe das zonas de perigo, geralmente estava com elas a professora que já as conhecia bem. Essa professora constituía um elo com a cidade natal e, na maioria dos casos, desenvolvia-se entre as crianças e a professora um vínculo muito mais forte do que o relacionamento comum entre professora e aluno. Na verdade, é quase impossível pensar no primeiro plano de evacuação sem essas professoras e ainda está por ser escrita toda a história daqueles primeiros momentos e dias de evacuação – tão agitados e, em certo sentido, tão trágicos.

Mais cedo ou mais tarde, a criança tinha de encarar e reconhecer o fato de que estava longe de casa, e sozinha. O que acontecia então dependia da idade da criança, do tipo de criança e do tipo de lar de onde vinha; mas todas tiveram de enfrentar essencialmente o mesmo problema: ou a criança se adaptava e aceitava seu novo lar ou então apegava-se à lembrança de seu próprio lar, tratando o lar adotivo como um lugar onde passaria umas férias um tanto longas.

Muitas crianças se adaptaram e pareciam não apresentar nenhum problema; contudo, talvez se possa aprender mais a partir das dificuldades do que dos êxitos fáceis. Por exemplo, eu diria que a criança que se instalou de imediato e que nunca parecia estranhar o fato de não estar em casa não estava necessariamente bem. Podia facilmente haver uma aceitação artificial das novas condições e, em alguns casos, essa ausência de saudade do lar original acabou por se revelar uma artimanha e um delírio. É muito natural uma criança sentir que o próprio lar é o melhor e que a comida que a própria mãe faz é a única comida gostosa. Em geral vocês devem ter percebido que a criança que receberam levou algum tempo, talvez até muito tempo, para se estabelecer. E acredito que isso seja positivo. É preciso dar tempo ao tempo. A criança ficou francamente angustiada em relação ao seu lar e aos seus pais e, de fato, tinha boas razões para estar ansiosa, uma vez que seu lar estava correndo um perigo real e bem conhecido, e quando as histórias sobre bombardeios começaram a circular, a angústia passou a se justificar ainda mais. As crianças provenientes de áreas bombardeadas não se comportavam exatamente como as crianças locais nem participavam de todas as brincadeiras; tendiam a manter-se afastadas e viviam na base de cartas e pacotes que recebiam de casa, bem como de visitas ocasionais, muitas vezes tão perturbadoras que os pais adotivos desejavam que fossem ainda mais raras. Não era nada agradável para os pais adotivos quando as crianças se comportavam desse modo, recusando-se a comer, choramingando sobre como queriam estar em casa e compartilhar dos perigos que ameaçavam seus pais, em vez de desfrutarem dos benefícios de uma estada no interior. Tudo isso, na realidade, não deixava de ser saudável, mas, para compreendê-lo, é preciso ir mais a fundo. A real preocupação com as bombas não era tudo.

Uma criança tem capacidade limitada para manter viva a ideia de alguém que é amado quando não existe oportunidade de ver e falar com essa pessoa, e aí está o verdadeiro problema. Durante alguns dias ou mesmo semanas, tudo corre bem, e então a criança

## 5. A CRIANÇA EVACUADA

acha que não consegue sentir que sua mãe seja real ou apega-se à ideia de que o pai, ou os irmãos, ou as irmãs estão de algum modo vindo atrás dela para lhe causar mal. Essa ideia se instala em sua mente. Sonha com todo tipo de lutas horripilantes, o que aponta para os conflitos muito intensos em sua mente. Pior do que isso, depois de algum tempo poderá descobrir que não tem nenhuma espécie de sentimento forte. Toda a sua vida experimentara sentimentos vivos de amor e acabara por confiar neles, tomando-os como ponto pacífico e encontrando neles uma baliza. De repente, numa terra estranha, vê-se sem o apoio de qualquer sentimento vivo e sente-se aterrorizada. Não sabe que se recuperará se conseguir esperar. Talvez haja algum ursinho de pelúcia, boneca ou peça de vestuário resgatada de casa, algo em relação ao qual a criança continua tendo alguns sentimentos, e isso então se torna tremendamente importante para ela.

Essa ameaça de perda de sentimentos, que sobrevem em crianças que estão há muito tempo distantes de tudo o que amam, com frequência acaba em brigas. As crianças começam a rondar em busca de confusão e, quando alguém se zanga, ficam genuinamente aliviadas; mas esse alívio não é duradouro. Na evacuação, as crianças foram obrigadas a simplesmente suportar esse período de dúvida e incerteza, impossibilitadas de voltar para casa, e é preciso lembrar que elas não haviam sido mandadas para uma espécie de internato que lhes permitia voltar para casa nos fins de semana e nas férias. Tiveram de encontrar um novo lar longe do lar.

Vocês, como guardiões das crianças, tiveram de lidar com todo tipo de sintomas dessa aflição, incluindo a bem conhecida enurese noturna, males e dores de um tipo ou outro, irritações cutâneas e hábitos desagradáveis, como até mesmo o de bater a cabeça – qualquer coisa que permitisse à criança recobrar o sentido de realidade. Reconhecendo-se a angústia subjacente a esses sintomas, pode-se facilmente perceber que é inútil punir a criança por essas condutas. Sempre haverá um caminho mais adequado: ajudar a criança através de demonstrações de amor e compreensão imaginativa.

Foi num período como esse, certamente, que a criança que vocês abrigaram olhou para vocês e para seu lar, que, de qualquer modo, era real para ela. Se não fosse vocês, a criança teria voltado para casa e para o perigo real, ou então poderia acabar tendo um desenvolvimento mental perturbado e distorcido e provavelmente entraria em grandes apuros. Foi justamente então que vocês lhe prestaram um grande serviço.

Até esse ponto, a criança estivera travando conhecimento com vocês, usando sua casa e comendo sua comida. Então, ela passou a buscar o seu amor e o sentimento de ser amada. Vocês deixaram de ser apenas alguém que trabalhava para ela e passaram a ser quem a compreendia e ajudava a manter viva a memória da família dela. Vocês também estavam presentes para receber as tentativas que essa criança fazia de recompensar algo que estava sendo feito por ela; e ela precisava de vocês para protegê-la em suas relações amedrontadoras com o mundo estranho que a cercava e também na escola, onde as outras crianças nem sempre eram amigáveis. Mais cedo ou mais tarde, suponho, ela adquiriu a confiança necessária na nova casa e no novo lar e na maneira como vocês o geriam para tornar-se capaz de tomá-la como ponto pacífico. Por fim, ela se terá tornado um membro da família, uma criança local, como as outras, que até mesmo fala o dialeto local. Inúmeras crianças até ganharam muito através de suas experiências, mas isso ocorreu como o clímax de uma série complexa de eventos e houve muitos pontos em que poderia ter sido um fracasso.

E com isso, eis uma criança sob seus cuidados, que aproveitou o que de melhor vocês tinham para lhe oferecer. Saiba que reconhecemos que tudo o que foi feito não foi simples nem fácil, mas demandou uma construção cuidadosa. Não terá isso um valor enorme, além do bem concreto a cada criança? Com certeza, um valor a ser extraído da evacuação (em si mesma uma tragédia) é que todos os pais adotivos que abrigaram com sucesso uma criança evacuada passaram a conhecer as dificuldades, bem como as recompensas, que envolvem cuidar dos filhos de outras pessoas, e poderão ajudar

## 5. A CRIANÇA EVACUADA

outras famílias que estão fazendo a mesma coisa. Sempre houve crianças destituídas e sempre existiram pais adotivos fazendo o tipo de trabalho que vocês estão fazendo – e fazendo-o bem. Quando se trata de cuidar totalmente de uma criança, a experiência é a única coisa que conta, e se cada um de vocês que tiveram êxito com uma criança evacuada estiver apto, por isso mesmo, a tornar--se um vizinho compreensivo e solícito de pais adotivos no período pós-guerra, acho que o trabalho de vocês não terá terminado com o regresso do filho adotivo aos pais verdadeiros.

# 6

## O REGRESSO DA CRIANÇA EVACUADA
### [1945]

Já falei sobre a criança evacuada e tentei mostrar que, quando a evacuação teve êxito, não foi por acaso, mas sempre resultado de muito empenho.[1] Vocês já devem ter percebido que não vou dizer que o regresso da criança evacuada é uma questão simples e clara. Na verdade, não posso dizer isso porque não acredito que seja assim. A volta da criança ao lar, depois de ter passado um longo período ausente, merece séria reflexão, pois o manejo descuidado nesse momento crítico pode facilmente resultar em amargor.

Permitam-me dizer primeiro, entretanto, que respeito os sentimentos daqueles que não gostam muito de refletir profundamente sobre as coisas. Agem melhor com base na intuição, e falar sobre o que deverão enfrentar na semana seguinte os deixa inseguros, quando não realmente apavorados diante de todos os possíveis obstáculos que vislumbram. Além disso, se falar é um substitutivo para o sentimento ou a ação, então é, de fato, pior do que inútil. Mas, sem dúvida, algumas pessoas gostam de ampliar sua experiência falando e ouvindo, e é para elas que estou falando.

Como sempre, o problema é saber por onde começar, já que existem muitos tipos diferentes de crianças, de alojamentos e de lares. Num extremo estão as crianças que simplesmente vol-

---

1     Palestra radiofônica transmitida pela BBC em 23 de fevereiro de 1945.

## 6. O REGRESSO DA CRIANÇA EVACUADA

tam para casa e se instalam com desenvoltura; no outro extremo haverá crianças que se adaptaram tão bem ao lar adotivo que a ordem de voltar para casa será recebida como um verdadeiro choque. Entre esses dois extremos ocorre todo tipo de problemas. Não posso descrever tudo, então vou tentar chegar ao âmago da questão.

É claro que um grande número de crianças já passou pelo fim da evacuação. Tudo o que eu possa dizer seria dito com mais propriedade por quem viveu a experiência. Minha ideia é transmitir alguns dos resultados dessas experiências a quem ainda está por receber os filhos de volta em casa. Acho que estou certo ao dizer que não é tudo flores e sorrisos nessa refamiliarização dos pais com os próprios filhos.

O problema é mais simples nos casos em que o pai e a mãe foram capazes de estabelecer e manter relações amigáveis com os pais adotivos. Isso nunca é fácil. Ter os próprios filhos bem cuidados pelos outros é quase tão ruim quanto tê-los negligenciados. De fato, é enlouquecedor, se você foi uma boa mãe, ver depois o próprio filho manifestar o desejo de continuar morando com uma mulher que é uma estranha para você e, além de tudo, constatar que ele gosta até da comida que ela faz. Mas, apesar disso, alguns pais conseguiram fazer amizade com seus representantes nas afeições de seus filhos no interior do país. E se isso significou que sempre havia alguém lembrando a criança de que você existia, de que ela tinha irmãos e irmãs e outros parentes, então seu trabalho tornou-se muito mais fácil. Encontrei-me com crianças que eram incapazes de se lembrar de como era sua mãe e que tinham dificuldade em recordar o nome de seus irmãos e irmãs. Talvez por muitos anos ninguém tivesse tido a preocupação de falar com essas crianças sobre aqueles que lhes eram mais próximos e queridos, e o passado delas, assim como as recordações de seus lares, ficou enterrado em algum lugar dentro delas.

Em alguns casos, pode ter havido uma espécie de preparação constante para o regresso, mas, em outros, não houve nada disso.

Seja como for, as principais dificuldades são as mesmas e estão ligadas ao fato de que, quando as pessoas são separadas umas das outras, elas não ficam vivendo eternamente para o momento da reunião – e, na verdade, ninguém desejaria isso. Se não tivessem capacidade para recuperar-se de uma separação dolorosa, pelo menos em certa medida, as pessoas ficariam paralisadas.

Eu disse que há um limite para a capacidade da criança de manter viva a ideia de alguém a quem ama, quando ela não tem contato com essa pessoa. O mesmo pode ser dito a respeito dos pais e, em certa medida, de qualquer ser humano. Nesse sentido, as mães tiveram quase tanta dificuldade quanto os filhos. Elas logo começaram a sentir dúvida acerca dos filhos, a ter pressentimentos de que eles estão em perigo, ou de que estiveram doentes ou tristes, ou de que foram maltratados, mesmo sem qualquer motivo para pensar em nada disso. É muito natural que as pessoas precisem ver e estar perto daqueles a quem amam ou então se preocupar com eles. Em circunstâncias normais, quando o filho está em casa, se a mãe fica preocupada ela pode simplesmente chamá-lo ou esperar até a hora da refeição seguinte, que é quando ele aparece e lhe dá um beijo tranquilizador. O contato estreito entre pessoas tem sua utilidade e, quando é subitamente rompido, as pessoas (crianças ou adultos) necessariamente sofrerão temores e dúvidas, e continuarão sofrendo até que ocorra a recuperação. A recuperação significa que, com o tempo, a mãe deixa de sentir-se responsável por seu filho, pelo menos em grande parte. Esse é o aspecto detestável da evacuação: ter obrigado os pais a abandonarem sua consideração pelo que estava acontecendo com próprios filhos. Aqueles que se mantiveram apegados ao filho e procuraram manter sua responsabilidade quando a criança estava a duzentos quilômetros de distância ou mais, provavelmente viveram um inferno e, além disso, enfraqueceram o senso de responsabilidade que estava começando a desenvolver-se nos pais adotivos, que tinham a vantagem de estar lá com a criança. Imagine-se o conflito na mente dos bons pais comuns nesse período!

## 6. O REGRESSO DA CRIANÇA EVACUADA

A única coisa que a mãe pode fazer, nesse caso, é encher a mente com outros interesses; talvez ela tenha ido trabalhar numa fábrica ou assumido alguma responsabilidade na defesa civil, ou então desenvolvido uma vida privada que lhe tenha possibilitado esquecer, por alguns momentos, sua grande mágoa. Além da preocupação com os filhos, também se preocupava muito com o marido, que estava servindo nas Forças Armadas, e assim ela teve de encontrar uma maneira de controlar seus instintos, já que o marido seria obrigado a ficar longe por um período indefinido. Em comparação com tudo isso, como parece insignificante a explosão de uma bomba!

Assim, as crianças partiram, e quando partiram deixaram um grande buraco; mas, com o passar do tempo, a lacuna foi sendo preenchida e o buraco começou a ser esquecido. A maioria das pessoas conserta até um coração partido e, com relutância, encontra novos interesses, quando os antigos fracassaram. Como já disse, muitas mulheres foram trabalhar e outras tiveram novos bebês. Conheço até algumas que têm dificuldade em recordar onde estão seus filhos evacuados. Se você tem dificuldade em escrever cartas, é uma tarefa e tanto manter contato com meia dúzia de crianças espalhadas por todo o país, cada uma delas provavelmente mudando de um alojamento para o outro.

Estou querendo dizer que, quando as crianças voltarem para casa, não vão necessariamente encaixar-se exatamente nos mesmos buracos que provocaram ao sair de casa, pela simples razão de que o buraco desapareceu. Mãe e filho tornaram-se capazes de se virar um sem o outro e, quando se reencontrarem, terão de partir da estaca zero para voltarem a conhecer um ao outro. Esse processo leva tempo e não adianta querer apressá-lo. Será inútil a mãe precipitar-se para o filho e lançar os braços em volta do pescoço dele sem ao menos esperar para ver se ele conseguirá reagir com sinceridade. As crianças podem ser brutalmente sinceras e a frieza pode machucar. No entanto, dando-se tempo ao tempo, os sentimentos podem se desenvolver naturalmente e, de repente, uma mãe pode ser recompensada com um abraço apertado e sincero pelo qual valeu a pena esperar. O lar ainda é o lar da criança, e penso que ela se sentirá feliz por estar nele, se a mãe for capaz de esperar por esse momento.

Em dois ou três anos de separação, mãe e filho mudaram, sobretudo a criança, para quem três anos é uma grande parte da vida. É trágico pensar que tantos pais tiveram de perder essa coisa fugaz que é a infância dos próprios filhos. Depois de três anos ele é a mesma pessoa, mas perdeu tudo aquilo que caracteriza uma criança de seis anos, pois agora está com nove. Além disso, é claro, mesmo se a casa tiver escapado aos danos das bombas, mesmo se estiver exatamente como era quando a criança foi evacuada, parecerá muito menor aos olhos da criança, porque ela estará muito maior. Acrescente-se a isso o fato de que seu filho talvez tivesse ficado alojado num lugar mais espaçoso do que sua casa na cidade, onde talvez houvesse um jardim, ou mesmo uma fazenda, onde ele podia correr à vontade, desde que não assustasse as vacas durante a ordenha. Deve ser difícil voltar de uma fazenda para um apartamento de um ou dois quartos. Entretanto, acredito que a maioria das crianças prefere estar em casa e que, com o tempo, voltará a ajustar-se às antigas condições de vida.

Durante o período de espera pode haver queixas. Talvez a mãe ache que, quando o filho se queixa, está fazendo uma comparação entre ela e os pais adotivos. As crianças mostram pelo tom de voz quando estão decepcionadas com alguma coisa. Acho conveniente lembrar que, geralmente, elas não estarão comparando o lar com o lar adotivo, mas, sim, estarão comparando o lar tal como o encontrou com o que arquitetara em sua imaginação durante a ausência. Num período de separação, registra-se uma considerável dose de idealização e isso é tanto mais verdadeiro quanto mais radical for o afastamento. Vejo que meninos e meninas alojados em lares tão ruins, a ponto de ser preciso proporcionar-lhes regularmente cuidados e proteção especiais, imaginam que em algum lugar têm um lar absolutamente maravilhoso e que só lhes falta encontrá-lo.

## 6. O REGRESSO DA CRIANÇA EVACUADA

Essa é a principal razão por que tendem a fugir. Estão tentando encontrar o lar. Vejam bem, enquanto uma das funções de um lar verdadeiro consiste em fornecer algo positivo na vida da criança, há uma outra função: corrigir a imagem criada pela criança, mostrando-lhe as limitações da realidade. Quando a criança chegar em casa com suas expectativas fantasiosas, terá de sofrer uma desilusão – e, ao mesmo tempo, redescobrirá que realmente tem um lar que é seu. Mais uma vez, tudo isso leva tempo.

Assim, quando depois de voltar para casa as crianças se queixam, com frequência estão mostrando que, enquanto estiveram ausentes, tinham construído um lar melhor em sua imaginação, um lar que não lhes negava nada, que não tinha problemas financeiros nem falta de espaço – de fato, um lar onde só faltava uma coisa: realidade. No entanto, o lar real também tem suas vantagens, e as crianças terão tudo a ganhar se acabarem, no fim das contas, por aceitá-lo tal como ele é.

O regresso das crianças evacuadas é uma parte importante da experiência de evacuação, e, para quem se empenhou pelo sucesso do programa, nada seria mais desalentador do que falta de cuidado justo na fase final. Por certo, cada criança deveria ser "acomodada" em seu lar e, para isso, deveria haver um responsável que conhecesse a criança, os pais adotivos e o lar real. Às vezes, a volta para casa numa segunda-feira seria desastrosa, ao passo que na quarta-feira tudo correria bem. Talvez a mãe esteja doente, ou haja um novo bebê a caminho, ou os pedreiros ainda não tenham acabado de consertar o telhado e as janelas, de modo que um mês ou dois fariam uma grande diferença. Não são raros os casos de crianças que, ao voltarem para casa, necessitarão de supervisão especializada por algum tempo; talvez tenham até de voltar por algum tempo a um abrigo, onde dispõem do manejo de uma equipe experiente. Isso poderá ocorrer sobretudo se o pai ainda não tiver voltado para casa, pois um lar sem pai não é lugar para um menino levado ou uma menina adolescente.

Por fim, não devemos esquecer que, para crianças com mães difíceis, a evacuação foi quase uma bênção. Para essas crianças, o retorno ao lar significa um retorno às tensões. Num mundo ideal, deveria haver alguma ajuda para essas crianças, após o regresso.

Será maravilhoso saber que as crianças das grandes cidades estão de volta ao lar e eu ficarei feliz por ver as ruas, os parques e jardins novamente repletos de crianças, que voltarão para casa para almoçar ou tomar o chá da tarde e dormirão na casa dos próprios pais. A educação será retomada e, quando os homens e as mulheres regressarem da guerra, haverá escoteiros e escoteiras, haverá colônias de férias e piqueniques. Mas sempre chegará o momento do regresso e eu gostaria de sentir que deixei bem claro que a renovação de contato leva tempo e que o manejo de cada regresso deverá ser pessoalmente supervisionado.

# 7

## DE VOLTA AO LAR
[1945]

Um menino de nove anos, conhecido meu, passou boa parte de sua jovem vida longe de seu lar em Londres.[1] Quando soube do regresso dos evacuados, por causa do fim da guerra, começou a pensar nas coisas, a se habituar à ideia e a fazer planos. De repente, anunciou: "Lá em casa, em Londres, vou me levantar bem cedo todas as manhãs e ordenhar as vacas".

Neste momento, com o término oficial da evacuação e com as mães regressando das fábricas para cuidar do próprio lar, muitas famílias estão acolhendo seus filhos de volta às grandes cidades. É um momento pelo qual todos esperaram durante anos e como seria bom se, ao mesmo tempo, todos os pais pudessem também voltar para casa.

Tenho certeza de que, neste momento, muitas pessoas estão olhando para seus filhos, imaginando o que eles devem estar pensando e sentindo e perguntando-se também se serão capazes de dar às crianças tudo o que elas querem e necessitam. Gostaria de refletir com vocês sobre esses problemas, durante alguns minutos.

Eis as crianças de volta ao lar, enchendo nossos ouvidos com sons que durante muito tempo estiveram quase mortos. As pes-

---

1 Palestra radiofônica dirigida a pais, transmitida pela BBC em 22 de junho de 1945.

soas tinham esquecido que as crianças são criaturas barulhentas, mas agora estão começando a ser lembradas disso. As escolas estão reabrindo. Os parques ampliam-se para receber os antigos fregueses: mães e carrinhos de bebês, crianças de todos os tamanhos, formas e cores. As ruas de pouco trânsito converteram-se em quadras de futebol ou de críquete, com as crianças adaptando-se gradualmente ao tráfego urbano. Nas esquinas surgem bandos de nazistas ou outros tipos de bandido, equipados com armas improvisadas feitas de galhos – caçadores e caçados igualmente esquecidos dos transeuntes. Marcas de giz reaparecem nas calçadas, onde as menininhas pulam amarelinha; e, quando o tempo é bom e não há nada para fazer, podemos ver meninos e meninas plantando bananeira ou equilibrando-se com as mãos no chão e os pés apoiados nos muros.

Na minha opinião, o mais comovente é que na hora das refeições todas essas crianças correm para casa a fim de comer refeições preparadas pela própria mãe. Comer em casa significa muito, quer para a mãe, que tem o trabalho de obter os alimentos e de cozinhá-los, quer para as crianças que os comem. E ainda tem a hora do banho, a hora da história antes de dormir e o beijo de boa-noite – todas essas coisas fazem parte da vida privada e nós não as vemos, mas sabemos que elas existem. É dessa substância que se faz um lar.

De fato, é a partir das coisas aparentemente pequenas que ocorrem no lar e em torno dele que a criança tece tudo o que uma imaginação fértil pode tecer. O vasto mundo é um excelente lugar para os adultos buscarem uma fuga do tédio, mas as crianças costumam desconhecer o tédio e podem experimentar todos os sentimentos de que são capazes entre as quatro paredes de seu quarto, na própria casa, ou apenas a poucos minutos da porta de casa. O mundo é sobretudo importante e satisfatório quando ele cresce, para cada indivíduo, a partir da porta de casa ou do quintal dos fundos.

Algumas pessoas curiosas – otimistas, suponho – proclamaram que a evacuação insuflaria vida nova nas crianças pobres das cidades. Não eram capazes de ver a evacuação como uma grande

## 7. DE VOLTA AO LAR

tragédia, de modo que a encararam como uma das bênçãos ocultas da guerra. Mas nunca é boa coisa tirar crianças de lares decentes comuns. E, como vocês sabem, não entendo por lar uma casa bonita com todas as conveniências modernas. Entendo por lar o espaço de um ou dois cômodos que ficou associado na mente da criança ao pai e à mãe, às outras crianças e ao gato. E com a prateleira ou o armário onde são guardados os brinquedos.

Sim, a imaginação de uma criança pode encontrar amplo campo de atividade no pequeno mundo do próprio lar e da rua em frente; e, de fato, é a segurança real propiciada pelo lar que libera a criança para brincar e desfrutar de outras maneiras sua habilidade para enriquecer o mundo a partir de sua própria mente. E aqui surge uma séria complicação, quando tentamos refletir sobre as coisas, e tentarei explicar do que se trata. Estou afirmando que, quando uma criança está em casa, ela pode experimentar toda a gama de seus sentimentos, o que sem dúvida é positivo. Ao mesmo tempo, não me agradam as ideias que vêm à mente da criança a respeito do lar quando ela fica longe dele por muito tempo. Quando a criança está em casa, ela sabe realmente como é seu lar e, por isso, está livre para fazer de conta que ele é o que ela bem entender, para os propósitos de suas brincadeiras. E brincar não é só prazer – é essencial ao seu bem-estar. Quando a criança está longe, por outro lado, não tem nenhuma possibilidade de saber, a cada minuto, como é seu lar e, portanto, suas ideias perdem contato com a realidade, o que facilmente a amedronta.

Uma coisa é uma criança que vive no próprio lar travar batalhas na esquina da casa onde mora – mais tarde, à uma hora em ponto, ela volta para casa para almoçar. É muito diferente ser uma criança evacuada que, fora de contato com a realidade, sonha com assassinatos na cozinha. Uma coisa é plantar bananeira na rua pelo puro prazer de ver a própria casa de cabeça para baixo antes de entrar nela para ir dormir, outra coisa muito diferente é estar a trezentos quilômetros de distância e estar convencido de que seu lar está em chamas ou desmoronando.

Se você fica transtornada quando seu filho se queixa de que seu lar não é tão bom quanto ele esperava, pode ter certeza de que também não é tão ruim assim. É fácil comprovar observando como a criança está muito mais livre quando está em casa do que quando está longe. Seu regresso pode inaugurar uma nova fase de liberdade de pensamento e imaginação, desde que ela tenha tempo para chegar a sentir que o que é real *é* real. Isso de fato requer tempo e você terá de permitir um lento despontar da confiança.

O que acontece quando uma criança começa a sentir-se livre, livre para pensar no que gosta, para brincar do que lhe vier à cabeça, para encontrar as partes perdidas de sua personalidade? Por certo, ela também começa a *agir* livremente, a descobrir e manifestar impulsos que tinham permanecido adormecidos enquanto ela esteve ausente. Começa a ficar insolente, a fazer birra, a desperdiçar comida, a tentar encher os pais de preocupações e a interferir nos outros interesses deles. É bem possível que tente um pequeno roubo, para testar se é verdade que você é realmente a mãe dela – se o que é da mãe é dela também. Tudo isso pode ser sinal de avanço no desenvolvimento da criança – o primeiro estágio de um sentimento de segurança, embora exasperante do ponto de vista dos pais. Enquanto esteve distante, a criança teve que ser os próprios pais rigorosos, e vocês podem ter certeza de que, por segurança, ela teve de ser rigorosa até demais consigo mesma, a menos que não tenha conseguido suportar a tensão e tenha se metido em apuros no alojamento. Agora, porém, em casa com os pais, ela pode dar férias ao autocontrole, pela simples razão de que deixará o controle por conta dos pais. Algumas crianças viveram sob autocontrole artificial e excessivo durante anos; é de esperar que, quando começarem a deixar que a mãe reassuma o controle, virem umas pestes de tempos em tempos. Por isso seria bom se o pai também pudesse estar em casa justamente agora.

Acredito que algumas mães se perguntam sinceramente se em Paddington, Portsmouth ou Plymouth poderão dar a seus filhos uma vida tão boa quanto a que lhes davam as pessoas que cuidavam deles no interior do país, onde havia campos e flores, vacas

## 7. DE VOLTA AO LAR

e porcos, verduras e ovos frescos. Será que o lar pode competir com os abrigos dirigidos por administradores experientes, onde havia jogos organizados, atividades de marcenaria nos dias chuvosos, coelhos proliferando em casinhas construídas pelas próprias crianças, excursões pelo campo aos sábados, médicos que cuidavam do corpo e da mente das crianças? Sei que em geral as coisas eram bem feitas tanto nos lares adotivos como nos abrigos, mas poucas pessoas afirmariam que um bom lar comum pode ser superado. Estou certo de que, de modo geral, por mais simples que seja o lar de uma criança, ele será mais valioso para ela do que qualquer outro lugar onde ela pudesse viver.

Não é apenas o alimento ou o teto que conta, e nem mesmo o lazer proporcionado, embora essas coisas sejam, sem sombra de dúvida, bastante importantes. Mesmo que sejam fornecidas em abundância, o essencial estará faltando se os próprios pais, ou os pais adotivos, ou os guardiões da criança não assumirem a responsabilidade por seu desenvolvimento. Já mencionei a necessidade de dar férias ao autocontrole. Digamos que, para que uma criança possa descobrir a parte mais profunda de sua natureza, alguém tem de ser desafiado e até, por vezes, odiado; e quem, senão os próprios pais, pode estar em posição de ser odiado sem correr o perigo de um rompimento completo do relacionamento?

No regresso da criança, aqueles que conseguiram manter um lar coeso durante esses anos de amarga separação podem agora começar, como pai e mãe, a reparar o dano causado ao desenvolvimento de seus filhos pela falta de continuidade em seu manejo. Os pais assumiram juntos a responsabilidade pela vinda dos filhos ao mundo e acredito que estejam ansiosos por assumir juntos, uma vez mais, essa responsabilidade, mas desta vez para torná-los capazes de se desenvolverem como cidadãos.

Como vimos, essa história de lar e família não é só flores e sorrisos; o regresso de seu filho não significa que agora vocês terão alguém que vai se dispor a ir fazer as compras por vocês (a não ser que ele seja tomado por um impulso) e o regresso de sua filha não significa que vocês terão alguém pronto para lavar a roupa para vocês (a não ser, também, que ela seja tomada por um impulso). O regresso deles significa que a vida de vocês será mais rica, mas menos de vocês. Haverá poucas recompensas imediatas. Às vezes vocês vão até desejar que eles todos sejam novamente levados para os alojamentos. Nós todos nos solidarizamos com vocês, e pode ser que vez ou outra as coisas fiquem tão difíceis que vocês precisarão de ajuda. É compreensível: algumas crianças foram tão magoadas pela evacuação que está muito além do poder dos pais lidar com elas. Mas, se tudo for superado e as crianças se desenvolverem e se tornarem cidadãos, os pais terão realizado uma das melhores tarefas que se podem ser realizadas. Pessoas autorizadas me têm dito que é maravilhoso ver os filhos crescerem e adquirirem independência, estabelecendo o próprio lar, trabalhando com o que gostam e gozando dos frutos da civilização que devem defender e levar adiante. Vocês terão de ser capazes de mostrar vigor em suas atitudes para com os filhos, e também compreensão e amor; e, se vão ser vigorosos, podem muito bem já começar vigorosos. Não é nada razoável mostrar seu vigor de repente, quando já for tarde demais, depois de a criança já ter começado a testá-los e a sondar até que ponto vocês são confiáveis.

E agora, o que dizer do menino que anunciou que iria para casa, em Londres, e ordenharia as vacas? É fácil perceber que ele não sabia muita coisa a respeito de cidades e da vida urbana, mas não acho que isso seja muito importante. Quando o ouvi dizer isso, achei que ele havia tido uma ótima ideia. Associava a ida para casa a algo direto e pessoal. Tinha visto vacas sendo ordenhadas na fazenda vizinha de seu abrigo, mas não pudera ir até lá ordenhá-las pessoalmente. Agora a guerra acabou, vamos para casa, abaixo os intermediários! Vamos ordenhar nós mesmos as vacas! Não é um mau lema para os evacuados de regresso. Esperemos que tenha havido uma mãe e um pai esperando por Ronald, prontos, tal como ele estava, para a expressão direta de afeto, prontos, com um abraço franco, para propiciar-lhe o começo de uma nova oportunidade para conciliar-se com um mundo duro e difícil.

# 8

## MANEJO RESIDENCIAL COMO TRATAMENTO PARA CRIANÇAS DIFÍCEIS

[1947]

Coube aos autores desempenharem um papel num plano de tempos de guerra desenvolvido em um certo condado britânico em torno dos problemas apresentados por crianças evacuadas de Londres e outras grandes cidades.[1] Sabe-se que uma parte das crianças evacuadas não conseguiu adaptar-se à vida nos alojamentos. Enquanto algumas dessas regressaram a suas casas e aos ataques aéreos, muitas permaneceram nos alojamentos e mostraram-se incontroláveis – exceto nos casos em que foram submetidas a condições especiais de manejo. Como psiquiatra visitante e assistente social psiquiátrica residente, formávamos uma pequena equipe psiquiátrica encarregada de elaborar um plano para esse tipo de trabalho em nosso condado. Nossa tarefa consistia em cuidar para

---

1    Escrito com Clare Britton em 1947. Uma parte do ensaio foi publicado com o título "Residential Management as Treatment for Difficult Children: The Evolution of a Wartime Hostels Scheme" [Manejo residencial como tratamento para crianças difíceis: a evolução do programa de abrigos em tempos de guerra]. *Human Relations*, v. 1, n. 1, 1947, pp. 87-97; outra parte foi publicada com o título "The Problem of Homeless Children" [O problema das crianças sem-teto]. *New Education Fellowship Monograph*, n. 1, 1944.

que os recursos disponíveis fossem de fato aplicados aos problemas que surgiram: um de nós (D. W. W.), como pediatra e psiquiatra infantil que sempre trabalhara sobretudo em Londres, pôde relacionar esses problemas, que estavam especificamente ligados à situação de guerra, aos problemas correspondentes da experiência de tempos de paz.

O programa desenvolvido era necessariamente complexo e seria difícil afirmar que um determinado parafuso na engrenagem fosse mais importante do que qualquer outro. Portanto, estamos descrevendo o que aconteceu porque fomos solicitados a fazê-lo e sem reivindicar responsabilidade especial por seus pontos positivos; os pontos de vista expressos são exclusivamente nossos e apresentados sem consulta aos demais participantes do plano.

Talvez se possa dizer que, em nosso trabalho de atentar para que as crianças envolvidas fossem realmente cuidadas e tratadas, também não podíamos perder de vista a situação total, pois em todos os casos havia necessidade de fazer muito mais do que de fato podia ser feito; e em cada caso, portanto, a avaliação da situação total tinha uma implicação prática importante. É principalmente essa relação entre o trabalho realizado com cada criança e a situação total que desejamos descrever agora.

É preciso dizer que não houve a menor intenção de fazer desse programa em particular um caso especial ou um modelo-piloto. Não foram solicitadas nem aceitas subvenções de nenhuma organização de pesquisa. Não tivemos a pretensão de dizer que o plano a que estávamos associados foi particularmente bom ou bem-sucedido, ou que foi melhor no nosso condado do que em outros. É provável, na verdade, que as medidas tomadas nesse condado se mostrassem inadequadas para qualquer outro condado, e o que ocorreu pode ser tomado como exemplo de adaptação natural às circunstâncias.

De fato, uma característica significativa desses programas em tempos de guerra, como um todo, era a ausência de planejamento rígido, o que possibilitou a cada região do Ministério da Saúde (na verdade, a cada condado de cada região) adaptar-se às necessida-

## 8. MANEJO RESIDENCIAL COMO TRATAMENTO

des locais; o resultado foi que, no fim da guerra, havia programas de diversos tipos, praticamente um para cada condado. Poderíamos pensar que decorria de uma falha de planejamento global, mas, quanto a isso, sugerimos que a oportunidade de adaptação tem mais valor do que a previsão. Se um programa rígido é criado e implantado, ocorre uma imposição antieconômica de situações quando as circunstâncias locais não admitem adaptação; ainda mais importante, as pessoas que são atraídas para a tarefa de aplicar um programa previamente estabelecido são muito diferentes daquelas que são atraídas pela tarefa de desenvolver elas próprias um programa. A atitude do Ministério da Saúde, instituição responsável por esses assuntos, parece-nos ter suscitado uma originalidade criativa e, portanto, um vivo interesse por parte de todos aqueles que tinham de produzir trabalho, e planos de trabalho, de acordo com as necessidades locais.[2]

Em todo trabalho que envolva cuidar de seres humanos, são necessários profissionais dotados de originalidade e de um senso vivo de responsabilidade. Em tarefas cujos seres humanos envolvidos são crianças – como foi o caso aqui –, crianças que carecem de um ambiente especificamente adaptado a suas necessidades individuais, o profissional que gosta de seguir um plano rígido não é adequado à tarefa. Qualquer plano amplo voltado para os cuidados de crianças deprivadas de uma vida familiar adequada deve, por conseguinte, permitir e facilitar ao máximo a adaptação local e atrair pessoas de mente aberta para fazê-lo funcionar.

---

2    Pode-se dizer que o Ministério da Saúde lançou a tarefa a um condado, observou os resultados obtidos e agiu de acordo – uma situação que lembra o princípio de tarefas de "grupos sem líder" empregado na seleção de Oficiais do Exército Britânico.

## O PROBLEMA EM DESENVOLVIMENTO

As crianças evacuadas das grandes cidades foram enviadas para lares de pessoas comuns. Logo ficou evidente que uma parte desses meninos e meninas era difícil de alojar, além do fato complementar de que alguns lares eram inadequados como lares adotivos.

O colapso de alojamento daí resultante degeneraria rapidamente em casos de comportamento antissocial. Uma criança que não se dava bem num alojamento ou voltava para casa e para o perigo, ou então mudava de alojamento; um número grande de mudanças de alojamento indicava uma situação em deterioração e tendia a constituir o prelúdio para algum ato antissocial. Foi nessa fase que a opinião pública se tornou um fator importante na situação: por um lado, houve alarme público e acionamento dos tribunais, que representavam as atitudes usuais em relação à delinquência; por outro lado, havia o crescente interesse do Ministério da Saúde, com o aumento do interesse local em prover, para essas crianças, um manejo alternativo, destinado a impedir que elas chegassem aos tribunais.

Nos casos de colapso do plano de evacuação, os sintomas eram de todos os tipos. Enurese noturna e incontinência fecal ocupavam o primeiro lugar, mas registraram-se todos os tipos possíveis de dificuldades, inclusive roubos em bandos, queimas de medas de feno, depredações de trens, evasão escolar, fugas dos alojamentos e ligações com soldados. Também havia, é claro, as provas mais óbvias de ansiedade, como explosões maníacas, fases depressivas, crises de mau humor, comportamento excêntrico e insano e deterioração da personalidade, com falta de interesse pelas roupas e pela higiene.

Descobriu-se rapidamente que os quadros sintomáticos eram inúteis do ponto de vista do diagnóstico e constituíam mera evidência de sérias dificuldades em resultado do fracasso ecológico no novo lar adotivo. A doença psicológica, no sentido de profunda perturbação endopsíquica aparentemente não relacionada com o

## 8. MANEJO RESIDENCIAL COMO TRATAMENTO

ambiente presente, dificilmente poderia ser reconhecida como tal nas condições anormais da evacuação. Essa situação era complicada pelo processo natural de escolha mútua que levou as crianças psicologicamente saudáveis a encontrarem os bons alojamentos.

A reação inicial das autoridades ao surgimento de um grupo problemático de crianças foi dar a elas tratamento psicológico individual e providenciar instalações onde pudessem ser colocadas enquanto recebiam tratamento. Gradualmente, porém, tornou-se claro que acomodações desse tipo implicariam manejo residencial. Concluiu-se, além disso, que tal manejo já constituía, em si mesmo, uma terapia. Era importante, além disso, que o manejo apropriado, como terapia, fosse prático, pois teria que ser exercido por pessoas relativamente despreparadas – isto é, por indivíduos sem formação em psicoterapia, mas informados, orientados e apoiados pela equipe psiquiátrica.

Como providência básica, portanto, alguns abrigos passaram a se orientar para os cuidados residenciais de crianças evacuadas que apresentassem dificuldades. No nosso condado, utilizou-se primeiro uma grande instituição desativada, mas, em consequência das dificuldades dessa experiência inicial, as autoridades locais desenvolveram a ideia de instalar vários abrigos pequenos, a serem dirigidos num sistema pessoal,[3] enquanto a nomeação de uma assistente social psiquiátrica para ser residente no condado resultou da necessidade de coordenar o trabalho de vários abrigos e de constituir um corpo de experiência que pudesse beneficiar todo o programa.

Nas fases iniciais, pensou-se em dar um tratamento que tornasse cada criança apta a ser realojada num lar adotivo, mas a experiência mostrou que essa ideia subestimava a gravidade do problema. Com efeito, coube ao psiquiatra chamar a atenção para o fato de que essas crianças estavam seriamente afetadas pela eva-

---

3    Cf. *Curtis Report on the Care of Children*. London: Her Majesty's Stationery Office, 1946.

cuação e de que quase todas tinham razões pessoais para acharem impossível que os bons alojamentos fossem bons; enfim, coube ao psiquiatra mostrar, de fato, que esses colapsos na evacuação ocorriam, em sua maioria, em crianças provenientes de lares instáveis ou em crianças que nunca haviam tido no próprio lar um exemplo de bom ambiente.

A terapia na forma de manejo em unidades residenciais necessitava de uma política de longa permanência e as intenções originais quanto aos abrigos tinham de ser modificadas a fim de permitir a permanência das crianças por períodos indefinidos, de até dois, três ou quatro anos. Na maioria dos casos, as crianças difíceis vinham de lares que não satisfaziam suas necessidades, ou tinham vivido a desintegração da família, ou tinham, pouco antes da evacuação, suportado o peso de um lar em perigo de dissolução. Elas precisavam, portanto, mais de *experiências primárias de lar* que fossem satisfatórias do que de um substituto para o próprio lar.

Por "experiência primária de lar" entende-se a experiência de um ambiente adaptado às necessidades especiais do bebê e da criança pequena, sem a qual não podem ser estabelecidos os alicerces da saúde mental. Sem alguém especificamente orientado para suas necessidades, o bebê não pode encontrar uma relação operacional com a realidade externa. Sem alguém que lhe proporcione gratificações instintivas satisfatórias, o bebê não pode descobrir seu corpo nem desenvolver uma personalidade integrada. Sem uma pessoa a quem possa amar e odiar, ele não tem como descobrir que a pessoa que ele ama e odeia é uma e a mesma; assim, não pode descobrir seu sentimento de culpa nem seu desejo de reparar e restaurar. Sem um ambiente humano e físico limitado que ele possa conhecer, o bebê não tem como saber que suas ideias agressivas fracassam em realmente destruir e, por conseguinte, ele não consegue discernir fantasia de fato. Sem um pai e uma mãe que estejam juntos e assumam juntos a responsabilidade por ele, o bebê não pode encontrar e expressar seu impulso para separá-los nem sentir alívio ao fracassar em fazê-lo. O desenvolvimento

## 8. MANEJO RESIDENCIAL COMO TRATAMENTO

emocional dos primeiros anos é complexo e incontornável. Para conseguir negociar os primeiros estágios desse desenvolvimento, que são essenciais, todo bebê sem dúvida necessita de certo grau de ambiente favorável.

Para terem valor, essas experiências de lar primário fornecidas tardiamente nos abrigos teriam de permanecer estáveis durante anos, e não meses; e é perfeitamente compreensível que os resultados nunca poderiam ter sido tão bons quanto teriam sido os resultados comuns obtidos em bons lares primários. O êxito no trabalho nos abrigos deve ser considerado, portanto, em termos de reduzir o fracasso do próprio lar da criança.

Um corolário disso é que um bom trabalho nos abrigos deve necessariamente aproveitar tudo de valor que tiver restado do próprio lar da criança.

## A TAREFA

Existem várias maneiras de descrever o problema de fato:

1 A proteção do público contra o "incômodo" causado por crianças que eram difíceis de alojar.
2 A resolução de sentimentos públicos conflitantes de irritação e consideração.
3 A tentativa de evitar a delinquência.
4 A tentativa de tratar e curar essas crianças "incômodas", com base no fato de estarem doentes.
5 A tentativa de ajudar as crianças, com base em seu sofrimento oculto.
6 A tentativa de descobrir a melhor forma de manejar e tratar esse tipo de caso psiquiátrico, independentemente da conjuntura específica e emergencial da guerra.

Veremos que essas várias maneiras de enunciar a tarefa têm de ser consideradas quando se formula a pergunta: quais foram os resultados? Poderíamos responder, com respeito a cada uma dessas diferentes formulações da tarefa:

1. Quanto à diminuição do "incômodo" causado por crianças difíceis, 285 crianças foram alojadas e manejadas em abrigos; e isso foi feito com sucesso, exceto para cerca de uma dúzia de crianças, que fugiram.

2. Quanto à irritação pública, muitas pessoas sentem-se frustradas, por vezes, pelo fato de os "delitos" de crianças serem tratados como sinais de sofrimento, em vez de indicações para punição; por exemplo, um agricultor cuja meda de feno tinha sido destruída pelo fogo queixou-se de que os culpados pareciam ter ganhado, e não perdido, com seu ato antissocial. Quanto à preocupação pública, muitas pessoas que estavam sinceramente preocupadas com a situação sentiram-se aliviadas ao saberem que o problema estava sendo enfrentado. O trabalho dos abrigos foi alçado ao status de notícia.

3. Em boa parte dos casos, houve realmente prevenção da delinquência. Uma criança que, até sua admissão no programa, estava obviamente destinada ao Juizado de Menores era acompanhada durante toda a adolescência até arrumar um emprego, sem qualquer incidente maior e sem controle do Ministério do Interior. Em outras palavras, a dificuldade era encarada como uma questão de saúde individual e social, e não como mera questão (inconsciente) de vingança pública; a delinquência potencial era tratada – como devia ser – como doença.

4. Se considerarmos o problema como uma questão de doença, uma pequena parte das crianças recuperou a saúde e uma parte razoável obteve melhora considerável de sua condição psicológica.

5. Do ponto de vista dos pacientes infantis, descobriu-se intenso sofrimento em muitos deles, assim como loucura encoberta ou, de fato, manifesta; e, no decorrer do trabalho de rotina, uma parte considerável do sofrimento foi compartilhada e, em certa medida,

## 8. MANEJO RESIDENCIAL COMO TRATAMENTO

aliviada. Em alguns casos, foi possível acrescentar psicoterapia pessoal, mas apenas o suficiente para mostrar a grande necessidade (com base no sofrimento real) de uma terapia mais pessoal do que seria possível oferecer.

6   Do ponto de vista sociológico, o funcionamento do programa todo forneceu indicações quanto ao modo de lidar com crianças potencialmente antissociais e crianças insanas,[4] que sofriam de distúrbios não produzidos pela guerra, embora a evacuação tornasse pública a existência desses casos.

## A AMPLIAÇÃO DO PROGRAMA

Assim, o programa cresceu a partir de necessidades locais agudas e do sentimento, gerado pela guerra, de que se arcaria com qualquer preço, contanto que o funcionamento do programa resolvesse o problema mais candente. Em virtude da guerra, era possível requisitar casas, e em poucos meses havia cinco abrigos no grupo, assim como relações amistosas com muitos outros. Providenciaram-se, é claro, "enfermarias" para tratamento de evacuados que apresentassem doenças físicas e, uma vez que a disponibilidade superava a necessidade desse tipo de instalação, parte delas foi destinada às crianças psicologicamente doentes dos abrigos.

As providências foram as seguintes: a autoridade nacional, o Ministério da Saúde, subvencionava em 100% a prefeitura do condado – isto é, aceitava plena responsabilidade financeira – para a realização desse trabalho. A prefeitura do condado nomeou uma comissão formada por residentes de destaque do condado (com um subprocurador atuando como secretário), investida de poderes para agir, assim como para informar e fazer recomendações a seu órgão superior. Nomeou-se uma assistente social psiquiátrica

---

4   A palavra "insanas" é aqui usada deliberadamente, pois não há outra palavra correta, e o termo oficial "desajustadas" distorce toda a questão.

em tempo integral para colaborar com o psiquiatra visitante, que realizava uma visita semanal ao condado. Daí em diante, a pequena equipe psiquiátrica pôde se incumbir de dedicar o tipo atenção a questões pessoais que é tão essencial nessa linha de trabalho; e, ao mesmo tempo, por meio de reuniões regulares da comissão, pôde manter contato com o amplo aspecto administrativo da situação. De fato, quando se atingiu esse estágio, a ampla visão central do ministério passou a focalizar até os detalhes.

Quando se examina essa organização, percebe-se que se estabeleceu um círculo.

As crianças problemáticas, por seu valor de incômodo [*nuisance value*], haviam produzido uma opinião pública que apoiaria todas as providências que fossem tomadas para elas – o que, de fato, vinha ao encontro de suas necessidades.

Seria errado dizer que, em questões humanas, a demanda gera a oferta. As necessidades das crianças não resultam em bom tratamento, e agora que a guerra acabou é muito difícil obter, por exemplo, abrigos para as mesmas crianças cujas necessidades foram satisfeitas em tempos de guerra. O fato é que, em tempos de paz, o valor de incômodo das crianças em sofrimento é reduzido e a opinião pública readquire uma indiferença apática. Durante a guerra, a evacuação divulgou os problemas dessas crianças por todo o interior do país; também os exagerou numa época em que a tensão emocional geral da comunidade e a escassez de bens e de mão de obra tornaram imperativa a prevenção de danos e roubos, e fizeram com que o trabalho policial extra fosse indesejável.

Não é que o sofrimento infantil produziu os cuidados maternos; foi, antes, o medo que a sociedade tinha do comportamento antissocial – que a afetava num momento inoportuno – que desencadeou uma sequência de acontecimentos. Acontecimentos esses que puderam ser usados por quem conhecia os problemas das crianças para fornecer-lhes terapia sob forma de manejo residencial a longo prazo, com cuidados pessoais oferecidos por uma equipe adequada e bem informada.

## A EQUIPE PSIQUIÁTRICA

Em virtude da situação descrita, a tarefa da equipe psiquiátrica assumiu dois aspectos: por um lado, a vontade do ministério tinha de ser implementada; por outro, as necessidades das crianças tinham de ser satisfeitas e estudadas. Felizmente, a equipe estava diretamente subordinada a uma comissão que desejava ser informada sobre todos os detalhes.

Nesta experiência de guerra, a composição da comissão voluntária manteve-se constante e, assim, ela se desenvolveu com o próprio plano. Sendo estável, a comissão compartilhou com a equipe psiquiátrica de um "crescimento gradativo no trabalho", de forma que cada sucesso ou fracasso ajudava a consolidar um *corpus* de experiência que tinha aplicação geral e beneficiava todos os abrigos.

Para ilustrar isso, podemos citar casos específicos, se bem que o principal desenvolvimento tenha sido de natureza geral e não possa ser ilustrado.

1   Gradualmente, adotou-se a ideia de nomear duplas de inspetores casados. No começo, tratava-se de um experimento, que só podia ser realizado numa atmosfera de mútua compreensão, por causa das complicações decorrentes dos problemas da própria família dos inspetores e da relação da família com as crianças do abrigo.

2   Levantou-se a questão do castigo corporal para ser discutida na comissão, no momento apropriado, por meio de um memorando, o que levou à formulação de uma política definitiva.[5]

---

**5**   Quanto ao castigo corporal, a regra era a comissão confiar no inspetor nomeado e conceder-lhe o direito de aplicar punições corporais. Se a comissão não gostasse do modo como um inspetor atuava, o remédio era arranjar um novo inspetor, e não interferir diretamente. Qualquer restrição quanto ao castigo corporal é logo descoberta pelas crianças e, na prática, o cerceamento do inspetor pela comissão constitui sério prejuízo para ele.

3   Foi proposta a ideia, e gradualmente adotada, de que era preferível ter uma só pessoa (neste caso, a assistente social psiquiátrica) no centro de todo o programa, em vez de dividir as responsabilidades no escritório administrativo do programa, tendo como consequência a sobreposição parcial e o desperdício de experiência, porque esta não seria integrada com a experiência total.

4   O psiquiatra fora originalmente nomeado para fornecer terapia. Isso foi alterado, e sua função passou a ser a de fazer a triagem dos casos antes da admissão, bem como decidir sobre a escolha do abrigo. Finalmente, ele acabou por tornar-se terapeuta indireto das crianças mediante discussões regulares com os inspetores e demais membros da equipe.

Nesses e em inúmeros outros aspectos, a comissão e a equipe psiquiátrica empregada por ela sempre mantiveram a flexibilidade e desenvolveram juntas uma adaptação ao trabalho.

A importância disso é inestimável e pode ser claramente avaliada se compararmos essa situação com a relação direta com um ministério. No Serviço Civil Britânico, é essencial que os funcionários adquiram experiência em cada um dos vários departamentos da administração pública. A consequência é que, se estabelecemos uma relação pessoal e de bom entendimento com o diretor do departamento apropriado num ministério, quando ocorre o inevitável remanejamento de pessoal, por treinamento e promoção, é preciso começar tudo de novo com outra pessoa. Quando isso acontece com muita frequência, verificamos que, enquanto nós nos familia-

---

Num determinado caso, quando a comissão teve dúvidas, o inspetor foi solicitado a registrar cada punição num livro que era inspecionado semanalmente.

Ao lado dessa política geral havia um empenho pela educação da equipe, de modo que a punição corporal era evitada ao máximo. Com a compreensão das dificuldades pessoais de cada criança, os excessos passíveis de castigo puderam ser com frequência evitados e em alguns grupos, durante longos períodos de tempo, a punição corporal foi, de fato, rara.

## 8. MANEJO RESIDENCIAL COMO TRATAMENTO

rizamos com o trabalho, não sentimos que o mesmo tenha acontecido com o diretor do departamento; nem podemos esperar dele compreensão aos detalhes do trabalho. Uma vez que essa situação certamente deve ser aceita como inevitável em grandes organizações centrais, o único remédio é recorrermos a tais órgãos para que deem uma direção geral, mas deixando de lado qualquer tentativa de manter contato com os detalhes. E, no entanto, em nenhum trabalho os detalhes são mais importantes do que no trabalho com crianças; por isso deve existir sempre uma comissão de "ligação", formada por pessoas interessadas que representem o órgão superior mais amplo e que, no entanto, esteja capacitada e disposta a debruçar-se sobre os detalhes, que constituem a principal preocupação de quem trabalha em campo.

Era importante que a assistente social psiquiátrica assumisse o peso da responsabilidade e isso era possível, uma vez que ela sabia que contava com o apoio do subprocurador e do psiquiatra. Este último, vivendo longe dos problemas imediatos, podia discutir os detalhes locais sem envolvimento emocional profundo e, ao mesmo tempo, por ser médico, podia aceitar a responsabilidade pelos riscos que precisavam ser assumidos a fim de fazer o melhor pelas crianças.

Aqui está um exemplo dos benefícios de apoio e responsabilidade de ordem técnica. Um inspetor telefona para a assistente social psiquiátrica e diz: "Tem um menino no telhado, o que eu faço?". Ele não se atreve a assumir plena responsabilidade, pois não tem formação psiquiátrica e sabe que esse menino apresenta tendência suicida. A assistente social psiquiátrica sabe que tem o apoio do psiquiatra para responder: "Ignore o menino e assuma o risco". O inspetor sabe que esse é o melhor tratamento, mas, sem respaldo, teria abandonado o que estava fazendo, ignoraria as necessidades de outras crianças, talvez chamasse os bombeiros e, assim, causaria grave dano ao garoto ao deixá-lo em evidência, chamando atenção para sua fuga. De fato, o resultado foi que, na hora da refeição seguinte, sem nenhum alarde, o menino estava em seu lugar à mesa.

A assistente social psiquiátrica e o psiquiatra visitante formavam uma equipe psiquiátrica que, por ser pequena, evitava descuidos e que, apesar do tamanho, era capaz de assumir a responsabilidade sobre uma vasta área. Podiam decidir e agir rapidamente, conforme o escopo dos poderes da comissão por quem eram nomeados e a quem respondiam diretamente.

Aqui estão mais alguns exemplos de detalhes que provaram ser importantes:

1 Consideramos necessário tomar o cuidado de reunir os fragmentos do histórico prévio de cada criança e informar a criança de que havia alguém que conhecia tudo a respeito dela.

2 Todos os membros da equipe do abrigo eram importantes. Uma criança podia obter ajuda especial a partir de seu relacionamento com o jardineiro ou com o cozinheiro. Por isso, a seleção de pessoal para trabalhar nos abrigos era uma questão que tínhamos em grande conta.

3 Podia acontecer que, de repente, um inspetor se mostrasse incapaz de continuar tolerando determinada criança e que a avaliação objetiva desse problema demandasse conhecimento muito íntimo da situação. Partíamos do princípio de que qualquer inspetor deveria poder expressar seus sentimentos a alguém que estivesse apto, se necessário, a tomar providências ou que pudesse impedir que o problema redundasse numa crise desnecessária.

## CLASSIFICAÇÃO PARA FINS DE ALOJAMENTO

Para cada tipo de trabalho psiquiátrico, há um método mais apropriado de classificação de pacientes. Para distribuir adequadamente essas crianças em abrigos, a classificação de acordo com sintomas era inútil e foi descartada. Foram desenvolvidos e adotados os seguintes princípios:

## 8. MANEJO RESIDENCIAL COMO TRATAMENTO

1 Em muitos casos, um diagnóstico adequado só pode ser feito depois de a criança ter sido observada num mesmo grupo durante algum tempo.

Quanto ao tempo necessário, uma semana é melhor do que nada, mas três meses é melhor do que uma semana.

2 Se há possibilidade de obter o histórico do desenvolvimento da criança, é de importância primordial o fato de existir ou não um lar razoavelmente estável.

No primeiro caso, a experiência da criança no lar poderá ser usada e o alojamento poderá lembrar a criança de seu próprio lar e ampliar a ideia de lar que ela já tem. No segundo caso, o abrigo terá de fornecer a ideia de um lar primário e então a ideia que a criança faz de seu próprio lar mistura-se com o lar ideal de seus sonhos, o que torna, em comparação, o abrigo um lugar bastante medíocre.

3 Se existe um lar, qualquer que seja, então é importante ter conhecimento de suas eventuais anormalidades.

São exemplos disso pai ou mãe que seja caso psiquiátrico – comprovado ou não –, irmão ou irmã prepotente ou antissocial, ou condições habitacionais que sejam, em si mesmas, opressoras. A vida no abrigo pode oferecer alguma correção dessas anormalidades no decorrer do tempo e, gradualmente, habilitar a criança a encarar o próprio lar de forma objetiva e até condescendente.

4 Caso se disponha de mais detalhes, é muito importante saber se a criança desfrutou ou não de uma relação bebê-mãe satisfatória.

Se houve a experiência de uma boa relação inicial, mesmo que mais tarde tenha se perdido, ela poderá ser recuperada na relação pessoal de algum membro do abrigo com a criança. Se realmente não existiu esse bom começo, está além do alcance de um abrigo criá-lo, *ab initio*. A resposta a esse importante problema é, com frequência, uma questão de grau; mas, de qualquer modo, vale a pena investigar. Muitas vezes é impossível obter uma história prévia fidedigna desse relacionamento inicial e nesse caso o passado terá de ser reconstituído observando-se a criança no abrigo, ao longo de meses.

5   Durante o período de observação no abrigo, certas indicações são especialmente valiosas: habilidade para brincar, para perseverar no esforço construtivo e para fazer amigos.

Se uma criança pode brincar, esse é um sinal muito favorável. Se há fruição e perseverança no esforço construtivo, sem necessidade exagerada de supervisão e estímulo, existe esperança ainda maior de realização de trabalho útil durante a permanência no abrigo. A capacidade para fazer amigos é mais um sinal favorável. As crianças ansiosas trocam de amigos com muita frequência e facilidade, e as crianças seriamente perturbadas só conseguem filiar-se a bandos, isto é, grupos cuja coesão se baseia em engenhar perseguições. A maioria das crianças recrutadas para os abrigos de evacuação era, no começo, incapaz de brincar, de realizar um esforço construtivo contínuo ou de estabelecer amizades.

6   A deficiência mental tem importância óbvia e, em qualquer grupo de abrigos para crianças difíceis, deve haver acomodações separadas para aquelas de baixa inteligência.

Isso não é apenas porque essas crianças necessitam de manejo e educação especiais mas também porque acabam esgotando o pessoal do abrigo e causando entre a equipe um sentimento de desesperança. Num trabalho tão difícil como o exigido por crianças problemáticas, é preciso que haja alguma esperança de recompensa, mesmo que tal recompensa nunca venha de fato.

7   O comportamento "desligado" e as características extravagantes distinguem algumas crianças que, em seu todo, não são material promissor para a terapia que se dá na forma de manejo no abrigo.

Tais crianças confundem a equipe do abrigo, fazendo-as sentir que são elas que estão loucas. Em todo caso, as crianças desse tipo necessitam de psicoterapia pessoal – embora, mesmo que esta possa ser fornecida, seu tratamento com frequência esteja além da compreensão atual. São, de fato, casos de pesquisa para analistas empreendedores, e existem poucas instituições adequadas para essas crianças.

## 8. MANEJO RESIDENCIAL COMO TRATAMENTO

A classificação esboçada acima constituiu a base para o alojamento das crianças, mas o principal fator a considerar deve ser sempre o seguinte: o que pode tal abrigo, tal inspetor e tal grupo de crianças suportar neste momento em particular? Logo se constatou que não era nada bom alocar uma criança em determinado abrigo simplesmente porque ela necessitava de assistência e esse abrigo tinha uma vaga. Cada criança nova – tão perturbada como as outras crianças que não se enquadravam nos alojamentos – era sempre, de início, uma complicação e uma desvantagem para a comunidade do abrigo. Essas crianças (exceto, talvez, nas primeiras duas semanas enganadoras e irreais) em nada contribuem e, pelo contrário, absorvem muita energia emocional. Se acabam sendo aceitas no grupo, então começam a ser capazes de contribuir, em certa medida, sob supervisão; mas isso é resultado de um trabalho árduo por parte do pessoal e das próprias crianças alojadas.

Para os inspetores de um abrigo, o mais conveniente é que a criança lhes seja apresentada antes que se decida a questão de sua admissão. Assim, sugere-se uma determinada criança para ingresso no abrigo, mas o inspetor poderá aceitar ou recusar sua admissão. Se ele achar que pode absorver essa nova criança, é porque começou a querê-la. Pelo outro método, o da simples alocação da criança, sem consulta prévia, não se pode evitar que os inspetores comecem por alimentar sentimentos negativos em relação à criança – e só com tempo, e sorte, poderão descobrir outros sentimentos. Essa consulta anterior à admissão foi muito difícil de pôr em prática, mas houve grande empenho para evitar exceções à regra, por causa das grandes diferenças práticas entre os dois métodos.

## A IDEIA TERAPÊUTICA CENTRAL

A ideia central do plano era proporcionar uma estabilidade que as crianças pudessem conhecer e testar, na qual aos poucos pudessem confiar e em torno da qual pudessem brincar. Essa estabilidade era, em essência, algo que existia independentemente da capacidade individual ou coletiva das crianças para criá-la ou mantê-la.[6]

A estabilidade do ambiente era transmitida da comunidade em geral para as crianças. O ministério fornecia o contexto, coadjuvado pela administração do condado. Sobre esse pano de fundo havia a comissão, a qual, neste programa, felizmente era constituída por um grupo de pessoas experientes e responsáveis, que nos passava a segurança da própria continuidade. Havia também a equipe do abrigo, assim como seus prédios e terrenos e a atmosfera emocional geral. Era tarefa da equipe psiquiátrica traduzir a estabilidade essencial do programa em termos de estabilidade emocional nos abrigos. As crianças só poderão colher benefícios de suas relações com os inspetores se estes estiverem felizes, satisfeitos e com sensação de estabilidade. Os inspetores desses abrigos estão em uma posição tão difícil que a compreensão e o apoio de alguém são, para eles, uma necessidade absoluta. No programa que estamos descrevendo, cabia à equipe psiquiátrica dar esse apoio.

Portanto, o mais fundamental era, como dissemos, fornecer estabilidade e, sobretudo, estabilidade emocional ao pessoal dos abrigos, embora, é claro, isso nunca pudesse ser plenamente alcançado. Mas o trabalho era realizado o tempo todo com esse objetivo em vista. A fim de ajudar na criação de uma base emocional estável para as crianças, recomendou-se à comissão a política – adotada por ela e já mencionada anteriormente – de empregar casais de inspetores. Alguns casais já tinham os próprios filhos, ao que se seguiam imensas complicações. No entanto, essas complicações eram amplamente compensadas pelo enriquecimento da comunidade do abrigo, com a existência de uma família real dentro dele.

---

6 Por certo, experimentos que estimulem as crianças a criarem a própria gestão central devem ser realizados antes com aquelas crianças que tiveram uma boa experiência familiar inicial. Parece crueldade, no entanto, encarregar crianças deprivadas justamente daquilo que mais lhes causa desesperança.

## 8. MANEJO RESIDENCIAL COMO TRATAMENTO

Alguém disse, certa vez, em tom de crítica: "O abrigo parece ter sido instituído mais para a equipe"; mas não consideramos isso uma crítica. A equipe deve viver uma vida que satisfaça suas necessidades; deve receber períodos de folga, férias adequadas e, em tempos de paz, uma remuneração financeira condigna, se é que se deseja de fato realizar um trabalho válido com crianças antissociais e crianças insanas. Não é suficiente providenciar um belo abrigo com uma equipe simpática. Para um manejo residencial eficaz, as pessoas que trabalham no abrigo devem permanecer no lugar por um longo tempo – o suficiente para acompanhar as crianças até o fim do período escolar e o início da vida profissional –, pois sua tarefa só estará concluída depois que tiverem, gradualmente, lançado as crianças no mundo.

Não existe formação especial para inspetores de abrigo e, de qualquer modo, a seleção de pessoas adequadas para esse trabalho tem maior importância do que sua formação. Consideramos impossível generalizar quanto ao tipo de pessoa que seria um bom inspetor. Os mais bem-sucedidos em nosso programa têm diferido muito uns dos outros quanto a aspectos como educação, experiência prévia e interesses, e foram recrutados nos mais variados contextos de vida. Eis uma lista de ocupações anteriores de alguns deles: professora primária, assistente social, trabalhador paroquial, artista comercial, preceptor e governanta numa escola particular, coordenador e coordenadora de um centro de detenção de menores, funcionário numa instituição de assistência pública, funcionário dos serviços de bem-estar na prisão.

Achamos que a natureza da formação e da experiência anteriores tem menos importância do que a capacidade para assimilar experiências e para lidar de modo autêntico e espontâneo com os acontecimentos e as relações da vida. Esse aspecto é extremamente importante, pois apenas as pessoas suficientemente confiantes para serem si mesmas, e para agirem de modo natural, podem ter uma atuação consistente dia após dia. Além disso, os inspetores são submetidos a uma prova tão severa pelas crianças admitidas nos abrigos que só os que são capazes de serem sempre si mesmos conseguem suportar a tensão. Devemos ressaltar, entretanto, que em certos momentos o inspetor terá de "agir [act] naturalmente" no mesmo sentido em que um ator atua [act] naturalmente. Isso é importante sobretudo no caso de crianças doentes. Se uma criança aparece choramingando – "Cortei o dedo!" – justamente quando o inspetor está preenchendo seu formulário de Imposto de Renda, ou está demitindo o cozinheiro, ele deverá agir como se a criança não tivesse aparecido num momento tão inoportuno; pois essas crianças estão, com frequência, doentes demais ou angustiadas demais para serem capazes de admitir tanto as dificuldades pessoais do inspetor como as suas próprias.

Portanto, tentamos selecionar como inspetores dos abrigos pessoas que tenham essa capacidade de serem consistentemente naturais em sua conduta, pois consideramos isso essencial para o trabalho. Também consideramos importante que a pessoa tenha alguma habilidade especial, como música, pintura, cerâmica etc. Para além de tudo isso, entretanto, é vital que os inspetores, é claro, gostem sinceramente de crianças, pois só isso os fará superar os inevitáveis altos e baixos da vida de um abrigo.

Pessoas brilhantes que organizam muito bem um abrigo e depois seguem para outro a fim de fazer a mesma coisa causam mais mal às crianças do que se jamais tivessem passado pela vida delas. É a natureza permanente do lar que o torna valioso, mais que o fato de o trabalho ser realizado com inteligência.

Não esperamos que os inspetores sigam nenhum tipo de prescrição ou mesmo executem planos preestabelecidos. Inspetores a quem é preciso dizer o que fazer são inúteis, porque as coisas importantes têm de ser feitas em cima da hora, no momento preciso e de um modo que seja natural para quem está envolvido. Só assim o relacionamento com o inspetor se torna real e, por conse-

## 8. MANEJO RESIDENCIAL COMO TRATAMENTO

guinte, importante para a criança. Os inspetores são estimulados a construir um lar e uma vida comunitária dando o máximo de suas habilidades, e isso estará de acordo com as próprias crenças e o modo de vida. Portanto, não há dois abrigos idênticos.

Verificamos que há inspetores que preferem organizar grandes grupos de crianças e outros que preferem relações pessoais íntimas com poucas crianças. Há os que preferem crianças anormais de um tipo ou de outro, e os que gostam de lidar com deficientes mentais.

A educação dos inspetores no trabalho é importante e foi discutida antes como parte da tarefa do psiquiatra e da assistente social psiquiátrica. Essa educação é mais bem administrada no próprio trabalho, através do debate dos problemas à medida que eles surgem. É importante que os inspetores tenham suficiente confiança em si mesmos para poderem pensar de acordo com diretrizes psicológicas e discutir os problemas com outros colegas e pessoas experientes.

A escolha das demais pessoas, afora inspetores, para trabalhar nos abrigos apresenta dificuldades peculiares, sobretudo quando as crianças são um tanto antissociais. Quando se trata de crianças normais, os assistentes podem ser jovens que estejam aprendendo o ofício, praticando assumir responsabilidades e agindo por iniciativa própria, com vistas a, no futuro, tornarem-se inspetores. Entretanto, quando as crianças são antissociais, o manejo tem de ser forte e acaba sendo ditatorial; por isso, os assistentes são chamados constantemente a seguir as ordens do inspetor, quando prefeririam estar trabalhando por iniciativa própria. Por isso acabam ficando entediados, ou então são pessoas que gostam de receber ordens – neste último caso, não são muito bons no que fazem. Esses problemas são inerentes ao trabalho.

## 2

Uma vez que se reconhece o quanto o senso de segurança de uma criança está intimamente vinculado a suas relações com os pais, torna-se óbvio que ninguém mais lhe pode dar tanto. Toda criança tem direito de crescer num bom lar e ver-se deprivada disso é uma desgraça.

Em nosso trabalho reconhecemos, portanto, que não podemos dar às crianças algo tão bom quanto teria sido seu próprio lar. Podemos somente oferecer-lhes um lar substituto.

Cada abrigo tenta reproduzir o mais fielmente possível um ambiente familiar para as crianças. Isso significa, acima de tudo, a provisão de coisas positivas: instalações, alimentação, vestuário, compreensão e amor humanos; horário, escola; equipamentos e ideias para um brincar rico e um trabalho construtivo. O abrigo também provê pais substitutos e outras relações humanas. E depois, proporcionadas todas essas coisas, cada criança, conforme o grau de sua desconfiança e o grau de sua desesperança quanto à perda do próprio lar (e, por vezes, seu reconhecimento das inadequações desse lar, enquanto durou), está o tempo todo testando a equipe do abrigo, como testaria os próprios pais. Às vezes ela faz isso diretamente, mas quase sempre se contenta em deixar que outra criança faça esses testes para ela. Uma coisa importante em relação a esses testes é que não se trata de algo que possa ser realizado e encerrado. Sempre tem alguém que precisa ser o "pestinha". É frequente algum membro da equipe dizer: "Tudo estaria bem se não fosse o Tommy...", mas, na verdade, os outros só podem dar-se ao luxo de serem "bonzinhos" porque Tommy se encarrega de ser o "pestinha" e prova para eles que o lar pode perfeitamente resistir ao teste do Tommy – presumindo-se, portanto, que também resistiria ao teste de cada um deles.

Podem-se identificar três fases na reação usual de uma criança que vai para um bom abrigo. Na primeira, bastante curta, a criança é notavelmente "normal" (levará muito tempo para que ela volte a ser tão normal); ela alimenta uma nova esperança, dificilmente vê as pessoas como elas são e o pessoal do alojamento e as outras crianças ainda não deram motivo algum para que ela comece a se desiludir. Quase todas as crianças passam por um breve período

## 8. MANEJO RESIDENCIAL COMO TRATAMENTO

de bom comportamento logo que chegam no abrigo. É uma fase perigosa, porque o que a criança vê – e aquilo a que ela reage – no inspetor e no pessoal é seu ideal do que deveriam ser um bom pai e uma boa mãe. Os adultos tendem a pensar: "Esta criança está vendo que somos bons e confia facilmente em nós". Mas ela não está vendo que eles são bons; na verdade, ela de forma alguma está vendo *eles*, e sim simplesmente imaginando que são bons. É um sintoma de doença acreditar que qualquer coisa possa ser 100% boa, e a criança começa com um ideal que está destinado a desmoronar.

Mais cedo ou mais tarde, a criança entra na segunda fase: o colapso desse ideal. Primeiramente, dispõe-se a testar fisicamente o prédio e as pessoas. Quer saber que danos poderá causar e até que ponto poderá causá-los sem ser punida. Então, se descobre que pode ser manejada fisicamente, isto é, que o lugar e as pessoas não têm por que temê-la fisicamente, começa a testar de forma mais sutil, jogando as pessoas umas contra as outras, tentando fazê-las brigarem, tentando fazer com que uma denuncie a outra e empenhando-se ao máximo em se favorecer à custa de todas essas manobras. Quando um abrigo está sendo administrado de forma insatisfatória, é essa segunda fase que se torna um fator quase constante.

Se o abrigo passa nesses testes, a criança entra na terceira fase; acalma-se, dá um suspiro de alívio e adere à vida do grupo como um membro comum. É preciso lembrar que seus primeiros contatos reais com as outras crianças se farão, provavelmente, sob forma de uma briga ou alguma espécie de ataque, e temos notado que, com frequência, a primeira criança a ser atacada por uma criança nova vira mais tarde sua primeira amiga.

Em suma, os abrigos fornecem coisas boas e positivas, e dão oportunidade para que seu valor e realidade sejam continuamente testados pelas crianças. Não há lugar para sentimentalismo no manejo de crianças e nada de bom virá de oferecer a elas condições artificiais de indulgência; por meio da aplicação criteriosa da justiça, as crianças devem ser levadas gradualmente a confrontar-se com as consequências de suas próprias ações destrutivas. Cada criança estará apta a suportar isso na medida em que tiver sido capaz de extrair algo de bom e positivo da vida no abrigo, ou seja, na medida em que tiver encontrado pessoas verdadeiramente confiáveis e começado a construir a crença nessas pessoas e em si mesma.

É preciso lembrar que a preservação da lei e da ordem é necessária às crianças e será um alívio para elas, pois significa que a vida no abrigo e as coisas boas que ele representa serão preservadas, a despeito de tudo que elas possam fazer.

A imensa tensão resultante das 24 horas diárias de cuidados com essas crianças não é facilmente reconhecida nos escalões superiores e, de fato, qualquer pessoa que esteja apenas visitando um abrigo e não esteja emocionalmente envolvida pode muito bem esquecer esse fato. Podemos indagar por que os inspetores têm de se envolver emocionalmente. A resposta é que essas crianças, que estão procurando e desejando uma experiência de lar primário, não chegarão a lugar nenhum se alguém de fato não se envolver emocionalmente com elas. A primeira coisa que essas crianças fazem, quando começam a ter esperança, é tirar alguém do sério. A experiência subsequente a esse estado constitui a essência da terapia de abrigos.

Portanto, os abrigos devem ser pequenos. Além disso, os inspetores não devem ser sobrecarregados com nenhuma criança a mais do que podem suportar emocionalmente em qualquer momento; pois, se um número excessivo de crianças for confiado a um inspetor, ele se verá obrigado a proteger-se "tirando de sua frente" alguém que não está preparado para isso. Um ser humano só consegue ter seriamente em consideração um número limitado de pessoas por vez. Se isso for ignorado, o inspetor será obrigado a realizar um trabalho superficial e inútil e a substituir por um manejo ditatorial a combinação saudável de amor e vigor que preferiria manifestar. Caso contrário, e isso é muito comum, ele entra em colapso, e todo o trabalho que realizou se desfaz. Pois qualquer troca de inspetores produz vítimas entre as crianças e interrompe o fluxo terapêutico natural do trabalho no abrigo.

# 9

## ABRIGOS PARA CRIANÇAS EM TEMPOS DE GUERRA E EM TEMPOS DE PAZ

[1946]

A evacuação trouxe problemas específicos e os tempos de guerra, soluções específicas para esses problemas.[1] Poderemos fazer uso, em tempos de paz, dos resultados do que foi tão penosamente experimentado em época de estresse agudo e consciência do perigo comum?

Do ponto de vista da teoria psicológica, a experiência de evacuação provavelmente trouxe poucas novidades, mas não há dúvida de que, por causa dessa experiência, certas coisas passaram a ser conhecidas por grande número de pessoas que, em outras circunstâncias, continuariam a ignorá-las. O grande público tornou-se especialmente consciente da existência de um comportamento antissocial, incluindo desde a enurese noturna até a depredação de trens.

De fato, muito tem sido dito a respeito do comportamento antissocial: que é um fator de estabilização na sociedade; que é (de

---

[1] Uma contribuição para o simpósio Lessons for Child Psychiatry [Lições para Psiquiatria Infantil], apresentada numa reunião da seção médica da British Psychological Society, em 27 de fevereiro de 1946. Revista e publicada no *British Journal of Medical Psychology*, v. 21, n. 3, 1948, pp. 175-80.

certa forma) um retorno do reprimido; que é um sinal, no indivíduo, da espontaneidade ou impulsividade e, na sociedade, da negação do inconsciente, para onde o instinto é relegado.

Quanto a mim, tive a felicidade de ser contratado pela administração de um condado (de 1939 a 1946), para trabalhar com um grupo de cinco abrigos para crianças difíceis de alojar. Durante esse trabalho, que envolvia uma visita semanal ao condado, conheci profundamente 285 crianças, tendo sido a maioria delas observada ao longo de anos. Nossa tarefa consistia em lidar com o problema imediato e nosso sucesso ou fracasso dependia de conseguirmos ou não aliviar os responsáveis pela organização da evacuação local das dificuldades que ameaçavam o êxito de seu trabalho. Agora a guerra terminou, mas ainda há o que se extrair da experiência por que passamos, especialmente pelo fato de que o público adquiriu nova consciência das tendências antissociais como fenômenos psicológicos.

É claro, devemos evitar qualquer sugestão de que os abrigos (ou internatos para crianças desajustadas, como são oficialmente chamados agora) são uma panaceia para os distúrbios emocionais das crianças. Nossa tendência é considerar o manejo em abrigos simplesmente porque a alternativa é não fazer nada, em virtude da escassez de psicoterapeutas. Mas essa tendência tem de ser controlada. Com essa cláusula restritiva, pode-se dizer que algumas crianças necessitam receber, com urgência, cuidados em algum tipo de casa de acolhimento. Na minha clínica no Paddington Green Children's Hospital (um departamento médico ambulatorial), há um bom número de casos que sem dúvida precisam ser encaminhados para o manejo em um abrigo.

Essas crianças, em tempos de paz, podem ser classificadas em duas amplas categorias: crianças cujo lar não existe ou cujos pais não conseguem estabelecer uma base estável para o desenvolvimento delas, e crianças que têm um lar onde, no entanto, há um pai ou uma mãe doente mental. Em tempos de paz, crianças como essas apresentam-se em nossas clínicas e verificamos que neces-

## 9. ABRIGOS PARA CRIANÇAS

sitam justamente do que precisavam as crianças que, durante a guerra, eram difíceis de alojar. Seu ambiente familiar falhou com elas. Digamos que o que essas crianças precisam é de *estabilidade ambiental*, manejo *pessoal* e *continuidade* desse manejo. Estamos pressupondo um padrão comum de cuidados físicos.

Para assegurar a possibilidade de proporcionar manejo pessoal às crianças, o abrigo deve contar com uma equipe adequada de profissionais e os inspetores devem ser capazes de suportar a tensão emocional envolvida em cuidar de qualquer criança, mas especialmente de crianças cujo próprio lar não conseguiu suportar tal tensão. Por isso, os inspetores de abrigos necessitam do apoio constante do psiquiatra e da assistente social psiquiátrica.[2] As crianças (de modo espontâneo) esperam que o abrigo ou, caso ele falhe, a sociedade, num sentido mais amplo, forneça-lhes a referência que o próprio lar não conseguiu lhes dar. Uma equipe de trabalho inadequada não só torna impossível o manejo pessoal como leva a problemas de saúde e colapso entre seus próprios membros, interferindo, portanto, na continuidade das relações pessoais, o que é essencial nesse tipo de trabalho.

Um psiquiatra responsável por uma clínica que encaminha casos para abrigos deveria ser, ele mesmo, responsável por um abrigo, para poder manter-se em contato com os problemas especiais envolvidos nessa linha de trabalho. O mesmo se pode dizer a respeito de magistrados em Juizados de Menores, que deveriam ter assento nas comissões de abrigos.

---

2    Parece justo que, em certa medida, o psiquiatra se responsabilize pela seleção do pessoal, porque o estado mental e físico da equipe é o mais importante na terapia. A probabilidade de êxito é baixa num abrigo cujos funcionários são nomeados e geridos por uma autoridade e cujas crianças estão sob os cuidados de outra.

## Psicoterapia

Ao lidar com crianças antissociais em clínicas, é inútil recomendar apenas psicoterapia. O primeiro passo essencial é obter um encaminhamento adequado para cada criança e, em boa parte dos casos, o encaminhamento para um abrigo adequado funciona por si só como terapia, desde que se dê tempo ao tempo. A psicoterapia pode ser acrescentada. É essencial que a terapia seja introduzida com muito tato. Se houver um psicoterapeuta, e se os inspetores do abrigo realmente quiserem prestar auxílio no caso de determinada criança, então a psicoterapia poderá ser introduzida. Mas há uma complicação que não se pode ignorar; nos cuidados de uma criança desse tipo, ela terá de se tornar quase uma parte do inspetor. Se outra pessoa estiver cuidando de seu tratamento, a criança poderá perder algo vital em seu relacionamento com o inspetor (ou algum outro membro da equipe), e não será fácil o psicoterapeuta compensar isso, apesar de ter condições de oferecer uma compreensão mais profunda. Um inspetor bom nesse tipo especial de trabalho por certo tenderá a ver com maus olhos a psicoterapia para as crianças sob seus cuidados. Do mesmo modo, os bons pais detestam que os filhos se submetam a análise, mesmo quando eles a buscam e cooperam plenamente.

A assistente social psiquiátrica e eu, nesse programa, mantivemos estreito contato com os inspetores, tanto no que se referia a problemas pessoais deles como no que dizia respeito às crianças, conforme os problemas de manejo iam surgindo. Isso contrasta com o trabalho clínico comum, no qual o psiquiatra pode empenhar-se num relacionamento pessoal direto com cada paciente infantil e com os pais.

## Provisão de abrigos

Apesar dos decretos ministeriais em favor dos abrigos, e apesar do grande número de crianças que necessita deles, não é de surpreen-

## 9. ABRIGOS PARA CRIANÇAS

der que nada aconteça e que, pelo contrário, se tenha notícia de abrigos fechando por todo o país. A relação entre oferta e necessidade só pode ser promovida por homens e mulheres que estejam aptos e dispostos a viver uma experiência com as crianças, dispostos a deixar que um grupo de crianças roube alguns anos de suas vidas. Aqueles que, como nós, estão envolvidos num trabalho clínico com essas crianças deverão estar sempre desempenhando o papel de integrar três aspectos – política oficial, inspetores e crianças – e não devem esperar que nada de bom realmente aconteça, a não ser através dos próprios esforços deliberados e voluntários. Mesmo no sistema de saúde do Estado, as ideias e os contatos clínicos cabem ao médico, sem o qual até o melhor dos programas é inútil.

### Encaminhamento

O método óbvio a ser adotado por um grande órgão (como o Conselho Municipal de Londres ou um ministério) é fazer a distribuição de casos a partir de um escritório central que se mantém em contato com os vários grupos de abrigos. Se na minha clínica há uma criança precisando de abrigo (e isso sempre é urgente), devo enviar um relatório – incluindo informações sobre QI e aproveitamento escolar – ao escritório central, de onde todos os casos serão distribuídos de acordo com a rotina administrativa. Mas eu não entro nesse jogo, nem os pais, exceto quando a criança é tão terrível que a única necessidade é livrar-se dela imediatamente. Nesse arranjo de produção em massa, falta algo de pessoal. O fato é que, se uma criança está sob meus cuidados, eu não posso simplesmente incluir o nome dela numa lista, num lugar qualquer. Deve ser permitido aos médicos e pais que participem no encaminhamento de suas crianças; eles devem poder verificar e comprovar que aquilo que se oferece é bom.

Deve haver algum vínculo pessoal entre a clínica e o abrigo; alguém deve conhecer alguém. Se ninguém conhece ninguém, então se desenvolve a suspeita, porque *na imaginação* existem maus pais, maus médicos, maus inspetores, maus abrigos e até maus ministérios. E por "maus" quero dizer malignos. Se não se sabe que o médico ou o inspetor de abrigo é bom, ele é facilmente sentido como maligno.

É evidente que os nossos "lares para convalescentes" são inadequados para essas crianças, em geral fisicamente saudáveis, que necessitam de manejo a longo prazo por inspetores especialmente escolhidos e apoiados pela assistente social psiquiátrica e pelo psiquiatra. Além disso, enfermeiras com treinamento hospitalar parecem já não ser adequadas a esse trabalho, em virtude de sua formação profissional; e muitos pediatras ignoram a existência da psicologia.

## Prevenção da delinquência

Este é um trabalho profilático, que atende ao Ministério do Interior, cuja missão principal é implementar a lei. Por alguma razão, encontrei oposição a essa ideia por parte de médicos que trabalham para o Ministério do Interior. Mas os abrigos para evacuados em todo o país conseguiram impedir que muitas crianças chegassem aos tribunais, economizando assim imensas somas de dinheiro e produzindo cidadãos em vez de delinquentes. E, do nosso ponto de vista, como médicos, o importante é que as crianças ficaram subordinadas ao Ministério da Saúde, isto é, foram reconhecidas como doentes. Só podemos esperar que o Ministério da Educação, que está assumindo agora [1945] o controle do trabalho, atue em tempos de paz tão bem quanto o Ministério da Saúde atuou durante a guerra, nesse trabalho de profilaxia para o Ministério do Interior.

## 9. ABRIGOS PARA CRIANÇAS

## Tese principal

Em virtude de minhas duas nomeações, eu estava em contato com a necessidade de abrigos em Londres e, ao mesmo tempo, estava envolvido com a provisão de abrigos numa área de evacuação. Como médico num hospital infantil de Londres, notei que essa provisão de tempos de guerra resolvia o problema do manejo dos casos antissociais em tempos de paz.

Em dezesseis casos, pude encaminhar pacientes ambulatoriais de Londres para abrigos que eu havia visitado como psiquiatra. Isso aconteceu pelo fato de eu exercer as duas funções e pareceu-me um bom arranjo, que poderia ser adaptado a condições de paz. Devido a minha posição, eu podia ser o elo entre a criança, os pais ou parentes, e os inspetores do abrigo, e também entre o passado, o presente e o futuro da criança.

O valor desse trabalho não está apenas no grau de alívio da doença psiquiátrica de cada criança. Está também no fato de oferecer um lugar onde o médico possa cuidar daquelas crianças que, sem isso, ficariam degenerando no hospital ou em casa, causando grande aflição aos adultos e afetando seriamente outras crianças.

É triste pensar que muitos dos abrigos criados nos tempos de guerra tenham sido fechados e que não haja agora nenhuma tentativa séria para criar com urgência as acomodações residenciais necessárias a crianças que constituem casos antissociais precoces. Quanto às crianças insanas, não há praticamente nenhuma provisão para elas. Oficialmente, elas não existem.

PARTE II

# NATUREZA E ORIGENS DA TENDÊNCIA ANTISSOCIAL

# 10

## AGRESSIVIDADE E SUAS RAÍZES
[1939/1964]

### AGRESSIVIDADE

Amor e ódio constituem os dois principais elementos a partir dos quais se constroem as relações humanas.[1] Tanto amor como ódio envolvem agressividade. Por outro lado, a agressividade pode ser um sintoma de medo.

Seria uma tarefa imensa examinar todas as questões implícitas nesse enunciado preliminar, mas há certas coisas relativamente simples a serem ditas acerca da agressividade, e estas cabem no âmbito deste artigo.

Parti do pressuposto, e tenho consciência de que nem todos o consideram válido, de que todo o bem e o mal encontrados no mundo das relações humanas serão encontrados no coração de cada ser humano. Levo esse pressuposto mais longe afirmando que no bebê existe amor e ódio com plena intensidade humana.

Se pensarmos em termos do que o bebê está organizado para suportar, poderemos facilmente chegar à conclusão de que amor e ódio não são experimentados mais violentamente pelo adulto do que pela criança pequena.

---

1    Escrito em torno de 1939, dirigido às professoras.

## 10. AGRESSIVIDADE E SUAS RAÍZES

Se tudo isso for aceito, decorre que basta observar o ser humano adulto, a criança pequena ou o bebê para ver o amor e o ódio ali existentes; mas se o problema fosse tão simples, nem haveria problema. De todas as tendências humanas, a agressividade, em especial, é escondida, disfarçada, desviada, atribuída a agentes externos e, quando se manifesta, é sempre uma tarefa difícil traçar suas origens.

As professoras conhecem bem os impulsos agressivos de seus alunos, sejam latentes ou manifestos, e às vezes se veem obrigadas a lidar com explosões agressivas ou uma criança que é agressiva. Ao escrever isso, quase consigo ouvir: "A criança deve estar sofrendo com energia supérflua que não está sendo dirigida para os canais certos". (Estou escrevendo sentado à vontade nos jardins de um colégio onde as professoras estão em reunião e parte da discussão de domingo à tarde dessas professoras chega até mim.)

Aí está o conhecimento consciente de que a energia instintiva reprimida constitui um perigo potencial para o indivíduo e para a comunidade, mas, quando se trata de aplicar essa verdade, surgem complicações que mostram que há muita coisa a aprender sobre as origens da agressividade.

A conversa das professoras chega uma vez mais até mim: "... e vocês sabem o que ela fez no semestre passado? Trouxe-me um ramo de violetas. Eu quase me deixei iludir, mas sabia que ela tinha roubado do jardim vizinho! 'Dai a César...', eu disse. Imaginem que ela rouba dinheiro e depois oferece doces às outras crianças...!".

Nesse caso, não se trata, é claro, de simples agressividade. A criança quer sentir-se amorosa, mas não tem esperança de consegui-lo. Poderá sentir-se amorosa por um momento se a professora ou as crianças puderem ser iludidas, mas para ser digna de amor ela deve obter algo de alguma parte fora de si mesma.

Para compreender as dificuldades dessa menina, temos de compreender suas fantasias inconscientes. É aí que podemos estar certos de encontrar a agressividade que causa seu sentimento de desesperança e, portanto, que causa indiretamente sua atitude antissocial. Pois o comportamento agressivo de crianças que chama a atenção de uma professora nunca é uma questão exclusiva de emergência de instintos agressivos primitivos. Nenhuma teoria válida sobre a agressividade infantil poderá ser construída com base em uma premissa tão falsa.

Antes de examinarmos a fantasia, buscaremos a agressividade primária que se manifesta em relações externas. Como poderemos nos aproximar disso?

Devemos estar preparados, é claro, para descobrir que nunca é possível ver desnudado o ódio que, no entanto, sabemos existir no íntimo do ser humano. Até a criança pequena que deseja demonstrar para nós seu prazer em derrubar torres de blocos de montar só nos faz tal demonstração porque há, naquele momento, uma atmosfera geral de construção de uma torre com os blocos e, nesse contexto, ela pode ser destrutiva sem se sentir desesperançada.

Um menino bastante tímido, de quatro anos, tem ataques de irracionalidade. Ele grita para a babá, ou para a mãe ou o pai: "Vou b-botar fogo na c-casa de vocês! Vou a-arrancar suas tripas! Vocês!".

Esses ataques eram considerados, por quem não estava familiarizado com eles, como altamente agressivos e, originalmente, eram mesmo. Eles destroem de forma *mágica*. Mas, com o tempo, o menino acabou reconhecendo que a magia falha e transformou então o ataque agressivo em orgias verbais, em que desfruta das injúrias com a boca. Seu trabalho oral com as consonantes é incrível. Nenhuma violência concreta é cometida.

Mas ele fere realmente seus pais quando é incapaz de desfrutar dos presentes que eles lhe dão. E a agressividade é efetiva quando ele é levado a um piquenique, por exemplo, e seu comportamento exasperador faz com que todos voltem para casa exaustos. Qualquer criança, por mais nova que seja, consegue esgotar os pais. No começo, ela os esgota sem saber; depois, espera que gostem de ser esgotados por ela; finalmente, esgota-os quando está zangada com eles.

Um garotinho de dois anos e meio é trazido a minha clínica porque, embora seja em outros aspectos uma criança-modelo,

## 10. AGRESSIVIDADE E SUAS RAÍZES

"levanta-se de repente e morde as pessoas, a ponto de sangrar". Às vezes, arranca tufos de cabelos das pessoas encarregadas de seus cuidados ou joga louça no chão. Terminado o espasmo, fica triste com o que acabou de fazer.

Acontece que ele só magoa aqueles de quem gosta muito. Agride sobretudo a avó materna, que é inválida, e de quem ele geralmente cuida como um adulto, ajeitando a cadeira dela no lugar e, de modo geral, cuidando para que ela fique confortável.

Temos aí algo que se assemelha bastante à agressividade primária, pois o menino é constantemente estimulado pela mãe e pela avó e estas acreditam (de modo correto, em minha opinião) que ele "só morde quando está excitado e simplesmente não sabe o que fazer com sua excitação". Esse vislumbre de agressividade primária não é muito comum nessa idade. O remorso que se segue ao ataque costuma assumir (na idade desse menino) a forma de proteger efetivamente as pessoas de qualquer dano concreto. Numa análise, sem dúvida seria apurado que os ataques desse menino contêm algo mais do que agressividade primária.

Encorajados pelo êxito parcial, consideremos agora o bebê. Se um bebê se dispõe a fazer mal, é evidente que não pode causar grande dano real. Será que o bebê pode nos mostrar a agressividade em carne viva?

De fato, não existe uma compreensão clara a esse respeito. Sabe-se que os bebês mordem os seios da mãe, às vezes até a ponto de sair sangue. Com suas gengivas, podem provocar gretas nos mamilos e, quando nascem os primeiros dentes, podem chegar a machucar muito. Uma mãe conhecida minha disse: "Quando me trouxeram a bebê, ela investiu contra meu seio de um modo selvagem, dilacerando meus mamilos com as gengivas, e em poucos instantes o sangue escorria. Eu me senti dilacerada e aterrorizada. Levei muito tempo para me recuperar do ódio que surgiu em mim contra a pequena fera e acho que essa é uma das principais razões pela qual ela nunca desenvolveu verdadeira confiança quanto ao bom alimento".

**116**

Esse relato revela a fantasia da mãe, assim como aquilo que pode ter acontecido. Seja o que for que essa bebê realmente fez, a maioria dos bebês não destrói os seios que lhes são oferecidos, embora tenhamos evidências sólidas de que eles querem destruí--los e até que acreditam que o fazem por meio da amamentação.

Mas, na verdade, em duzentas ou trezentas mamadas, em geral o bebê morde menos de uma dúzia de vezes. E morde principalmente quando está excitado, e não quando está frustrado!

Conheço um bebê que nasceu com um incisivo inferior já no lugar e, portanto, poderia ter machucado muito o mamilo da mãe; o que de fato ocorreu é que ele sofreu de inanição parcial por proteger o seio materno de danos. Em vez de morder o seio, o bebê chupava o lado interno de seu lábio inferior, causando uma ferida.

Ao que parece, se admitirmos que o bebê pode machucar, e que sente um impulso para isso, teremos de admitir também a existência de uma inibição dos impulsos agressivos a fim de proteger o que é amado e está, portanto, em perigo. Pouco depois do nascimento, os bebês já diferem quanto ao grau em que manifestam ou escondem a expressão direta de sentimentos; e talvez sirva de consolo às mães de bebês coléricos e gritalhões saber que os bebês dóceis e sossegados de outras mães – bebês que dormem quando não estão mamando e mamam quando não estão dormindo – não estão necessariamente estabelecendo bases melhores para sua saúde mental. É evidentemente valioso para o bebê em desenvolvimento ter experiências frequentes de raiva numa idade em que ele não precisa sentir remorso. Encolerizar-se pela primeira vez com um ano e meio deve ser verdadeiramente aterrador para a criança.

Se é verdade, portanto, que o bebê tem uma grande capacidade para a destruição, não é menos verdadeiro que ele também tem uma grande capacidade para proteger o que ama contra sua própria destrutividade, e a destruição principal existe sempre em sua fantasia. E, quanto a essa agressividade instintiva, é importante assinalar que, embora se torne em breve algo que pode ser

## 10. AGRESSIVIDADE E SUAS RAÍZES

mobilizado a serviço do ódio, é originalmente uma parte do apetite ou de alguma outra forma de amor instintivo. É algo que recrudesce durante a excitação e esse exercício é altamente agradável.

Talvez a palavra *"voracidade"* expresse melhor do que qualquer outra a ideia de fusão original de amor e agressividade, embora o amor nesse caso esteja confinado ao amor bucal.

Creio que, até aqui, constatamos três coisas. Em primeiro lugar, existe uma voracidade teórica ou amor-apetite primário, que pode ser cruel, doloroso, perigoso, mas que só o é por acaso. O objetivo do bebê é a satisfação, a paz de espírito e de corpo. A satisfação traz a paz, mas o bebê percebe que, para sentir-se satisfeito, põe em perigo o que ama. Normalmente, ele chega a uma conciliação e permite-se suficiente satisfação ao mesmo tempo que evita ser perigoso demais. Mas, em certa medida, frustra-se; assim, deve odiar alguma parte de si mesmo, a menos que possa encontrar alguém fora de si mesmo para frustrá-lo e que suporte ser odiado.

Em segundo lugar, vem a separação entre o que pode causar dano e o que tem menos chance de causá-lo. Morder, por exemplo, pode ser desfrutado separadamente de amar pessoas, através de mordidas em objetos não sencientes. Desse modo, os elementos agressivos do apetite podem ser isolados e guardados para serem usados quando a criança está zangada e, finalmente, mobilizados para combater a realidade externa percebida como má.

Nossa busca da agressividade crua por meio do estudo do bebê fracassou parcialmente e devemos tentar extrair algum proveito de nosso fracasso. Já indiquei a pista para a razão desse fracasso quando mencionei a palavra "fantasia".

A verdade é que, ao oferecermos uma descrição extremamente minuciosa do comportamento do bebê ou da criança, estamos deixando de fora pelo menos a metade, pois a riqueza da personalidade é sobretudo um produto do mundo de relações internas que a criança está construindo o tempo todo através do dar e receber psíquico, algo que ocorre o tempo todo e é paralelo ao dar e receber físico que se pode facilmente presenciar.

A parte principal dessa realidade interna, um mundo que se sente estar dentro do corpo ou dentro da personalidade, é inconsciente, exceto na medida em que pode ser isolada pelo indivíduo das milhões de expressões instintivas que acabaram formando seu aspecto geral.

Vemos agora que há aí um jogo de forças destrutivas que não examinamos, no interior da personalidade da criança, e aí podemos encontrar, de fato (no decorrer da psicanálise, por exemplo), as forças boas e más em plena intensidade.

Ser capaz de tolerar tudo o que podemos encontrar em nossa realidade interna é uma das grandes dificuldades humanas, e um dos importantes objetivos humanos consiste em estabelecer relações harmoniosas entre as realidades pessoais internas e as realidades externas.

Sem tentar nos aprofundar muito na origem das forças que lutam pelo predomínio dentro da personalidade, posso assinalar que, quando as forças cruéis ou destrutivas ameaçam dominar as forças de amor, o indivíduo tem de fazer alguma coisa para salvar-se, e uma das coisas que ele faz é pôr para fora seu íntimo, dramatizar exteriormente o mundo interior, representar ele próprio o papel destrutivo e provocar seu controle por uma autoridade externa. O controle pode ser estabelecido desse modo, na fantasia dramatizada, sem sufocação séria dos instintos, ao passo que a alternativa – o controle interno – necessitaria de aplicação geral e resultaria num estado de coisas conhecido clinicamente como depressão.

Quando há esperança, no que se refere às coisas internas, a vida instintiva está ativa e o indivíduo pode desfrutar do uso de impulsos instintivos, incluindo os agressivos, convertendo em bem na vida real o que era dano na fantasia. Isso constitui a base tanto do brincar como do trabalho. Observa-se que, ao aplicar a teoria, a extensão em que podemos ajudar uma criança no sentido da sublimação é limitada pelo estado do mundo interior da criança. Se a destruição for excessiva e incontrolável, a possibilidade de reparação é muito pequena, e nada podemos fazer para ajudar. Tudo o que a criança pode fazer é negar a propriedade de fantasias más ou então dramatizá-las.

## 10. AGRESSIVIDADE E SUAS RAÍZES

A agressividade, que dificulta seriamente o trabalho de manejo da professora, é quase sempre essa dramatização da realidade interna que é ruim demais para ser tolerada como tal. Com frequência implica um colapso da masturbação ou da exploração sensual a qual, quando bem-sucedida, proporciona um vínculo entre realidade externa e interna, entre sensações corporais e fantasia (embora esta seja principalmente fantasia inconsciente). Assinalou-se que há uma relação entre o abandono da masturbação e o início do comportamento antissocial (recentemente mencionada por Anna Freud, numa conferência ainda não publicada) e a causa dessa relação será encontrada na tentativa da criança de trazer uma realidade interna terrível demais para ser reconhecida em relação com a realidade externa. A masturbação e a dramatização constituem métodos alternativos, mas ambos falharão, necessariamente, quanto ao seu objetivo, porque o único elo verdadeiro é a relação da realidade interna com as experiências instintivas originais que a formaram. Essa relação só pode ser reconstituída por tratamento psicanalítico e, como a fantasia é terrível demais para ser aceita e tolerada, não pode ser usada na sublimação.

Os indivíduos normais estão sempre fazendo o que os anormais só podem fazer por tratamento analítico, isto é, alterando seus selves internos por novas experiências de incorporação e projeção. É um problema constante de crianças e adultos encontrar formas seguras de eliminar a maldade. Muita coisa é dramatizada e resolvida (falsamente) através dos cuidados em torno da eliminação de elementos físicos provenientes do corpo. Um outro método é por meio de jogos ou trabalhos que envolvam uma ação distinta que possa ser desfrutada com prazer, com a consequente eliminação do sentimento de frustração e ofensa: um menino que está lutando boxe ou chutando uma bola sente-se melhor com o que está fazendo, em parte porque desfruta de bater e chutar e em parte porque sente de modo inconsciente (e falso) que está expulsando a maldade pelos punhos e pelos pés.

120

Uma menina que anseia por um bebê está, em certa medida, ansiando pela garantia de que incorporou algo bom, de que o reteve e de que tem uma coisa boa desenvolvendo-se dentro de si. Essa é a garantia (embora falsa) de que ela necessita por causa do sentimento inconsciente de que pode estar vazia, ou cheia de coisas ruins. É sua agressividade que lhe dá essas ideias. Também busca, é claro, a paz que sente que poderá obter com a satisfação dos instintos, o que significa que ela teme os elementos agressivos de seu apetite, os quais ameaçam dominá-la se for frustrada durante a excitação. A masturbação pode ajudar nesta última necessidade, mas não na primeira.

Em decorrência disso, pode-se perceber que o ódio ou frustração ambiental desperta reações controláveis ou incontroláveis no indivíduo, conforme o montante de tensão já existente em sua fantasia inconsciente pessoal.

Outro método importante para lidar com a agressividade na realidade interna é o método masoquista, por meio do qual o indivíduo encontra o sofrimento e, num só tempo, expressa agressividade, é punido e, assim, aliviado de sentimentos de culpa, desfrutando de excitação e satisfação sexuais. Isso está fora de nosso atual objeto de estudo.

Em segundo lugar, há a administração da agressividade mobilizada pelo medo, a versão dramatizada de um mundo interno terrível demais. O objetivo dessa agressividade é ir atrás do controle e forçá-lo a funcionar. É tarefa do adulto impedir que essa agressividade vá longe demais, proporcionando uma autoridade confiante, em cujos limites certo grau de maldade possa ser dramatizado e desfrutado sem perigo. A retirada gradual dessa autoridade é uma parte importante do manejo de adolescentes, e os meninos e meninas adolescentes podem ser agrupados segundo sua capacidade para tolerar a retirada da autoridade imposta.

É tarefa de pais e professores cuidar para que as crianças nunca se vejam diante de uma autoridade tão fraca a ponto de saírem totalmente de controle ou, por medo, assumirem elas próprias a autoridade. Assunção de autoridade movida por ansiedade signi-

## 10. AGRESSIVIDADE E SUAS RAÍZES

fica ditadura e aqueles que tiveram a experiência de deixar as crianças controlarem o próprio destino sabem que o adulto tranquilo é menos cruel, enquanto responsável, do que uma criança pode rapidamente se tornar se for sobrecarregada com responsabilidades.

Em terceiro lugar (e neste caso o sexo faz diferença), há o manejo da agressividade madura, aquela que se observa nitidamente em meninos adolescentes e que, em grande medida, motiva a competição dos adolescentes em jogos e no trabalho. A potência envolve que se tolere a ideia de matar um rival (o que leva ao problema do valor da ideia de guerra, um tema deveras impopular).

A agressividade madura não é algo a ser curado; é algo a ser notado e consentido. Se for incontrolável, saímos de lado e deixamos que a lei se encarregue. A lei está aprendendo a respeitar a agressividade do adolescente e o país conta com ela em tempos de guerra.

Finalmente, toda agressividade que não é negada, e pela qual pode ser aceita responsabilidade pessoal, é aproveitável para dar força ao trabalho de reparação e restituição. Por trás de todo brincar, trabalho e arte estão o remorso inconsciente pelo dano causado na fantasia inconsciente e um desejo inconsciente de começar a corrigir as coisas.

O sentimentalismo contém uma negação inconsciente da destrutividade subjacente à construção. É devastador para a criança em desenvolvimento e pode acabar por fazer com que ela tenha de mostrar de forma direta a destrutividade que, num meio menos sentimentalista, ela poderia ter comunicado indiretamente, mostrando desejo de construir.

É parcialmente falso afirmar que "devemos dar oportunidade para a expressão criativa, se quisermos neutralizar os impulsos destrutivos da criança". O que se faz necessário é uma atitude não sentimental em relação a *todas* as produções, o que significa a apreciação não tanto do talento, mas da luta que há por trás de qualquer realização, por menor que seja. Pois, com exceção do amor sensual, nenhuma manifestação de amor é sentida como valiosa se não implicar agressividade reconhecida e domada.

Um dos objetivos na construção da personalidade é tornar o indivíduo capaz de, cada vez mais, tocar no que é instintivo. Isso envolve a capacidade crescente para reconhecer a própria crueldade e avidez, que então, e só então, podem ser domadas e convertidas em atividade sublimada.

Só se soubermos que a criança quer derrubar a torre de blocos é que lhe será valioso testemunharmos sua capacidade de construí-la.

## RAÍZES DA AGRESSIVIDADE

O leitor terá compreendido, pelas diversas referências disseminadas ao longo deste livro, que eu sei que as crianças gritam, mordem, dão pontapés, puxam os cabelos das mães e têm impulsos agressivos ou destrutivos ou, de todo modo, desagradáveis.[2]

O cuidado de bebês e de crianças é complicado por episódios destrutivos que podem necessitar de manejo e, por certo, precisam de compreensão. Seria de grande ajuda para a compreensão desses acontecimentos cotidianos se pudéssemos fazer uma exposição teórica sobre as raízes da agressividade. Entretanto, como poderei abranger todos os aspectos desse vasto e difícil tema, lembrando ao mesmo tempo que muitos dos meus leitores não estão estudando psicologia, mas se dedicam, na prática, a cuidar de crianças e bebês?

Em resumo, a agressividade tem dois significados. Por um lado, constitui direta ou indiretamente uma reação à frustração. Por outro lado, é uma das duas principais fontes de energia de um indivíduo. Problemas imensamente complexos surgem a partir de um exame mais detalhado dessa simples afirmação e, na verdade, aqui só poderei começar a elaborar o tema principal.

---

2    Esta parte do capítulo foi publicada como um artigo independente em Donald W. Winnicott, *The Child, the Family, and the Outside World*. Harmondsworth: Penguin, 1964.

## I0. AGRESSIVIDADE E SUAS RAÍZES

Todos concordarão que não poderemos apenas falar da agressividade tal como se revela na vida da criança. O assunto é muito mais amplo; e, de qualquer modo, trata-se sempre de uma criança em desenvolvimento, e é o crescimento de uma coisa a partir de outra que desperta nosso interesse mais profundo.

Às vezes, a agressividade se manifesta de forma plena e se consome, ou precisa de alguém para enfrentá-la e fazer algo que impeça os danos que ela poderia causar. Outras vezes os impulsos agressivos não se manifestam abertamente, mas aparecem sob a forma de algum tipo de oposto. Talvez seja bom observar alguns dos vários tipos de opostos da agressividade.

Mas, em primeiro lugar, devo fazer uma observação de ordem geral. Convém assumir que, fundamentalmente, todos os indivíduos são semelhantes em sua essência, apesar dos fatores hereditários que fazem de nós aquilo que somos e tornam os indivíduos distintos uns dos outros. Quero dizer que existem certas características na natureza humana *que podem ser encontrados em todos os bebês*, e em todas as crianças, e em todas as pessoas de qualquer idade; há constatações abrangentes a respeito do desenvolvimento da personalidade humana, desde os primeiros anos de vida até a independência adulta, que são aplicáveis a todos os seres humanos, independentemente de sexo, raça, cor da pele, credo ou contexto social. As aparências podem variar, mas existem denominadores comuns nas questões humanas. Pode ser que um bebê tenda para a agressividade e outro dificilmente revele qualquer sintoma de agressividade, desde o princípio, embora ambos tenham o mesmo problema. Acontece simplesmente que essas duas crianças estão lidando de maneiras distintas com suas cargas de impulsos agressivos.

Se tentarmos observar o início da agressividade num indivíduo, o que encontraremos será o movimento infantil. Ele surge antes do nascimento, não só no contorcer dos bebês nascituros mas também nos movimentos mais súbitos dos membros, que fazem a mãe dizer que sente o filho se mexendo. Uma parte do bebê movimenta-se e, ao mover-se, dá de encontro com algo. Um observador poderia talvez

**124**

chamar isso de pancada ou chute, mas a substância dessas pancadas e chutes está faltando porque o bebê (nascituro ou recém-nascido) ainda não se converteu numa pessoa que possa ter razão clara para uma ação.

Por conseguinte, existe em todo bebê essa tendência para movimentar-se e obter alguma espécie de prazer muscular no movimento, usufruindo da experiência de mover-se e dar de encontro com algo. Acompanhando essa característica, no desenvolvimento do bebê observamos o desdobrar progressivo do simples movimento em ações que exprimem raiva ou estados que denunciam ódio e controle do ódio. Da mesma forma, a pancada acidental converte-se no ato de machucar com a intenção de machucar e, ao lado disso, encontramos uma proteção do objeto que é simultaneamente amado e odiado. Além disso, vemos as ideias e impulsos destrutivos numa criança organizarem-se num padrão de comportamento; e, no desenvolvimento sadio, tudo isso pode mostrar a maneira como as ideias destrutivas, conscientes ou inconscientes, e as reações a tais ideias, aparecem nos sonhos e no brincar da criança, e também na agressividade dirigida contra aquilo que é aceito no ambiente imediato da criança como merecedor de destruição.

Essas primeiras pancadas infantis levam a uma descoberta do mundo que não é o self do bebê e aos rudimentos de uma relação com objetos externos. O que logo será comportamento agressivo não passa, portanto, no início, de um simples impulso que leva a um movimento e aos primeiros passos de uma exploração. A agressividade está sempre ligada, dessa maneira, ao estabelecimento de uma distinção clara entre o que é e o que não é o self.

Tendo deixado claro, espero, que todos os indivíduos humanos são semelhantes, apesar de cada um ser essencialmente distinto, posso agora referir-me a alguns dos inúmeros opostos da agressividade.

Como exemplo temos o contraste entre a criança ousada e a tímida. Na primeira, a tendência é obter o alívio que faz parte da expressão aberta de agressividade e da hostilidade, enquanto na outra há uma tendência a encontrar essa agressividade não no self,

## 10. AGRESSIVIDADE E SUAS RAÍZES

mas em outro lugar, e a ter medo dela ou ficar apreensiva, na expectativa de que a agressividade se volte para a própria criança, a partir do mundo externo. A primeira criança é feliz por descobrir que a hostilidade manifestada é limitada e consumível, ao passo que a segunda criança jamais atinge um termo satisfatório, estando sempre à espera de dificuldades. E, em alguns casos, as dificuldades realmente existem.

Por certo, algumas crianças tendem a ver os próprios impulsos agressivos controlados (reprimidos) na agressividade de outros. Isso pode evoluir de um modo não sadio, uma vez que o suprimento de perseguição corre o risco de se esgotar e ter de ser fornecido por delírios. Assim, há crianças que sempre esperam ser perseguidas e que talvez se tornem agressivas em autodefesa contra ataques imaginados. Isso é uma doença, mas pode ser encontrado, como padrão, numa fase do desenvolvimento de quase todas as crianças.

Observando outro tipo de oposto, podemos contrastar a criança facilmente agressiva com aquela que mantém a agressividade "dentro de si", tornando-se, portanto, tensa, excessivamente controlada e séria. Segue-se, naturalmente, certo grau de inibição de todos os impulsos e, assim, da criatividade, a qual está vinculada à irresponsabilidade infantil e ao viver "de peito aberto". No entanto, no caso desta última alternativa, embora a criança perca algo em termos de liberdade interior, pode-se afirmar que há um benefício: o autocontrole começou a se desenvolver e, com isso, também certa consideração pelos outros. Além disso, o mundo fica dessa forma protegido contra aquilo que seria, de outro modo, a falta de piedade da criança. Na criança sadia desenvolve-se, com efeito, a capacidade para colocar-se no lugar de outras pessoas e identificar-se com pessoas e objetos externos.

Uma das coisas mais embaraçosas sobre o autocontrole excessivo é o fato de que uma criança gentil, que não seria capaz de fazer mal a uma mosca, pode estar sujeita a surtos periódicos de sentimentos e conduta agressivos, como uma birra, por exemplo, ou uma ação perversa, e isso não tem valor positivo para ninguém, muito menos para a criança, que mais tarde pode nem se lembrar do que aconteceu. Tudo o que os pais podem fazer é encontrar um meio de atravessar esse episódio incômodo e esperar que, ao crescer, a criança possa desenvolver uma expressão mais significativa da agressividade.

Outra alternativa, mais madura, para o comportamento agressivo é a criança sonhar. Nos sonhos, a destruição e o assassínio são experimentados em fantasia e essa atividade onírica está associada a um determinado grau de excitação no corpo; é uma experiência real, e não apenas um exercício intelectual. A criança que consegue lidar com os sonhos logo mais estará pronta para todo tipo de brincar – seja sozinha, seja com outras crianças. Se o sonho contiver destruição excessiva, ou se envolver uma ameaça séria demais para objetos sagrados, ou se nele sobrevier o caos, então a criança acordará gritando. Nesse ponto, a mãe desempenhará seu papel ficando disponível para a criança e ajudando-a a despertar do pesadelo, para que a realidade externa possa exercer uma vez mais seu papel tranquilizador. Esse processo de despertar pode levar uma boa meia hora. O pesadelo em si pode constituir uma experiência estranhamente satisfatória para a criança.

É preciso estabelecer aqui uma distinção nítida entre sonho e devaneio. Não estou me referindo ao encadeamento de fantasias, durante a vigília. A diferença essencial do sonho, em relação ao devaneio, é que a pessoa que sonha está dormindo e pode ser acordada. O sonho pode ser esquecido, mas foi sonhado, e isso é significativo. (Existe também o sonho verdadeiro que transborda para a vigília da criança, mas isso é outra história.)

Falei sobre o brincar, que deriva da fantasia e do reservatório total do que poderia ser sonhado, e sobre as camadas profundas – e mesmo as mais profundas – do inconsciente. Ficará evidente como a aceitação dos símbolos pela criança desempenha um papel importante no desenvolvimento sadio. Uma coisa "representa" a outra e, com isso, obtém-se um enorme alívio dos conflitos crus e incômodos pertinentes à verdade nua.

## 10. AGRESSIVIDADE E SUAS RAÍZES

É incômodo quando uma criança ama ternamente a mãe e também quer comê-la; ou quando uma criança ao mesmo tempo ama e odeia o pai, sem poder deslocar o ódio ou o amor para um tio; ou quando uma criança quer ver-se livre de um novo bebê na família e não pode expressar esse sentimento perdendo um brinquedo. Há algumas crianças que são assim e sofrem por isso.

Geralmente, porém, a aceitação dos símbolos começa cedo. Essa aceitação abre terreno para as experiências de vida da criança. Por exemplo, quando um bebê adota muito cedo algum objeto especial para se aconchegar, ele representa tanto a criança como a mãe. Constitui, assim, um símbolo de união, como o dedo que o bebê chupa; e o próprio símbolo pode ser atacado, e também apreciado de forma muito mais intensa do que todas as posses futuras da criança.

O brincar, baseado como é na aceitação de símbolos, contém possibilidades infinitas. Capacita a criança a experimentar tudo o que se encontra em sua *realidade psíquica interna* pessoal, que é a base do senso de identidade em desenvolvimento. Ali haverá tanto agressividade como amor.

Na criança em processo de amadurecimento surge outra alternativa muito importante à destruição. É a *construção*. Tentei descrever um pouco da maneira complexa como, em condições ambientais favoráveis, um impulso construtivo está relacionado com a crescente aceitação pessoal, por parte da criança, da responsabilidade pelo aspecto destrutivo de sua natureza. Um sinal de saúde importantíssimo é o surgimento e a permanência, na criança, do brincar construtivo. Trata-se de algo que não pode ser implantado, assim como não pode ser implantada, por exemplo, a confiança. Aparece, com o tempo, como resultado da totalidade das experiências de vida da criança no contexto proporcionado pelos pais ou por aqueles que atuam como pais.

Essa relação entre agressividade e construção pode ser comprovada: basta retirar de uma criança (ou mesmo de um adulto) a oportunidade de fazer alguma coisa pelas pessoas que lhe são próximas e queridas, ou a possibilidade de "contribuir", de participar na satisfação das necessidades da família. Por "contribuir" entendo fazer coisas por prazer, ou ser como alguém, ao mesmo tempo que se constata que aquilo que está sendo feito é necessário para a felicidade da mãe ou para o andamento do lar. É como "encontrar o próprio nicho". Uma criança participa fazendo de conta que cuida do bebê, arruma a cama, usa o aspirador de pó ou faz doces, e uma condição para que essa participação seja satisfatória é que esse faz de conta seja levado a sério por alguém. Se alguém zomba, tudo se converte em pura mímica, e a criança experimenta uma sensação de impotência e inutilidade físicas. Então, facilmente poderá ocorrer uma explosão de franca agressividade ou destrutividade.

Afora essas experiências, o mesmo estado de coisas poderá emergir no curso normal dos acontecimentos, pois ninguém compreende que uma criança tenha ainda mais necessidade de dar do que de receber.

A atividade de um bebê sadio caracteriza-se por movimentos naturais e uma tendência de chocar-se com as coisas; isso vai aos poucos sendo usado pelo bebê – junto com os gritos, as cuspidas, a defecação e a micção – a serviço da raiva, do ódio e da vingança. A criança passa a amar e odiar simultaneamente, e a aceitar a contradição. Um dos exemplos mais importantes da conjugação do amor com a agressividade surge com o impulso para morder, que ganha um sentido em torno dos cinco meses de idade e, por fim, é incorporado ao desfrute que acompanha o ato de comer todo tipo de alimento. Originalmente, porém, é o objeto bom, o corpo da mãe, que excita o morder e produz ideias de morder. Assim, o alimento acaba por ser aceito como um símbolo do corpo da mãe, do corpo do pai ou de qualquer outra pessoa amada.

É tudo muito complicado e é necessário bastante tempo para que o bebê domine as ideias e excitações agressivas e aprenda a controlá-las sem perder a capacidade para ser agressivo nos momentos apropriados, seja ao odiar, seja ao amar.

## 10. AGRESSIVIDADE E SUAS RAÍZES

Disse Oscar Wilde: "Todo homem mata aquilo que ama". A cada dia verificamos que, ao lado do amor, devemos esperar a dor. Ao cuidar de crianças, observamos que as crianças tendem a amar aquilo que ferem. As feridas fazem parte da vida da criança e a pergunta é: de que maneira seu filho encontrará uma forma de canalizar essas forças agressivas para a tarefa de viver, amar, brincar e (por fim) trabalhar?

E isso não é tudo. Há ainda a pergunta: qual é o ponto de origem da agressividade? Vimos que, no desenvolvimento do recém-nascido, existem os primeiros movimentos naturais e os gritos, e que estes podem ser prazerosos, mas não têm um significado claramente agressivo, pois o bebê ainda não está devidamente organizado como pessoa. Queremos saber, no entanto, como acontece, talvez muito cedo, de um bebê destruir o mundo. Isso é de importância vital, pois é o resíduo dessa destruição infantil "difusa" que poderá realmente destruir o mundo em que vivemos e que amamos. Na magia infantil, é possível que o bebê aniquile o mundo só de fechar os olhos e em seguida o recrie com um novo olhar e uma nova fase de necessidade. Os venenos e as armas explosivas dão à magia infantil uma realidade que é tudo menos mágica.

A grande maioria dos bebês recebe cuidados suficientemente bons, nas primeiras fases, para garantir um determinado grau de integração na personalidade, o que torna improvável o perigo de uma irrupção maciça de destrutividade vazia. A título de prevenção, o mais importante é reconhecermos o papel desempenhado pelos pais na facilitação dos processos de amadurecimento de cada bebê, no decurso da vida familiar; e, em especial, podemos aprender a avaliar o papel da mãe nos primeiros tempos, quando a relação do bebê com a mãe se transforma de relação puramente física em uma relação em que o bebê toma contato com a atitude da mãe, e quando o puramente físico começa a ser enriquecido e complicado por fatores emocionais.

Mas a pergunta permanece: sabemos de onde vem essa força que é inerente aos seres humanos e que subjaz à atividade destrutiva – ou o equivalente desta, o sofrimento sob autocontrole? Por trás dessa força está a *destruição mágica*. Isso é normal para os bebês nas primeiras fases de seu desenvolvimento e caminha lado a lado com a criação mágica. A destruição primitiva ou mágica de todos os objetos está ligada ao fato de que (para o bebê) os objetos deixam de ser parte de "mim" para ser "não eu", deixam de ser fenômenos subjetivos e passam a ser percebidos objetivamentes. Geralmente essa mudança ocorre por gradações sutis que acompanham as mudanças graduais no bebê em desenvolvimento, mas, havendo uma provisão materna deficiente, essas mesmas mudanças ocorrem de maneira brusca e imprevisível para o bebê.

Ao acompanhar o bebê, com sensibilidade, ao longo dessa fase vital nos primeiros estágios do desenvolvimento, a mãe estará dando tempo ao filho para adquirir todas as formas de lidar com o choque que é reconhecer a existência de um mundo situado fora do seu controle mágico. Quando se dá tempo para os processos de amadurecimento, o bebê ganha a capacidade de ser destrutivo e de odiar, chutar e gritar, em vez de aniquilar magicamente o mundo. Assim, pode-se dizer que a *agressividade concreta é uma conquista*. Em comparação com a destruição mágica, as ideias e o comportamento agressivos adquirem valor positivo e o ódio converte-se num sinal de civilização, quando se tem em mente todo o processo do desenvolvimento emocional do indivíduo, e sobretudo seus primeiros estágios.

Tentei descrever em outra parte justamente esses estágios sutis por meio dos quais, havendo maternagem e parentagem suficientemente boas, a maioria dos bebês alcança a saúde e também uma capacidade para deixar de lado o controle e a destruição mágicos, e para desfrutar da agressividade existente nelas, ao lado das gratificações e de todas as relações ternas e riquezas pessoais íntimas que compõem a vida da infância.

# 11

## O DESENVOLVIMENTO DA CAPACIDADE PARA A CONSIDERAÇÃO

[1962]

A origem da capacidade para a consideração constitui um problema complexo.[1] A consideração é um aspecto importante da vida social. Os psicanalistas geralmente procuram sua origem no desenvolvimento emocional do indivíduo. Queremos saber a etiologia da consideração e a época em que ela aparece no desenvolvimento da criança. Também estamos interessados na falha em estabelecer no indivíduo uma capacidade para a consideração, e na perda dessa capacidade quando ela havia, até certo ponto, se estabelecido.

A palavra "consideração" é empregada para expressar de modo positivo um fenômeno que em seu aspecto negativo é expresso pela palavra "culpa". O sentimento de culpa é a ansiedade ligada ao conceito de ambivalência e implica certo grau de integração do ego do indivíduo, possibilitando a retenção das imagens de objetos bons concomitante com a ideia da destruição deles. A consideração implica maior integração e maior crescimento, e se relaciona de modo positivo com o senso de responsabilidade do indivíduo, especialmente no que concerne aos relacionamentos envolvendo os impulsos instintivos.

---

1 Apresentado à Sociedade Psicanalítica de Topeka, em 12 de outubro de 1962, e publicado pela primeira vez no *Bulletin of the Menninger Clinic*, v. 27, n. 4, 1963, pp. 167-76.

A consideração é um indício de que o indivíduo se *preocupa*, ou *se importa*, e tanto sente como aceita responsabilidade. No nível genital na teoria do desenvolvimento, a consideração pode ser tida como a base da família, em que os parceiros que se relacionam – para além de seu prazer – assumem responsabilidade pelo resultado. Mas na vida imaginária total do indivíduo, o tema da consideração levanta uma questão até mais ampla, e a capacidade para a consideração está na base de toda brincadeira e trabalho construtivo. Pertence ao viver normal, sadio, e merece a atenção do psicanalista.

Há muitos motivos para acreditar que a consideração – em sua acepção positiva – emerge no desenvolvimento emocional inicial da criança em um período anterior ao do clássico complexo de Édipo, que envolve um relacionamento a três pessoas, cada uma sendo percebida como uma pessoa inteira pela criança. Mas não há necessidade de ser preciso sobre a época, e na verdade a maioria dos processos que começam na infância inicial nunca estão completamente consolidados e continuam a ser reforçados pelo crescimento que continua na infância posterior e ao longo da vida adulta, até mesmo na velhice.

Costuma-se descrever a origem da capacidade para a consideração em termos de relacionamento do bebê com a mãe, quando ele já é uma unidade estabelecida, e quando o bebê sente a mãe, ou a figura materna, como uma pessoa inteira. Esse desenvolvimento faz parte do período de relacionamento a duas pessoas.

Em todo enunciado do desenvolvimento da criança, certos princípios são dados como certos. Desejo aqui afirmar que os processos de amadurecimento formam a base do desenvolvimento do bebê e da criança, tanto em psicologia como em anatomia e fisiologia. A despeito disso, no desenvolvimento emocional fica claro que certas condições externas são necessárias para a realização dos potenciais de amadurecimento. Isto é, o desenvolvimento depende de um ambiente suficientemente bom, e quanto mais perto chegamos do início da vida no estudo do bebê, tanto mais é verdade que, sem maternagem suficientemente boa, os estágios iniciais do desenvolvimento não podem acontecer.

## II. O DESENVOLVIMENTO DA CAPACIDADE PARA A CONSIDERAÇÃO

Muito já aconteceu no desenvolvimento do bebê antes de a consideração entrar em cena. A capacidade para a consideração é uma questão de saúde, uma capacidade que, uma vez estabelecida, pressupõe uma organização complexa do ego, que só pode ser vista como uma conquista – tanto uma conquista do cuidado do bebê e da criança como uma conquista dos processos internos de crescimento no bebê e na criança. Considerarei *a priori* um ambiente suficientemente bom nos estágios iniciais, para simplificar o tema que desejo examinar. O que tenho a dizer, então, depende de processos de amadurecimento complexos, por sua vez dependentes, para se concretizarem, de cuidado do bebê e da criança suficientemente bons.

Dos vários estágios descritos por Freud e pelos psicanalistas que se seguiram a ele, preciso ressaltar um que tem de envolver o emprego da palavra "fusão". Essa é a conquista do desenvolvimento emocional em que o bebê experimenta impulsos agressivos e eróticos dirigidos ao mesmo objeto e ao mesmo tempo. Do lado erótico há tanto procura da satisfação como procura do objeto; do lado agressivo há um complexo de raiva, que emprega erotismo muscular, e de ódio, que envolve a retenção de um objeto bom em imagem, para comparação. Além disso, o impulso agressivo-destrutivo como um todo pertence a um tipo primitivo de relação de objeto, em que o amor envolve destruição. Muito disso é necessariamente obscuro e não preciso saber tudo sobre a origem da agressividade para levar meu argumento mais longe, porque tomo como certo que o bebê se tornou capaz de combinar a experiência erótica com a agressiva e relativa a um único objeto. Chegou-se à ambivalência.

Quando isso já é um fato no desenvolvimento da criança, o bebê se tornou capaz de experimentar ambivalência na fantasia, bem como nas funções corporais das quais a fantasia é, originalmente, uma elaboração. Além disso, o bebê está começando a se relacionar com objetos que são, cada vez menos, fenômenos subjetivos, e cada vez mais percebidos objetivamente como elementos "não eu". Ele começou a estabelecer um self, uma unidade que está contida fisicamente na pele do corpo e que está psicologicamente integrada.

**134**

A mãe se tornou agora na mente da criança uma imagem coerente, e o termo "objeto total" pode então ser utilizado. Esse estado de coisas, precário de início, poderia ser apelidado de "estágio de Humpty-Dumpty" – e a parede sobre a qual ele se equilibra precariamente seria a mãe que deixou de oferecer seu colo.

O desenvolvimento implica um ego que começou a se tornar independente do apoio egoico da mãe, podendo-se agora dizer que há um interior no bebê e, portanto, também um exterior. O esquema corporal começa a viver e rapidamente adquire complexidade. Daí em diante o bebê vive uma vida psicossomática. A realidade psíquica interna que Freud nos ensinou a respeitar se torna uma coisa real para o bebê, que agora sente aquela riqueza pessoal que existe dentro do self. Essa riqueza pessoal se desenvolve a partir da experiência do ódio e amor simultâneos, que implicam conquista da ambivalência, cujo enriquecimento e refinamento leva ao surgimento da consideração.

É proveitoso pressupor a existência, para o bebê imaturo, de duas mães – deveria eu chamá-las de mãe-objeto e mãe-ambiente? Não desejo de forma alguma inventar nomes que persistam e acabem desenvolvendo uma rigidez e uma qualidade obstrutiva, mas convém empregar as expressões "mãe-objeto" e "mãe-ambiente" nesse contexto para descrever a tremenda diferença que existe para o bebê entre dois aspectos do cuidado materno: a mãe como objeto, ou possuidora do objeto parcial que pode satisfazer as necessidades urgentes do bebê, e a mãe como a pessoa que evita o imprevisto e que ativamente provê o cuidado, por meio do manuseio e do manejo em geral. O que o bebê faz no ápice da tensão do id e o uso que assim faz do objeto me parece muito diferente do uso que faz da mãe como parte do ambiente total.[2]

---

2    Este é um tema que foi desenvolvido recentemente em um livro de Harold F. Searles, "The Effort to Drive the Other Person Crazy: An Element in the Aetiology and Psychotherapy of Schizophrenia". *British Journal of Medical Psychology*, v. 32, 1959, pp. 1-18.

## II. O DESENVOLVIMENTO DA CAPACIDADE PARA A CONSIDERAÇÃO

Nessa linguagem, a mãe-ambiente é quem recebe tudo que pode ser chamado de afeição e coexistência sensual, e a mãe-objeto é quem se torna o alvo da experiência de excitação, escorada na tensão crua do instinto. Minha tese é que a consideração surge na vida do bebê como uma experiência altamente sofisticada, ao se unirem na mente do bebê a mãe-objeto e a mãe-ambiente. A provisão ambiental continua a ser vital aqui, embora o bebê esteja começando a ser capaz de uma estabilidade interna que faz parte do desenvolvimento da independência.

Em circunstâncias favoráveis, quando o bebê atingiu o estágio necessário no desenvolvimento pessoal, surge uma nova fusão. Há a experiência global e a fantasia de relações de objeto baseadas no instinto, sendo o objeto usado sem se levar em conta as consequências, impiedosamente (se usarmos essa palavra como uma medida de nossa visão do que acontece). E, concomitantemente, há um relacionamento mais ameno do bebê com a mãe-ambiente. Esses dois fatos ocorrem juntos. O resultado é complexo e é isso que quero descrever em particular.

As circunstâncias favoráveis nesse estágio são as seguintes: que a mãe continue viva e disponível, disponível fisicamente e também no sentido de não estar preocupada com outra coisa. A mãe-objeto tem de demonstrar que sobrevive aos episódios impulsionados pelo instinto, que agora adquiriram a potência máxima de fantasias de sadismo oral e outros resultados da fusão. Além disso a mãe-ambiente tem uma função especial: continuar a ser ela, a ser empática com o bebê, a estar lá para receber o gesto espontâneo, e se alegrar com isso.

A fantasia que acompanha os fortes impulsos do id reúne ataque e destruição. O bebê não só imagina que devora o objeto; ele também quer tomar posse dos conteúdos do objeto. Se o objeto não é destruído, é por causa da própria capacidade de sobreviver, e não por causa da proteção do objeto pelo bebê. Esse é um lado do quadro.

O outro lado tem a ver com o relacionamento do bebê com a mãe-ambiente. Desse ângulo, o bebê pode receber uma proteção tão grande por parte da mãe que se torna inibido e se afasta. Aqui

**136**

existe um elemento positivo na experiência que o bebê tem do desmame, sendo essa uma razão pela qual alguns bebês se desmamam por conta própria.

Em circunstâncias favoráveis elabora-se uma técnica para a solução dessa forma complexa de ambivalência. O bebê sente ansiedade, porque se ele consumir a mãe ele a perderá, mas essa ansiedade é modificada pelo fato de o bebê ter uma contribuição a fazer à mãe-ambiente. Há uma confiança crescente de que haverá oportunidade para contribuir, para dar à mãe-ambiente – confiança essa que torna o bebê capaz de aguentar a ansiedade. A ansiedade tolerada desse modo tem sua qualidade alterada e se converte em sentimento de culpa.

Os impulsos instintivos levam ao uso impiedoso dos objetos, e daí a um sentimento de culpa que é retido e mitigado pela contribuição à mãe-ambiente que o bebê pode fazer no decurso de algumas horas. Além disso, a oportunidade para doar e fazer reparação – que a mãe-ambiente oferece por sua presença consistente – permite que o bebê se torne cada vez mais ousado ao experimentar seus impulsos instintivos; ou, dito de outro modo, libera a vida instintiva do bebê. Assim a culpa não é sentida, mas permanece dormente, ou em potencial, e aparece (como tristeza ou estado de ânimo deprimido) somente se não surge oportunidade de reparação.

Quando se estabelece a confiança nesse ciclo benigno e na expectativa da oportunidade, o sentimento de culpa relacionado com os impulsos do id sofre nova modificação; precisamos então de um termo mais positivo, tal como "consideração". O bebê está agora se tornando capaz de ficar preocupado, de assumir responsabilidade pelos próprios impulsos instintivos e pelas funções pertencentes a eles. Isso provê um dos elementos construtivos fundamentais do brincar e do trabalho. Mas, no processo de desenvolvimento, foi a oportunidade de contribuir que possibilitou à consideração se situar conforme as capacidades da criança.

Um aspecto que deve ser ressaltado, especialmente em relação ao conceito de ansiedade que é "sustentada", é que a integração

## II. O DESENVOLVIMENTO DA CAPACIDADE PARA A CONSIDERAÇÃO

no *tempo* soma com a integração mais estática dos estágios anteriores. A mãe mantém o tempo em marcha e esse é um aspecto do funcionamento de seu apoio egoico; mas o bebê ganha um sentido de tempo pessoal, que de início dura apenas curto espaço de tempo. Esse é o mesmo da capacidade do bebê de manter viva a imagem da mãe no mundo interno, que contém também os elementos fragmentários benignos e persecutórios derivados das experiências instintivas. A extensão do período em que a criança pode manter viva a imagem na realidade psíquica interna depende em parte dos processos de amadurecimento e em parte do estado da organização interna das defesas.

Esbocei alguns aspectos da origem da consideração nos estágios iniciais, em que a presença contínua da mãe tem um valor específico para o bebê, isto é, para que a vida instintiva tenha liberdade de expressão. Mas esse equilíbrio tem de ser atingido repetidas vezes. Tomemos o caso óbvio do manejo de um adolescente ou o caso igualmente óbvio de um paciente psiquiátrico, para o qual a terapia ocupacional é muitas vezes um começo na estrada rumo a um relacionamento construtivo com a sociedade. Ou consideremos um médico e suas necessidades. Privem-no de seu trabalho e onde ele vai parar? Tanto quanto os outros, ele necessita de seus pacientes e da oportunidade de empregar suas habilidades.

Não me alongarei no tema da falta de desenvolvimento da consideração ou da perda da capacidade para a consideração que tinha sido quase – mas não inteiramente – estabelecida. Em pouco tempo, o fracasso da mãe-objeto em sobreviver ou da mãe-ambiente em prover oportunidades consistentes para reparação leva a uma perda da capacidade para a consideração e à sua substituição por ansiedades e defesas cruas, tais como a cisão ou a desintegração. Discutimos muitas vezes ansiedade de separação, mas aqui estou tentando descrever o que acontece entre as mães e seus bebês e entre os pais e suas crianças quando *não* há separação, e quando a continuidade externa do cuidado materno *não* é interrompida. Estou tentando dar conta das coisas que ocorrem quando se evita a separação.

**138**

# 12

## AUSÊNCIA DO SENTIMENTO DE CULPA
[1966]

Não é necessário que eu descreva a ideia convencional de certo e errado.[1] Num dado ambiente (mãe, família, lar, grupo cultural, escola etc.), isto é bom, aquilo não é bom. As crianças ajustam as próprias ideias a esse ambiente ou então rebelam-se e sustentam o ponto de vista oposto, neste ou naquele aspecto. Gradualmente, esse estado de coisas é alterado porque a complexidade torna-o absurdo ou então a criança amadurece, tendo estabelecido um senso de si e o direito a ter opinião pessoal sobre todas as coisas. A criança madura ainda gosta ou precisa poder confrontar tudo com o código aceito, nem que seja apenas para saber em que pé estão as coisas entre ela e a comunidade. Essa é uma característica permanente dos adultos maduros.

Nesse tipo de discussão, logo de início surgirá a pergunta: até que ponto o código moral é ensinado e até que ponto ele é inato? Em linguagem prática, você espera seu filho conseguir usar o urinol ou desde o princípio se empenha em combater a incontinência dele? A resposta a esse tipo de pergunta exige um estudo da interação muito sutil, na vida da criança em desenvolvimento, entre a tendência herdada ou pessoal para o desenvolvimento, ou processo

---

1    Palestra proferida para a Devon and Exeter Association for Mental Health, em 10 de dezembro de 1966.

## 12. AUSÊNCIA DO SENTIMENTO DE CULPA

de amadurecimento, por um lado, e, por outro, o ambiente facilitador representado pelos seres humanos que se adaptam às necessidades da criança e que, de um modo humano, falham em se adaptar.

Ao empreendermos esse estudo, logo deparamos com a existência de duas escolas de pensamento. Nos extremos, elas são muito diferentes, de fato inconciliáveis:

> Não podemos correr riscos. Como sabemos que existem, na criança em desenvolvimento, fatores inatos que tentem a levar à apreensão de um senso de certo e errado? O risco é grande demais. Precisamos plantar um código moral no solo virgem e fazê-lo antes que a criança tenha idade suficiente para resistir ao que fazemos. Então, com sorte, a moralidade que adotamos como "revelada" aparecerá em todos aqueles que não estão dotados de um excesso de algo a que poderíamos chamar "pecado original".

No outro extremo está o seguinte ponto de vista:

> A única moralidade que conta é aquela que provém do próprio indivíduo. Afinal, a moralidade "revelada" do outro grupo extremo foi construída ao longo dos séculos, ou milênios, por milhares de gerações de indivíduos, ajudados por um punhado de profetas. É melhor aguardar até que, por processos naturais, cada criança passe a ter um senso de certo e errado que seja pessoal. Não é o comportamento que importa, mas os sentimentos de certo e errado que a criança possa ter, independentemente de sua submissão.

Não é necessário tentarmos reunir os protagonistas desses dois pontos de vista extremos. É preferível mantê-los separados, para que não se encontrem e acabem brigando. Uns e outros jamais poderão entrar em acordo.

Agrada-me conceber um modo de vida baseado no pressuposto de que a moralidade vinculada à submissão tem pouco valor, no fim das contas, e de que é o senso de certo e errado de cada criança que esperamos encontrar em desenvolvimento, ao lado de tudo o mais que se desenvolve por causa dos processos herdados que levam a todos os tipos de crescimento; um modo de vida que, partindo desse pressuposto, reconhece as dificuldades e empenha-se em estudá-las e aprender a enfrentá-las, na teoria e na prática.

Em termos práticos comuns, uma mãe pode constatar que dois de seus bebês deixaram de molhar a fralda naturalmente – que ótimo! O terceiro, entretanto, continua se molhando e se sujando, e dando dor de cabeça à mãe. Quando ela pensa no terceiro filho, é bem capaz que se veja refletindo duas vezes sobre a moralidade inata e questionando como poderá começar a exigir submissão sem destruir a alma do filho mais novo.

Neste terceiro modo de ver as coisas, devemos levar em plena consideração os seguintes fatos:

1   A dependência absoluta do bebê no início da vida, que logo se torna quase absoluta e depois, relativa – trata-se da tendência no sentido da independência. Veremos que, neste caso, o bebê se apoia muito na capacidade das mães (dos pais etc.); que não podem ser mais do que humanas (a perfeição nada significa); que devem ter atitudes diferentes em relação aos vários filhos; e que estão elas mesmas mudando constantemente em virtude do próprio crescimento, das próprias experiências emocionais e da própria vida íntima que estão vivendo ou deixando temporariamente de lado por amor a seu bebê.

2   Cada filho é diferente do que veio antes e do que virá depois, no sentido de que aquilo que é herdado é pessoal. Até mesmo os gêmeos idênticos não são idênticos quanto às tendências herdadas, embora talvez sejam semelhantes. Desse modo, as experiências no campo limitado das relações bebê-mãe são específicas, não gerais, e isso sem se levarem em conta quaisquer anormalidades.

3   Existem anormalidades em grau variável – as circunstâncias podem favorecer as experiências precoces em determinado caso enquanto em outro podem ocorrer intrusões que produzem rea-

## 12. AUSÊNCIA DO SENTIMENTO DE CULPA

ções brutas. Talvez a mãe que citamos não tenha cometido deslizes técnicos significativos com os primeiros dois bebês, mas com o terceiro tenha falhado (ela escorregou e quase quebrou um pulso no tombo, e teve que cuidar disso antes de responder à sutil comunicação de seu bebê, que lhe indicava uma necessidade que ela teria satisfeito naturalmente se não estivesse, naquele momento, preocupada com os próprios problemas – que vão muito além do alcance do bebê). Pode ser que ela e o terceiro bebê tenham estabelecido uma rede de técnicas que, se verbalizada, seria: "OK, posso confiar em você como fiz antes, contanto que você aceite meu direito de adiar minha submissão quanto à higiene". As mães (os pais de modo geral) estão o tempo todo realizando, com sucesso, psicoterapias a respeito de suas inevitáveis falhas técnicas e dos efeitos dessas falhas sobre o curso de vida de cada bebê. Nós, que observamos de fora, estamos prontos a dizer: "Você não está mimando demais o seu filho?". Desse modo, repreendemos, exatamente como o público repreende o psicoterapeuta que consente certa medida de liberdade a uma criança durante a sessão de terapia, e repreendemos até aqueles que tentam compreender o comportamento antissocial quando, sem dúvida, deveríamos endossá-lo.

Se observarmos exemplos razoavelmente normais de crianças que estão crescendo no contexto de relações humanas presumivelmente confiáveis, poderemos estudar com proveito o modo como se desenvolve o senso de certo e errado em cada criança. O assunto é incrivelmente complexo, mas não estamos mais à deriva. Ou já conhecemos nossos faróis.

Assim como Freud assinalou o valor do conceito de superego como uma área da mente muito influenciada pelas figuras parentais introjetadas, também Melanie Klein desenvolveu o conceito de formações superegoicas precoces, que surgem até na mente do bebê e são relativamente independentes das introjeções dos pais. Naturalmente, não pode haver independência de *atitudes* parentais; isso pode ser verificado sempre que vemos um bebê estender a mão para pegar algum objeto e refrear o impulso para antes avaliar a atitude da mãe. Isso pode ser loucura (a mãe pensa que tudo o que é verde contém arsênico) ou sanidade (o caldeirão contém água fervente). Durante algum tempo, até o bebê começar a virar um cientista, tudo isso será para ele muito desconcertante. Feliz o bebê cuja mãe é, em alguma medida, consistente.

Tentei apresentar um resumo do conceito kleiniano de posição depressiva[2] (embora o nome seja ruim, o conceito é importante neste contexto) e não posso voltar aqui a percorrer esse terreno. Mas diria que, assim como um bebê ou criança pequena torna-se, às vezes, uma coisa total, uma unidade, um integrado, alguém que poderia dizer "eu sou" (se dispusesse de palavras), também ocorre um estado de coisas pelo qual existe um senso de responsabilidade pessoal, e quando nas relações a criança tem impulsos e ideias destrutivas (por exemplo, eu te amo, eu te como), então verifica-se o primórdio claro e natural de um senso pessoal de culpa. Como Freud disse em algum lugar, o sentimento de culpa torna o indivíduo capaz de *ser* malvado. De acordo com o padrão, a criança tem o impulso, talvez morda (ou coma um biscoito) e tenha a ideia de estar comendo o objeto (digamos, o seio da mãe), e então sente culpa. Meu Deus, como sou horrível! E daí resulta o impulso para ser construtivo.

Se o sentimento de culpa da criança está ausente no padrão, então ela não chega ao ponto de permitir o impulso. Instala-se, em vez disso, o medo, e a criança se inibe com relação a todo o sentimento que naturalmente se constrói em torno desse impulso. E chego agora à ausência do sentimento de culpa. Retrocedendo desde o que Melanie Klein chamou de posição depressiva, que é

---

**2**   Donald W. Winnicott, "A posição depressiva no desenvolvimento emocional normal" [1954], trad. Davy Bogomoletz. São Paulo: Ubu Editora/WMF Martins Fontes, 2021. Ver também "O desenvolvimento da capacidade para a consideração", em que Winnicott desenvolve o conceito de Klein. [N. O.]

## 12. AUSÊNCIA DO SENTIMENTO DE CULPA

uma conquista do desenvolvimento saudável, chego ao bebê cuja experiência não permitiu a emergência de tal estado de coisas.

1  A falta de confiabilidade da figura materna torna vão o esforço construtivo, de modo que o sentimento de culpa fica intolerável e a criança é levada a retroceder para a inibição ou perda do impulso que, na verdade, faz parte do amor primitivo.

2  Pior, as experiências iniciais não possibilitaram que se efetuasse o processo inato no sentido da integração, de modo que não existe unidade nem senso de responsabilidade total por nada. Surgem impulsos e ideias que afetam o comportamento, mas nunca se poderá dizer: este bebê teve o impulso de comer o seio (atendo--nos artificialmente, para fins ilustrativos, a esse campo limitado).

É difícil para mim saber como aprofundar mais o meu tema aqui e agora no tempo limitado de que disponho. Gostaria de chamar a atenção para o caso especial da criança afetada pela tendência antis-social, talvez em processo de se tornar delinquente. É especialmente nesse caso que ouvimos dizer: esse menino ou menina não tem senso moral – nenhum senso clínico de culpa. Mas refutamos essa ideia, pois não a consideramos verdadeira quando temos oportunidade de realizar uma investigação psiquiátrica da criança, especialmente no estágio anterior à consolidação dos ganhos secundários. Existe esse estágio precedente à chegada dos ganhos secundários, quando a criança necessita de ajuda e se sente louca porque de dentro dela vem uma compulsão para roubar, para destruir.

De fato, o padrão é o seguinte:

1  Tudo ia bastante bem para a criança.

2  Alguma coisa perturbou essa situação.

3  A criança foi exigida além de sua capacidade (as defesas do ego entraram em colapso).

4  A criança reorganizou-se com base em um novo modelo de defesa do ego, inferior em qualidade.

5  A criança começa a ter esperanças de novo e organiza atos antis-sociais na *esperança* de compelir a sociedade a retroceder com ela para a posição em que as coisas deram errado, e a reconhecer esse fato.

6  Se isso for feito (seja por um período de mimos ou diretamente numa entrevista psiquiátrica), então a criança pode retornar ao período que antecedeu o momento de deprivação e redescobrir o objeto bom e o bom ambiente humano controlador que, por terem existido originalmente, habilitaram-na a experimentar impulsos, inclusive os destrutivos.

Veremos que o último desses estágios é difícil de alcançar. Mas o princípio precisa, em primeiro lugar, ser entendido e aceito. E, de fato, qualquer pai ou mãe que tenha muitos filhos sabe que essa reparação mediante o emprego de técnicas adaptativas especiais e temporárias de fato ocorre repetidamente, e com sucesso.

Por mais difícil que considerarmos a aplicação dessas ideias, precisamos abandonar toda a teoria de que as crianças podem ser amorais de nascença. Isso nada significa em termos do estudo do indivíduo que se desenvolve em conformidade com os processos de amadurecimento herdados e permanentemente interligados com a ação do ambiente facilitador.

E agora, finalmente, desejo apresentar-lhes algumas das coisas que nossos pacientes esquizoides nos ensinam, ou exigem que saibamos. Esses pacientes são, em alguns aspectos, mais morais do que nós, mas, é claro, sentem-se terrivelmente desconfortáveis. Talvez prefiram continuar desconfortáveis a serem "curados". A sanidade implica conciliação. Isso é o que eles sentem como pernicioso. A relação extraconjugal, para eles, não tem importância em comparação com a traição do self. E é verdade (acho que eu poderia mostrar-lhes) que as pessoas mentalmente sãs se relacionam com o mundo através do que eu chamo impostura. Ou, melhor, se é que existe uma sanidade eticamente respeitável, é a que se estabeleceu muito cedo, nos primórdios da infância do indivíduo,

## 12. AUSÊNCIA DO SENTIMENTO DE CULPA

quando a impostura não tinha consequência. (O bebê cria o objeto com que se relaciona, mas o objeto já existia, de modo que, num outro sentido, o bebê descobriu o objeto e depois o criou.) Mas isso não é bom o suficiente. Toda criança precisa tornar-se capaz de criar o mundo (a técnica adaptativa da mãe faz com que isso seja sentido como um fato), caso contrário o mundo não terá significado. Todo bebê precisa ter suficiente experiência de onipotência para tornar-se capaz de ceder a onipotência à realidade externa ou a um princípio divino.

Assim, o único comer real tem como base *não* comer. É a partir de não ser criativo, de estar isolado, que a criação de objetos e do mundo passa a ter um significado. O prazer da companhia só existe como um desenvolvimento a partir do isolamento essencial, o isolamento que reaparece quando o indivíduo morre.

Há pessoas que passam toda a vida não sendo, num esforço desesperado para encontrar uma base para ser. Para as pessoas esquizoides (sinto-me humilde na presença delas, embora passe muito tempo e muita energia tentando curá-las, porque se sentem tão desconfortáveis), "malvado" significa qualquer coisa falsa, como o fato de estar vivo por condescendência. Eu poderia ilustrar essa ideia, mas talvez seja melhor deixar as coisas simplesmente enunciadas assim. Se alguém puder colher alguma coisa dessa safra desordenada, que seja algo de valor. No fim, como vocês veem, chego ao conceito de um sentimento de culpa que é tão fundamental para a natureza humana que há bebês que morrem dele, ou, se não podem morrer, organizam um self submisso ou falso, que trai o self verdadeiro na medida em orienta seu sucesso por aquilo a que os outros atribuem valor.

Comparada a essas poderosas forças (que se apresentam na vida e nas artes e na forma de *integridade*), a *moral* da sociedade local não passa de uma mera digressão. Seus filhos adolescentes, alguns deles pacientes, estão mais preocupados em não traírem a si mesmos do que com fumar ou não, com dormir ou não com outras pessoas. Podemos ver que, para eles (tal como para as crianças pequenas, embora isso seja mais obscuro no caso delas), a falsa solução é DESCARTADA.

É incômodo, mas terrivelmente verdadeiro. Se vocês querem uma vida tranquila, recomendo ou que não tenham filhos (já terão de lidar consigo mesmos, o que talvez seja mais do que suficiente) ou então que mergulhem de cabeça, logo de início, quando o que vocês fizerem poderá (com sorte) ter o efeito de levar esses indivíduos a superarem a fase de impostura antes de chegarem à idade de enfrentar o princípio de realidade e o fato de que a onipotência é subjetiva. Não só a onipotência é subjetiva como, enquanto fenômeno subjetivo, é uma experiência real – quer dizer, no princípio, se as coisas correrem bem o suficiente.

# 13

## ALGUNS ASPECTOS PSICOLÓGICOS DA DELINQUÊNCIA JUVENIL

[1946]

Pretendo dar uma descrição simples e, no entanto, verdadeira de um aspecto da delinquência, uma descrição que ligue a delinquência à deprivação da vida familiar.[1] Isso pode ser proveitoso para aqueles que desejam entender as raízes do problema do delinquente.

Primeiro eu gostaria de chamar atenção para a palavra "inconsciente". Esta palestra é dirigida a magistrados, que estão, por sua formação e exercício, habituados a pesar provas, a refletir sobre as coisas e a senti-las. Ora, nesse sentido a contribuição de Freud foi realmente útil. Ele mostrou que, se substituirmos o sentimento pela reflexão e deixarmos de fora o inconsciente, estaremos cometendo graves erros – de fato, estaremos fazendo uma besteira. O inconsciente pode ser um estorvo para quem gosta de tudo simples e organizado, mas sem dúvida deve ser levado em consideração por todos os que estão engajados em planejar e pensar.

O homem que sente, o homem que intui, longe de menosprezar o próprio inconsciente, sempre se viu influenciado por ele. Mas o homem que pensa ainda não se deu conta de que pode pensar e também, ao mesmo tempo, incluir o inconsciente em seu pensamento. As pessoas pensantes, tendo tentado a lógica e tendo-a

---

1 Palestra proferida para uma audiência de magistrados.

considerado superficial, iniciaram uma reação no sentido da desrazão – na verdade uma tendência muito perigosa. É estranho o quanto os pensadores de primeira categoria, até cientistas, deixaram de fazer uso desse avanço científico específico. Não vemos economistas que deixam de levar em conta a ganância inconsciente, ou políticos que ignoram o ódio reprimido, médicos que são incapazes de reconhecer a depressão e a hipocondria subjacentes a doenças como o reumatismo e que deterioram a máquina industrial? De fato, vemos até magistrados que ignoram que os ladrões estão inconscientemente procurando por algo mais importante do que bicicletas e canetas-tinteiro.

Todo magistrado sabe perfeitamente que os ladrões têm motivos inconscientes. Em primeiro lugar, entretanto, quero expor e enfatizar uma aplicação muito diferente do mesmo princípio. Quero propor uma reflexão sobre o inconsciente em sua relação com o trabalho do magistrado, isto é, com a implementação da lei.

É porque estou tão ansioso para que se apliquem métodos psicológicos na investigação de casos judiciais e no manejo de crianças antissociais que quero atacar uma das maiores ameaças a um avanço nessa direção; essa ameaça provém da adoção de uma atitude sentimentalista em relação ao crime. Se parece haver avanços, mas avanços baseados em sentimentalismo, então eles não têm nenhum valor; isso necessariamente acarretará uma reação tal que terá sido melhor que nem tivesse havido avanço nenhum. No sentimentalismo existe ódio reprimido ou inconsciente, e essa repressão não é saudável. Mais cedo ou mais tarde, o ódio vem à tona.

O crime produz sentimentos de vingança pública. A vingança pública redundaria em algo perigoso, se não fosse a lei e aqueles que têm por missão implementá-la. No tribunal, o magistrado, antes de mais nada, dá vazão aos sentimentos de vingança pública e só assim podem ser estabelecidas as bases para um tratamento humanizado do infrator.

Creio que essa ideia poderá provocar muita indignação. Muitas pessoas, se indagadas, poderão declarar que não desejam punir cri-

## 13. ALGUNS ASPECTOS PSICOLÓGICOS DA DELINQUÊNCIA JUVENIL

minosos, que preferem vê-los sendo tratados. Mas minha sugestão, baseada em premissas muito bem definidas, é de que todo delito que é cometido contribui para a ampliação do reservatório comum de sentimentos inconscientes de vingança pública. Uma das funções da lei é proteger o criminoso contra essa mesma vingança inconsciente e, portanto, cega. A sociedade sente-se frustrada, mas, passado certo tempo e esfriadas as paixões, consente que os tribunais se encarreguem do infrator; quando se faz justiça, há alguma satisfação. Caso o potencial inconsciente de vingança não seja levado em conta, haverá um perigo real de que aqueles que desejam que os infratores sejam tratados como pessoas doentes (como são, de fato) sejam contrariados na mesma medida em que aparentam ter êxito. Seria perigoso adotar um objetivo puramente terapêutico nas decisões judiciais.

Dito isso, posso passar ao que me interessa muito mais: a compreensão do crime como doença psicológica. É um assunto gigantesco e complexo, mas tentarei dizer algo simples a respeito de crianças antissociais e da relação da delinquência com a privação da vida familiar.

Vocês sabem que na investigação dos internos de um reformatório, o diagnóstico pode variar segundo uma escala que vai de normal (ou saudável) a esquizofrênico. Entretanto, existe algo comum a todos os delinquentes. De que se trata?

Na família média, um homem e uma mulher, marido e esposa, assumem responsabilidade conjunta pelos filhos. Os bebês nascem, a mãe (apoiada pelo pai) vai criando cada um dos filhos, estudando a personalidade de cada um, lidando com o problema pessoal de cada um na medida em que afeta a sociedade em sua menor unidade, a família e o lar.

Como é a criança normal? Ela simplesmente come, cresce e dá um sorriso doce? Não, não é assim. Uma criança normal, se tem a confiança do pai e da mãe, usa de todos os meios possíveis para se impor. Com o passar do tempo, põe à prova seu poder de atrapalhar, destruir, assustar, desgastar, descartar, manipular e se apropriar.

Tudo o que leva as pessoas aos tribunais (ou aos manicômios, tanto faz) tem seu equivalente normal nos primeiros estágios da infância e na primeira infância, na relação da criança com o próprio lar. Se o lar consegue suportar tudo o que a criança pode fazer para desorganizá-lo, ela sossega e vai brincar; mas, como primeiro vêm os negócios, os testes têm que ser feitos, especialmente se a criança tiver alguma dúvida quanto à estabilidade da instituição parental e do lar (que para mim é muito mais do que a casa em si). Antes de mais nada, a criança precisa estar consciente de uma estrutura se quiser sentir-se livre e se quiser ser capaz de brincar, de fazer os próprios desenhos, ser uma criança irresponsável.

Por que as coisas acontecem dessa forma? O fato é que os estágios iniciais do desenvolvimento emocional estão repletos de conflito e ruptura potenciais. A relação com a realidade externa ainda não está firmemente enraizada; a personalidade ainda não está bem integrada; o amor primitivo tem um propósito destrutivo e a criança pequena ainda não aprendeu a tolerar e navegar os instintos. Ela poderá aprender a manejar tudo isso e muito mais se estiver inserida em um meio estável e pessoal. No começo, ela tem necessidade absoluta de viver num círculo de amor e força (com a consequente tolerância), para não sentir medo excessivo dos próprios pensamentos e dos produtos de sua imaginação, a fim de progredir em seu desenvolvimento emocional.

Ora, o que acontece se o lar faltar à criança antes de ela ter adquirido a ideia de uma estrutura como parte de sua própria natureza? A ideia corrente é que, vendo-se "livre", a criança passa a fazer tudo o que lhe dá prazer. Isso está muito longe da verdade. Ao constatar que a estrutura de sua vida se desfez, ela deixa de se sentir livre. Torna-se ansiosa e, se tem alguma esperança, trata de procurar outra estrutura fora de casa. A criança cujo lar não lhe ofereceu um sentimento de segurança busca fora dele as quatro paredes; ainda tem esperança e recorre aos avós, aos tios e às tias, aos amigos da família, à escola. Procura por estabilidade externa, sem a qual poderá enlouquecer. Fornecida em tempo oportuno,

## 13. ALGUNS ASPECTOS PSICOLÓGICOS DA DELINQUÊNCIA JUVENIL

essa estabilidade poderá ter crescido na criança como os ossos em seu corpo, de modo que, gradualmente, no decorrer dos primeiros meses e anos de vida, terá passado da dependência e da necessidade de ser manejada para a independência. É frequente a criança obter de seus parentes e da escola o que lhe faltou em seu lar real.

A criança antissocial está simplesmente olhando um pouco mais longe, recorrendo à sociedade em vez de recorrer à família ou à escola para lhe fornecer a estabilidade de que necessita a fim de transpor os estágios iniciais e essenciais de seu crescimento emocional.

Explico as coisas da seguinte maneira. Quando uma criança rouba açúcar, ela está procurando a boa mãe, de quem ela tem o direito de tirar toda a doçura que houver. De fato, essa doçura é a da própria criança, pois ela inventou a mãe e a doçura desta a partir de sua própria capacidade para amar, a partir de sua própria criatividade primária, qualquer que seja. Também procura o pai, se assim podemos dizer, que protegerá a mãe contra os ataques da criança, ataques realizados no exercício de amor primitivo. Quando uma criança rouba fora da própria casa, ela ainda está procurando a mãe, mas procura-a com maior sentimento de frustração e com uma necessidade cada vez maior de encontrar, ao mesmo tempo, a autoridade paterna que pode impor e de fato impõe um limite ao efeito concreto de seu comportamento impulsivo e à atuação das ideias que lhe ocorrem quando está excitada. Na delinquência plenamente desenvolvida, a situação fica difícil para nós como observadores, porque o que nos chama a atenção é a necessidade aguda que a criança tem de um pai severo, que proteja a mãe quando ela for encontrada. O pai rigoroso que a criança evoca também pode ser amoroso, mas deve ser, antes de tudo, severo e forte. Somente quando a figura paterna rigorosa e forte está em evidência a criança pode recuperar seus impulsos primitivos de amor, seu sentimento de culpa e seu desejo de reparar. Se não se meter em apuros, o delinquente se tornará cada vez mais inibido no amor e, por conseguinte, cada vez mais deprimido e despersonalizado, tornando-se por fim totalmente incapaz de sentir a realidade das coisas, exceto a realidade da violência.

A delinquência indica que alguma esperança subsiste. Vocês verão que, quando a criança se comporta de modo antissocial, não se trata *necessariamente* de uma doença, e o comportamento antissocial por vezes não passa de um pedido de socorro, um clamor para que pessoas fortes, amorosas e confiantes assumam o controle. Entretanto, a maioria dos delinquentes é, em certa medida, doente, e a palavra "doença" torna-se apropriada pelo fato de que, em muitos casos, o sentimento de segurança não chegou à vida da criança a tempo de ser incorporado às suas crenças. Enquanto está sob forte controle, uma criança antissocial pode parecer muito bem; mas, se lhe for dada liberdade, ela não tardará em sentir a ameaça de loucura. Assim, ela transgride contra a sociedade (sem saber o que está fazendo) a fim de restabelecer o controle proveniente do exterior.

A criança normal, ajudada nos estágios iniciais pelo próprio lar, desenvolve a capacidade para controlar-se. Desenvolve o que é denominado, por vezes, "ambiente interno", com uma tendência para descobrir um bom meio. A criança antissocial, doente, por não ter tido a oportunidade de cultivar um bom "ambiente interno", necessita sem dúvida de um controle externo para ter alguma chance de ser feliz e capaz de brincar ou trabalhar. Entre esses dois extremos – crianças normais e crianças doentes, antissociais – estão as crianças que ainda podem vir a acreditar na estabilidade, contanto que lhes seja proporcionada uma experiência contínua de controle por parte de pessoas amorosas durante alguns anos. Uma criança de seis ou sete anos tem chance muito maior de conseguir ajuda desse modo do que uma criança de dez ou onze anos.

Durante a guerra, tivemos, nos abrigos para crianças evacuadas, exatamente a experiência dessa provisão tardia de um ambiente estável para crianças deprivadas de vida familiar, em especial com crianças difíceis de acomodar – que ficaram sob os cuidados do Ministério da Saúde. Durante os anos da guerra, as crianças com tendências antissociais foram tratadas como doentes. Tenho a satisfação de dizer que alguns desses abrigos perma-

## 13. ALGUNS ASPECTOS PSICOLÓGICOS DA DELINQUÊNCIA JUVENIL

necem abertos e os que restam foram transferidos para supervisão do Ministério da Educação. Esses abrigos realizam um trabalho profilático para o Ministério do Interior. Podem tratar com mais facilidade a delinquência *como doença*, pois a maioria das crianças ainda não passou por um Juizado de Menores. Esse é sem dúvida o lugar adequado para o tratamento da delinquência como doença e constitui, sem dúvida, uma oportunidade para fazer pesquisas e para adquirir experiência. Todos conhecemos o trabalho excelente realizado em alguns reformatórios, mas o fato de a maioria das crianças nessas instituições já ter recebido condenações num tribunal dificulta as coisas.

Nesses abrigos, às vezes denominados internatos para crianças desajustadas, há uma oportunidade, a quem vê o comportamento antissocial como pedido de socorro de uma criança doente, para desempenharem seu papel e aprenderem. Cada abrigo ou grupo de abrigos subordinado ao Ministério da Saúde em tempos de guerra tinha uma comissão de administração, e no grupo a que eu estive ligado a comissão leiga interessava-se realmente pelos detalhes do trabalho nos abrigos e assumia a responsabilidade por sua execução. Sem dúvida, muitos magistrados poderiam ser eleitos para tais comissões e assim ter contato íntimo com a questão do manejo de crianças que ainda não se apresentaram diante de um Juizado de Menores. Não é suficiente visitar reformatórios ou abrigos, ou ouvir os outros falarem a respeito. A única maneira interessante é assumir alguma responsabilidade, mesmo que indiretamente, apoiando de forma inteligente as pessoas incumbidas do manejo de meninos e meninas com tendência para o comportamento antissocial.

Nesses abrigos para as chamadas crianças desajustadas existe liberdade para trabalhar com um objetivo terapêutico, e isso faz muita diferença. Os fracassos acabarão chegando aos tribunais, mas os êxitos se tornarão bons cidadãos.

É claro, o trabalho realizado nesses pequenos abrigos, com pessoal adequado, é feito pelos inspetores. É preciso que sejam, de início, o tipo certo de pessoas, mas necessitam de educação e de oportunidades para discutir seu trabalho à medida que ele é desenvolvido, e também necessitam de alguém que atue como intermediário entre eles e essa coisa impessoal chamada ministério. No programa que conheço, essa era a função da assistente social psiquiátrica e do psiquiatra. Estes, por sua vez, necessitavam de uma comissão que pudesse crescer junto com o programa e tirar proveito da experiência. É em comissões dessa natureza que um magistrado poderia participar de modo proveitoso.

Voltemos agora ao tema da criança deprivada de vida familiar. Além de serem negligenciadas (e nesse caso chegarão ao Juizado de Menores como delinquentes), essas crianças podem ser tratadas de duas maneiras. Podem receber psicoterapia pessoal ou ser providas de um ambiente estável e forte, com cuidado e amor individuais, e doses crescentes de liberdade. De fato, sem esta segunda alternativa, a primeira (psicoterapia pessoal) não terá grandes probabilidades de êxito. E se houver um lar substituto adequado, a psicoterapia poderá tornar-se desnecessária, o que é ótimo porque ela não é acessível praticamente nunca. Levará anos até que se disponha de psicanalistas com formação adequada, mesmo em número moderado, para fornecer os tratamentos pessoais que em muitos casos são tão urgentemente necessários.

A psicoterapia pessoal é orientada para tornar a criança capaz de completar seu desenvolvimento emocional. Isso significa muita coisa, inclusive o estabelecimento de uma boa capacidade para sentir a realidade de coisas reais, internas e externas, e o estabelecimento da integração da personalidade individual. O pleno desenvolvimento emocional significa isso e muito mais. Depois dessas coisas primitivas, seguem-se os primeiros sentimentos de consideração e culpa, bem como os primeiros impulsos para fazer reparações. E na própria família há as primeiras situações triangulares e todas as complexas relações interpessoais que acompanham a vida no lar.

## 13. ALGUNS ASPECTOS PSICOLÓGICOS DA DELINQUÊNCIA JUVENIL

Além disso, se tudo correr bem, e se a criança aprender a manejar a si própria e suas relações com adultos e com outras crianças, ela ainda terá de lidar com complicações, como a mãe deprimida, o pai com episódios maníacos, um irmão com tendências cruéis, uma irmã que tem ataques nervosos. Quanto mais pensamos nessas coisas, melhor entendemos por que os bebês e as crianças pequenas necessitam decididamente do contexto da própria família e, se possível, de um meio físico estável; e, a partir dessas considerações, vemos que as crianças deprivadas de vida familiar ou são dotadas de algo pessoal e estável quando ainda são suficientemente jovens para fazer algum uso disso, ou então nos obrigarão mais tarde a fornecer-lhes estabilidade sob forma de um reformatório ou, como último recurso, das quatro paredes de uma cela de prisão.

# 14

## A TENDÊNCIA ANTISSOCIAL
[1956]

A tendência antissocial dá à psicanálise alguns problemas embaraçosos, de natureza tanto prática como teórica.[1] Freud, em sua introdução à obra de Aichhorn, *Wayward Youth*,[2] mostrou que a psicanálise não só contribui para o entendimento da delinquência como também se beneficia da compreensão advinda do trabalho realizado pelos que lidam com os delinquentes.

Escolhi como tema a tendência antissocial, não a delinquência. O motivo é que a defesa antissocial organizada está sobrecarregada por ganhos secundários e reações sociais que fazem com que seja difícil para o investigador alcançar seu âmago. Já a tendência antissocial, ao contrário, pode ser estudada conforme aparece em crianças normais ou quase normais, relacionada a dificuldades inerentes ao desenvolvimento emocional.

Gostaria de começar fazendo duas referências simples a material clínico:

Para minha primeira análise de criança escolhi um delinquente. O menino compareceu regularmente à análise durante um ano, mas o tratamento foi interrompido devido à perturbação provo-

---

1 Apresentado à Sociedade Britânica de Psicanálise em 20 de junho de 1956.
2 August Aichhorn, *Wayward Youth*. London: Imago, 1935.

## 14. A TENDÊNCIA ANTISSOCIAL

cada por ele na clínica. Eu poderia dizer que a análise ia bem, e seu término desagradou tanto ao menino como a mim, apesar de em diversas ocasiões eu ter recebido fortes mordidas no traseiro. O menino subiu no telhado e derramou tanta água que o porão acabou inundado. Arrombou meu carro e saiu andando com ele em primeira, usando o motor de arranque. A clínica determinou que o tratamento fosse interrompido pelo bem dos demais pacientes. Ele foi enviado a um reformatório.

Posso dizer que atualmente ele está com 35 anos, ganha a vida num emprego compatível com sua agitação, está casado e tem vários filhos. No entanto, tenho medo de continuar acompanhando esse caso por receio de ver-me de novo envolvido com um psicopata, e prefiro que a sociedade continue a carregar o peso do manejo dele.

É possível dizer com bastante facilidade que o tratamento desse menino não deveria ter sido a psicanálise, mas algum tipo de internação. A psicanálise só fez sentido quando acrescentada à internação. Desde essa época tenho visto analistas de todos os tipos fracassarem na análise de crianças antissociais.

Já a história seguinte mostra como a tendência antissocial pode às vezes ser tratada muito facilmente se o tratamento está acoplado a um cuidado ambiental especializado.

Fui solicitado por uma amiga a discutir o caso de seu filho, o mais velho entre quatro. Não lhe era possível trazer John ao meu consultório abertamente, porque seu marido tinha objeções à psicologia por motivos religiosos. Tudo o que podia fazer era conversar comigo sobre a compulsão do menino a roubar, que estava se transformando em algo bastante sério. Ele estava roubando em grande estilo, tanto em lojas como em casa. Por motivos práticos, não foi possível fazer nada mais que nos encontrarmos, eu e a mãe, para uma refeição rápida num restaurante, durante a qual ela me contou o que estava ocorrendo e pediu meu conselho. Eu nada poderia

**158**

fazer, a não ser que o fizesse ali e então. Expliquei-lhe, portanto, o significado da compulsão a roubar e sugeri que procurasse um momento adequado no seu relacionamento com o menino para fazer-lhe uma interpretação. De fato, havia um momento de bom relacionamento entre ela e o filho, quando ele se deitava à noite para dormir. Geralmente nesses momentos ele conversava sobre tudo o que vinha à cabeça. Essa ocasião poderia ser aproveitada.

Eu disse à mãe: "Por que você não lhe diz que sabe que, quando ele rouba, não são realmente aquelas as coisas que ele quer, e sim que está em busca de alguma outra coisa à qual ele tem direito? Que ele está reivindicando seu pai e sua mãe, por sentir-se carente [*deprived*] de seu amor?". Eu lhe sugeri que usasse uma linguagem que o menino compreendesse. Posso dizer que eu conhecia suficientemente essa família, em que o pai e a mãe eram músicos, para saber de que modo o menino havia se tornado, até certo ponto, uma criança deprivada [*deprived*] apesar de ter um bom lar.

Algum tempo depois recebi uma carta contando-me que ela havia feito o que sugeri. Dizia: "Eu lhe disse que o que ele realmente queria, quando roubava dinheiro e comida e outras coisas, era sua mãe. E devo dizer que na verdade eu não esperava que ele compreendesse, mas ele pareceu compreender. Perguntei se ele achava que nós não o amávamos por ele ser às vezes tão levado, e ele disse imediatamente que na sua opinião nós não o amávamos muito. Coitadinho. Eu me senti tão mal, nem sei o que dizer. Então eu lhe disse que ele nunca, nunca deveria duvidar disso de novo, e se em algum momento ele tivesse alguma dúvida era só me lembrar que eu lhe diria de novo. Mas com certeza não será preciso me lembrar por um bom tempo, pois foi um choque tão grande! Parece até que esses choques são necessários. De modo que tenho feito muito mais demonstrações, a fim de evitar que ele venha a duvidar outra vez. E até este momento não houve mais nem um único roubo".

A mãe conversou com a professora e explicou-lhe que John precisava de amor e aprovação; assim, ganhou sua cooperação apesar de o garoto dar um bocado de trabalho na escola.

## 14. A TENDÊNCIA ANTISSOCIAL

> Agora, oito meses depois, é possível relatar que não ocorreram mais roubos e que o relacionamento entre o menino e sua família melhorou muitíssimo.
>
> Ao considerar este caso, é preciso lembrar que eu conheci a mãe muito bem na sua adolescência, ajudando-a até certo ponto durante uma fase antissocial dela própria. Ela era a filha mais velha numa grande família. Teve um ótimo lar, mas o pai exerceu uma disciplina muito forte, especialmente quando ela era muito pequena. O que fiz, portanto, teve o efeito de uma terapia dupla, ajudando essa jovem mulher a perceber melhor suas próprias dificuldades através do auxílio que ela conseguiu dar a seu filho. Quando ajudamos pais a ajudarem seus filhos, na verdade os estamos ajudando também em relação a si mesmos.

(Em outro trabalho proponho-me a fornecer exemplos clínicos ilustrando os modos de manejar crianças que apresentam tendência antissocial. Aqui não pretendo mais que tentar uma rápida formulação das bases de minha atitude pessoal em relação ao problema clínico.)

## NATUREZA DA TENDÊNCIA ANTISSOCIAL

A tendência antissocial *não é um diagnóstico*. Não se compara diretamente a outros tipos de diagnóstico, tais como neurose ou psicose. Pode ser encontrada tanto em indivíduos normais como em neuróticos ou psicóticos.

Para simplificar a discussão irei referir-me apenas a crianças, mas a tendência antissocial é encontrada em todas as idades. As várias expressões usadas na Grã-Bretanha podem ser interligadas da maneira apresentada a seguir.

Uma criança torna-se *deprivada* quando é destituída de algum aspecto essencial de sua vida em família. Algum grau do que poderíamos chamar de "complexo de deprivação" começa a se manifestar. *O comportamento antissocial* aparece em casa ou num contexto mais amplo. Devido à *tendência antissocial* a criança pode vir a ser *considerada desajustada*, recebendo tratamento numa *instituição para crianças desajustadas*, ou pode ser levada ao tribunal por estar *fora de controle*. A criança, agora *delinquente*, pode ficar em *liberdade condicional* sob ordens judiciais, ou ser enviada a uma *escola correcional*. Caso o lar deixe de funcionar em algum aspecto importante, a criança pode ser colocada sob a jurisdição do Children's Committee (conforme o Children Act de 1948), recebendo "cuidados e proteção". Se possível, um lar adotivo será encontrado. Na falha de todas essas medidas, o jovem adulto será considerado um *psicopata* e pode ser enviado pelos tribunais para um *centro de detenção* ou para a prisão. Caso exista uma tendência constante a repetir os crimes, usamos o termo "reincidência".

Nada disso, porém, faz referência a nenhum diagnóstico psiquiátrico individual.

A tendência antissocial caracteriza-se por um *elemento que compele o ambiente a tornar-se importante*. O paciente, devido a impulsos inconscientes, obriga alguém a encarregar-se de manejá-lo. A tarefa do terapeuta consiste em envolver-se com esse impulso inconsciente do paciente, e o trabalho é realizado por meio de manejo, tolerância e compreensão.

*A tendência antissocial implica esperança*. A falta de esperança é a característica central da criança *deprivada* que, obviamente, não é antissocial o tempo todo. Nos momentos de esperança a criança manifesta a tendência antissocial. Isso pode ser desconfortável para a sociedade, e também para você caso a bicicleta roubada seja a sua, mas aqueles que não estão pessoalmente envolvidos podem ver a esperança subjacente à compulsão de roubar. Quem sabe uma das razões pelas quais preferimos deixar a terapia de delinquentes para terceiros seja o fato de que não gostamos de ser roubados...

Compreender que o ato antissocial é uma expressão de esperança é vital para o tratamento de crianças que apresentam tendência antissocial. Vezes sem conta assistimos a momentos de esperança

## 14. A TENDÊNCIA ANTISSOCIAL

serem desperdiçados ou minimizados por um manejo equivocado ou por intolerância. Esse é um outro modo de dizer que o tratamento da tendência antissocial não é a psicanálise mas o manejo, o ir ao encontro do momento de esperança e corresponder-lhe.

Existe uma relação direta entre a tendência antissocial e a deprivação. Há muito tempo os especialistas nesse campo já o sabem, mas é sobretudo graças a John Bowlby que hoje em dia esse relacionamento é reconhecido de um modo geral, a saber, entre a tendência antissocial e a deprivação emocional, tipicamente no período entre o final da primeira infância e a época em que a criança passa a andar, mais ou menos entre um e dois anos de idade.

Quando há uma tendência antissocial é porque *houve uma deprivação propriamente dita* (não uma simples privação), ou seja, perdeu-se algo bom, algo que desempenhou um papel positivo na experiência da criança até certo momento,[3] e que foi retirado. A retirada estendeu-se por um período maior que aquele durante o qual a criança seria capaz de manter viva a memória da experiência. A definição abrangente da deprivação incluiria tanto a situação tardia como a inicial, tanto o trauma localizado como a situação traumática sustentada no tempo, e tanto a condição quase normal como a francamente anormal.

### Nota

Numa definição em minha própria linguagem da posição depressiva de M. Klein (cap. 20), tentei deixar explícita a relação íntima entre o conceito de Klein e a ênfase dada por Bowlby à deprivação. Os

---

3   Esta ideia parece estar implícita em John Bowlby, *Maternal Care and Mental Health*. Genève: World Health Organization, 1951, p. 47, onde ele compara suas observações com as de outros e sugere que os diferentes resultados seriam explicados pela idade da criança à época da deprivação.

três estágios descritos por Bowlby sobre a reação clínica da criança de dois anos que vai para o hospital podem receber uma formulação teórica quanto à perda gradual da esperança – decorrente da morte do objeto interno ou da versão introjetada do objeto externo perdido. O que pode ser discutido mais profundamente é a relativa importância da morte do objeto interno por meio da raiva, e do contato dos "objetos bons" com os produtos do ódio dentro da psique, e também a questão da maturidade ou imaturidade do ego na medida em que elas afetam a capacidade de manter viva uma dada memória.

Bowlby necessita das intrincadas formulações de Klein, construídas em torno do entendimento da melancolia – entendimento esse que por sua vez deriva de Freud e Abraham. Mas também é verdade que a psicanálise necessita da ênfase dada por Bowlby à deprivação, caso queira entender-se algum dia com esse tema especial que é a tendência antissocial.

Há sempre duas vertentes da tendência antissocial, embora a ênfase recaia por vezes mais sobre uma que sobre a outra. Uma das vertentes é representada tipicamente pelo roubo, e a outra, pela destrutividade. Em *uma* das vertentes, a criança procura algo em algum lugar e, fracassando em seu intento, procura-o em outro lugar, quando tem esperança. Na *outra*, a criança busca a quantidade de estabilidade ambiental capaz de suportar o desgaste ocasionado por seu comportamento impulsivo. Trata-se da busca por uma provisão ambiental perdida – uma atitude humana que, por ser confiável, proporciona ao indivíduo a liberdade de mover-se e agir e excitar-se.

É principalmente na direção da segunda vertente que a criança provoca as reações totais do ambiente, como se buscasse uma moldura cada vez mais ampla, um círculo que teria como seu primeiro exemplo os braços ou o corpo da mãe. É possível perceber aqui uma série – o corpo da mãe, seus braços, o relacionamento dos pais, o lar, a família, incluindo primos e parentes próximos, a escola, o bairro com sua delegacia, o país e suas leis.

## 14. A TENDÊNCIA ANTISSOCIAL

Ao examinarmos o indivíduo quase normal (quanto a seu desenvolvimento emocional) e as raízes primitivas da tendência antissocial, gostaria que tivéssemos sempre em mente estas duas vertentes: a busca do objeto e a destruição.

## O ROUBO

O roubo localiza-se no centro da tendência antissocial, com seu correlato, a mentira. A criança que rouba um objeto não está em busca *do objeto roubado, mas da mãe sobre a qual ela tem direitos*. Esses direitos derivam do fato de que (do ponto de vista da criança) a mãe foi criada por ela. A mãe correspondeu à criatividade primária da criança, tornando-se assim o objeto que a criança estava pronta para encontrar. (A criança não poderia ter criado a mãe, mas o significado que a mãe tem para ela depende da sua criatividade.)

Será possível reunir as duas vertentes – o roubo e a destruição, a busca do objeto e aquilo que provoca, as compulsões libidinal e agressiva? A meu ver, a união das duas vertentes está na criança, representando *uma tendência para a autocura*, a cura da desfusão dos instintos.

Quando há, na época da deprivação original, algum grau de fusão entre as raízes agressivas (ou motoras) e libidinais, a criança reivindica a mãe por meio de uma mistura de atos de roubos, agressões e desordens, dependendo dos aspectos específicos de seu estado de desenvolvimento emocional. Quando o grau de fusão é menor, a busca do objeto e a agressividade ficam mais separadas uma da outra, e há um grau maior de dissociação. Isso leva à proposição de que o *valor de incômodo* [*nuisance value*] *da criança antissocial é um aspecto essencial*, sendo também, na melhor das hipóteses, um aspecto favorável indicando, mais uma vez, a existência de uma potencialidade de recuperação da fusão perdida entre os impulsos libidinal e motor.

Ao cuidar normalmente de um bebê, a mãe constantemente lida com o valor de incômodo de seu bebê. Por exemplo, é comum o bebê urinar no colo da mãe enquanto está mamando. Mais tarde isso aparece como uma regressão momentânea durante o sono ou ao acordar, resultando numa cama molhada. Qualquer exagero no valor de incômodo do bebê pode indicar a existência de certo grau de deprivação e de tendência antissocial.

A manifestação da tendência antissocial inclui o roubo e a mentira, a incontinência e a desordem em geral. Embora cada sintoma tenha seu valor e significado específicos, o denominador comum, no que se refere à minha intenção de descrever a tendência antissocial, é o valor de incômodo dos sintomas. A criança tira vantagem do valor de incômodo, que nada tem de casual. Boa parte de sua motivação é inconsciente, mas não necessariamente a totalidade dela.

## OS PRIMEIROS SINAIS DA TENDÊNCIA ANTISSOCIAL

Os primeiros sinais de deprivação são tão comuns que muitas vezes passam por algo normal. Por exemplo, o comportamento tirânico, que muitos pais enfrentam com um misto de reação e submissão. *Não se trata, nesse caso, de onipotência infantil*, pois se trata de uma questão de realidade psíquica, não de comportamento.

Um sintoma antissocial muito comum é a sofreguidão, juntamente com seu correlato, a inibição do apetite. Ao estudarmos a sofreguidão, encontraremos o complexo de deprivação. Dito de outro modo, se o bebê é sôfrego (comilão) haverá algum grau de deprivação e certa compulsão para buscar uma terapia para essa *deprivação* através do ambiente. Na grande maioria dos casos em que se observa essa sofreguidão, o fato de a própria mãe dispôr-se a satisfazer a sofreguidão do bebê é responsável pelo sucesso dessa terapia. A sofreguidão em um bebê não é o mesmo que voracidade. O termo "voracidade" é utilizado nas formulações teóricas sobre as tremendas reivindicações instintivas que o bebê faz à mãe no

## 14. A TENDÊNCIA ANTISSOCIAL

início da vida, isto é, na época em que ele está apenas começando a admitir a existência separada da mãe, no momento de aceitação inicial do princípio de realidade.

Entre parênteses, diz-se vez por outra que a mãe deve falhar em sua capacidade de adaptar-se às necessidades do bebê. Não se trataria de um equívoco, baseado na consideração pelas necessidades do id e no desprezo pelas necessidades do ego? A mãe deve falhar em satisfazer as exigências instintivas, mas pode se sair perfeitamente bem em não deixar o bebê se sentir desamparado, preenchendo suas necessidades egoicas até o momento em que ele já tenha introjetada uma mãe que apoia o ego, e tenha idade suficiente para manter essa introjeção apesar das falhas de apoio do ego por parte do ambiente.

O impulso do amor primitivo não é a mesma coisa que a sofreguidão impiedosa [*ruthless*]. No processo de desenvolvimento do bebê, o impulso do amor primitivo e a sofreguidão veem-se separados pela adaptação materna. A mãe falha necessariamente em manter um alto grau de adaptação às necessidades do id, e por essa razão em certa medida todo bebê é deprivado, mas lhe é possível fazer com que a mãe cure esse estado de subdeprivação ao responder adaptativamente à sua sofreguidão e à sua bagunça etc., sendo estas últimas sintomas de deprivação. A sofreguidão faz parte da compulsão do bebê em buscar a cura pelas mãos da mãe que provocou a deprivação. Essa sofreguidão é antissocial. É a precursora da compulsão a roubar, e pode ser enfrentada e curada pela adaptação terapêutica da mãe, tão facilmente confundida com mimar a criança. Porém, não se deve esquecer: qualquer coisa que a mãe fizer não anulará o fato de que foi a mãe que em primeiro lugar falhou em sua adaptação às necessidades egoicas de seu bebê. Geralmente as mães conseguem responder às exigências compulsivas do bebê, realizando assim uma *terapia* bem-sucedida do complexo de deprivação, o qual se encontra próximo de seu ponto de origem. A mãe se aproxima da cura ao permitir que o ódio do bebê encontre expressão enquanto ela, a terapeuta, é de fato a mãe deprivadora.

É possível notar que, ao passo que o bebê nada deve à mãe por ela corresponder ao impulso do amor primitivo, há certo sentimento de dívida com relação à terapia que ela realiza, ou seja, à sua disposição para corresponder às exigências decorrentes da frustração – exigências que começam a ter um valor de incômodo. A terapia realizada pela mãe pode curar, mas não é amor materno.

Essa perspectiva sobre a indulgência da mãe para com seu bebê requer uma descrição mais complexa da maternagem do que a geralmente aceita. O amor materno é muitas vezes pensado quanto a essa indulgência, que na realidade constitui uma *terapia relativa à falha do amor materno*. É realmente uma terapia; uma segunda chance dada às mães, de quem não se pode exigir que sejam sempre bem-sucedidas em sua delicada tarefa inicial de adaptar-se ao amor primitivo. Se a mãe realiza essa terapia como uma formação reativa derivada de seus próprios complexos, então o que ela faz é chamado de "mimar" ("estragar"). Na medida em que ela age desse modo por perceber que as exigências da criança precisam ser correspondidas, e que a sofreguidão compulsiva deve ser tratada com indulgência, consistirá em terapia – uma terapia frequentemente bem-sucedida. Não apenas a mãe, mas também o pai e possivelmente a família inteira poderão participar do processo.

Clinicamente, o limite entre o sucesso e o fracasso da terapia realizada pela mãe é muito obscuro. Muitas vezes vemos uma mãe mimar o bebê e mesmo assim essa terapia não ter êxito, porque a deprivação inicial foi severa demais para ser corrigida por "primeiros socorros" (para pegar emprestado um termo do tratamento de feridas).

Assim como a sofreguidão pode ser a manifestação de uma reação à deprivação e de uma tendência antissocial, pode ser também a compulsão a fazer bagunça, molhar a cama e destruir. Todos esses comportamentos são estreitamente correlacionados. No hábito de molhar a cama, uma queixa tão frequente, a ênfase recai sobre a regressão na ocasião de um sonho, ou sobre a compulsão antissocial de reivindicar o direito de urinar sobre o corpo da mãe.

## 14. A TENDÊNCIA ANTISSOCIAL

Num exame mais completo do ato de roubar, eu deveria fazer referência à compulsão de sair e comprar algo – manifestação comum da tendência antissocial encontrada em nossos pacientes na análise. É possível realizar uma longa e interessante análise de um paciente sem afetar esse tipo de sintoma, que pertence não às suas defesas neuróticas ou psicóticas, mas à tendência antissocial, aquela que constitui a reação à deprivação de um tipo específico ocorrida num momento específico. Dessa ideia é possível deduzir que os presentes de aniversário e o dinheiro para pequenos gastos absorvem uma parte da tendência antissocial que iremos encontrar normalmente.

Na mesma categoria que o "ir às compras" encontramos, clinicamente, o "sair por aí" sem destino, a *vadiagem*, uma tendência centrífuga que substitui o gesto centrípeto implícito no roubo.

## A PERDA ORIGINAL

Desejo enfatizar um ponto muito especial. Na base da tendência antissocial existe uma experiência inicial boa que foi perdida. Com toda a certeza, *um dos aspectos essenciais é que o bebê tenha alcançado a capacidade de perceber que a causa do desastre foi uma falha do ambiente*. A compreensão correta de que a causa da depressão ou da desintegração é externa, e não interna, provoca a distorção da personalidade e o ímpeto de buscar a cura numa nova provisão ambiental. O estado de maturidade do ego, que permite uma percepção desse tipo, determina o desenvolvimento de uma tendência antissocial em vez de uma doença psicótica. Um grande número de compulsões antissociais surge e é tratado com êxito nos primeiros estágios pelos pais. As crianças antissociais, porém, estão constantemente reivindicando essa cura pela provisão ambiental (inconscientemente, ou por motivos inconscientes), mas não conseguem beneficiar-se dela.

Aparentemente, o momento para a ocorrência da deprivação original é durante o período em que o ego do bebê ou da criança pequena está em processo de alcançar a fusão das raízes libidinal e agressiva (motora) do id. Num momento de esperança, a criança:

- Percebe um novo contexto que apresenta certos aspectos confiáveis.
- Experimenta um impulso que poderia ser chamado de "busca do objeto".
- Reconhece o fato de que a ausência de compaixão está à beira de transformar-se numa característica e então
- Agita o ambiente à sua volta na intenção de torná-lo alerta para o perigo e fazê-lo organizar-se para tolerar o incômodo.
- Se a situação se sustentar, o ambiente terá de ser testado e retestado quanto à sua capacidade de suportar a agressividade, de prevenir ou reparar a destruição, de tolerar o incômodo, de reconhecer o elemento positivo na tendência antissocial, e de prover e preservar o objeto que deve ser buscado e encontrado.

Num caso favorável, quando não há excesso de loucura, compulsão inconsciente ou organização paranoide etc., as condições favoráveis podem permitir, no decorrer do tempo, que a criança encontre uma pessoa e passe a amá-la, em vez de continuar a busca por meio de exigências sobre objetos substitutos que haviam perdido seu valor simbólico.

No estágio seguinte a criança precisa tornar-se capaz de sentir desespero dentro de um relacionamento, e não mais apenas esperança. Depois disso haverá a possibilidade real de uma vida para essa criança. Quando os bedéis e funcionários de uma instituição conduzem uma criança ao longo de todo o processo, *o que eles fizeram foi uma terapia que pode ser seguramente comparada ao trabalho analítico*.

Muitas vezes os pais realizam esse trabalho completo com um de seus próprios filhos. No entanto, muitos pais perfeitamente capazes de criar filhos normais não conseguem obter sucesso com um filho qualquer que venha a manifestar tendência antissocial.

## 14. A TENDÊNCIA ANTISSOCIAL

Deliberadamente omiti, no presente trabalho, referências à vinculação da tendência antissocial com:

- Atuação.
- Masturbação.
- Superego patológico, culpa inconsciente.
- Estágios do desenvolvimento libidinal.
- Compulsão à repetição.
- Regressão ao estágio anterior à consideração.
- Defesa paranoide.
- Ligações com o sexo, em termos da sintomatologia.

## TRATAMENTO

Resumidamente, o tratamento da tendência antissocial não é a psicanálise; é a provisão de cuidados à criança, a qual pode ser redescoberta pela criança e na qual ela pode experimentar novamente os impulsos do id – e a qual pode ser testada por ela. É a estabilidade da nova provisão ambiental que fornece a terapia. Para fazer sentido, os impulsos do id devem ser experimentados no contexto de uma relação de ego e, quando o paciente é uma criança deprivada, a relação de ego deve receber apoio do terapeuta que se relaciona com ela. De acordo com a teoria apresentada neste trabalho, é o ambiente que deve fornecer a nova chance para a relação de ego, pois a criança percebeu que foi uma falha ambiental em promover apoio egoico que provocou originalmente a tendência antissocial.

Se a criança está em análise, o analista deverá permitir que o peso da transferência desenvolva-se fora da análise, ou então ter em mente que a tendência antissocial recairá com toda força sobre a situação analítica e estar preparado para aguentar o tranco.

**170**

# 15

## PSICOLOGIA DA SEPARAÇÃO
[1958]

Muita coisa tem sido escrita recentemente sobre a separação e seus efeitos.[1] Os efeitos podem ser enunciados em termos de descobertas clínicas e atualmente há um consenso razoável sobre o que podemos esperar quando se separa o bebê ou a criança pequena da figura parental durante um período de tempo excessivamente longo. Já se estabeleceu que existe uma relação entre a tendência antissocial e a deprivação.

A seguir será feita uma tentativa de estudar a psicologia da reação à perda, recorrendo-se à grande contribuição ao nosso conhecimento trazida por *Luto e melancolia*, de Freud, estudo influenciado, por sua vez, pelas ideias de Karl Abraham.

Há certas palavras que devem ser relacionadas umas às outras para que haja plena compreensão da psicologia da ansiedade de separação. É importante tentar relacionar a reação à perda com o desmame, com o sofrimento, o luto e a depressão.

O primeiro princípio necessário como base teórica para quem trabalha com crianças que sofreram deprivação é que a doença não resulta da perda em si, mas da ocorrência da perda num estágio do desenvolvimento emocional em que a criança ou o bebê ainda não são capazes de ter uma reação madura a ela. O ego imaturo não

---

1    Escrito para assistentes sociais em março de 1958.

## PSICOLOGIA DO LUTO

Em si mesmo, o luto é sinal de maturidade no indivíduo. O mecanismo do luto é complexo e envolve o seguinte: um indivíduo sujeito à perda de um objeto introjeta esse objeto, que é então submetido ao ódio dentro do ego. Clinicamente, existe um senso de morte variável do objeto introjetado, conforme esse objeto é mais odiado ou mais amado em dado momento. No decorrer do luto, o indivíduo pode ser temporariamente feliz. É como se o objeto ganhasse vida porque se tornou vivo no íntimo do indivíduo, mas existe mais ódio por vir e, mais cedo ou mais tarde, a depressão retorna, ora sem causa óbvia, ora em virtude de eventos fortuitos ou aniversários que recordam a relação com o objeto e voltam a enfatizar o fracasso do objeto por ter desaparecido. Com o tempo e com saúde, o objeto internalizado começa a libertar-se do ódio que, no começo, é tão poderoso. Num dado momento, o indivíduo recupera a capacidade de ser feliz, a despeito da perda do objeto, e por este ter readquirido vida dentro do ego do indivíduo.

É impossível um bebê, que ainda não atingiu certo estágio de maturidade, seguir um processo tão complexo. Mesmo para um indivíduo que chegou a esse estágio, são necessárias certas condições para elaborar o processo de luto. O ambiente deve apoiá-lo durante certo tempo, enquanto a elaboração ocorre, e o indivíduo também deve estar livre do tipo de atitude que impossibilita a tristeza. Além disso, os indivíduos que adquiriram a capacidade para fazer o luto podem ser impedidos de elaborar os processos por carência de compreensão intelectual, como quando na vida da criança existe uma conspiração de silêncio em torno de uma morte. Nesse caso, a simples informação a respeito do fato pode, às vezes, permitir que a criança atravesse todo o processo de luto – e a alternativa a isso seria a confusão. É semelhante à situação de dar informações a respeito da adoção.

Tem-se assinalado, com muita procedência, que parte do ódio ao objeto perdido pode ser consciente, mas deve-se esperar que parte do ódio esteja inacessível. Sem dúvida, é também um sinal de saúde quando esse ódio e a ambivalência em relação ao objeto perdido são, em certa medida, conscientes.

Com base nesta breve exposição da psicologia do luto, é possível examinar o tema da deprivação como um todo e ver que aquilo que a assistente social está encarando é o efeito da perda que está ocorrendo ou que ocorreu, e que está além da capacidade do ego imaturo do indivíduo enfrentar essa perda de modo maduro, ou seja, pelo processo de luto. A assistente social necessita de um diagnóstico. Quero dizer com isso que a assistente social precisa estar apta a compreender qual era o estágio do desenvolvimento emocional do bebê ou da criança quando a perda ocorreu, a fim de que o tipo de reação à perda possa ser avaliado. Obviamente, quando a criança está próxima da capacidade para o luto, há mais esperança de que possa receber ajuda, apesar da gravidade da doença clínica apresentada. Por outro lado, quando foram invocados mecanismos muito primitivos, a assistente social pode ter de reconhecer uma limitação essencial quanto à ajuda que poderá ser prestada.

Não cabe aqui uma enumeração das reações à perda do tipo primitivo e que indicam maturidade insuficiente para a realização do luto. Entretanto, podemos citar exemplos. É possível, às vezes, demonstrar que a perda do seio e da mãe ao mesmo tempo pode resultar num estado de coisas em que a criança perde não só o objeto mas também o aparato para usar esse objeto, ou seja, a boca. A perda pode ir mais fundo e envolver toda a capacidade criativa do indivíduo, de modo que ocorre não tanto uma desesperança quanto à redescoberta do objeto, mas uma desesperança baseada na incapacidade de sair em busca de um objeto.

## 15. PSICOLOGIA DA SEPARAÇÃO

Entre os extremos das reações muito primitivas à perda e ao luto existem todos os graus de torturantes falhas de comunicação. Nessa área, há a ser observada clinicamente toda a sintomatologia da tendência antissocial, e aí aparece o furto como um sinal de esperança, talvez muito temporária, é certo, mas positiva enquanto dura, e antes que seja revertida novamente para a desesperança. A meio caminho entre os dois extremos há um tipo de reação à perda que indica um esfacelamento do que Melanie Klein chama de estabelecimento da posição depressiva no desenvolvimento emocional. Quando as coisas correm bem, o objeto que é a mãe ou a figura materna permanece durante um certo período de tempo – enquanto o bebê alcança o pleno reconhecimento do objeto, no momento da experiência instintiva – como parte da mãe que está constantemente presente. Nessa fase ocorre a formação gradual, no indivíduo, de um sentido de consideração. A perda da mãe durante essa fase leva a uma reversão do processo. Não estando a mãe presente quando o bebê sente consideração, desfaz-se o processo de integração em curso, de modo que a vida instintiva torna-se inibida ou então dissociada da relação geral da criança com os cuidados que lhe são fornecidos. O sentido de consideração, nesse caso, acaba por se perder, ao passo que quando o objeto, ou seja, a mãe, continua existindo e desempenhando seu papel, o sentido de consideração vai sendo gradualmente fortalecido. É o florescimento desse processo que resulta nessa coisa madura a que se dá o nome de capacidade para o luto.

# 16

## AGRESSIVIDADE, CULPA E REPARAÇÃO
[1960]

Gostaria de usar minha experiência de psicanalista para abordar um tema recorrente no trabalho analítico, sempre revestido de grande importância.[1] Diz respeito a uma das raízes da atividade construtiva, a saber, a relação entre construção e destruição. Pode ser que vocês logo reconheçam: ele foi desenvolvido principalmente por Melanie Klein, que resumiu suas ideias sobre o assunto sob a denominação "a posição depressiva no desenvolvimento emocional". Se é um nome adequado ou não, é outra questão. O mais relevante é que a teoria psicanalítica evolui o tempo todo, e foi Klein quem se interessou pela destrutividade que reside na natureza humana e começou a fazer com que ela adquirisse sentido em termos psicanalíticos. Foi um progresso importante, que ocorreu na década seguinte à Primeira Guerra Mundial, e muitos de nós sentimos que nosso trabalho não poderia ter sido feito sem esse importante acréscimo às afirmações do próprio Freud sobre o desenvolvimento emocional do ser humano. O trabalho de Melanie Klein ampliou o de Freud, sem alterar o modo de trabalho do analista.

Poderíamos pensar que o assunto diz respeito ao ensino da técnica psicanalítica. Caso eu esteja avaliando corretamente a situação, vocês não se importariam com esse fato. Acredito, no entanto, que

---

1 Palestra proferida na Progressive League em 8 de maio de 1960.

## 16. AGRESSIVIDADE, CULPA E REPARAÇÃO

o tema seja vital para todos os seres pensantes, sobretudo porque enriquece nosso entendimento acerca do significado da expressão "sentimento de culpa", por juntar o sentimento de culpa à destrutividade e à atividade construtiva.

Tudo soa muito simples e óbvio. Surgem ideias de destruir um objeto, desponta um sentimento de culpa, e disso resulta um trabalho construtivo. Contudo, o que vamos encontrar na prática é muito mais complexo, e é importante, quando nos propomos a fazer uma descrição completa, lembrar que o momento em que essa sequência simples começa a fazer sentido, ou se torna um fato, ou ganha importância, é uma conquista no desenvolvimento emocional de um indivíduo.

É típico dos psicanalistas, quando tentam enfrentar um assunto como esse, pensar sempre em termos do *indivíduo em desenvolvimento*. Isso significa retornar a épocas muito remotas e tentar determinar o ponto de origem. Com certeza, seria possível pensar na primeira infância como um estado em que o indivíduo não é capaz de se sentir culpado. Pode-se afirmar então que, num momento posterior, sabemos que (caso haja saúde) a pessoa pode sentir culpa, ou talvez experimentá-la sem que ela seja registrada como tal na consciência. Entre esses dois momentos, há um período em que a capacidade para o sentimento de culpa está sendo estabelecida – é a esse período que o presente estudo é dedicado.

Não é necessário fornecer idades nem datas, mas eu diria que às vezes os pais podem detectar o princípio de um sentimento de culpa em seus filhos antes mesmo do primeiro ano de idade completo, apesar de ninguém pensar que uma técnica de plena aceitação de responsabilidade por ideias destrutivas poderia se instalar firmemente antes de a criança completar cinco anos. Lidando com esse desenvolvimento, descobrimos que a questão envolve a infância como um todo, especialmente a adolescência. E, se falamos em adolescência, estamos falando em adultos, porque nenhum adulto é adulto o tempo todo. Isso porque as pessoas não têm só sua própria idade; em alguma medida, elas têm todas as idades, ou nenhuma.

**176**

De passagem, gostaria de acrescentar que me parece relativamente fácil chegar à destrutividade que existe em nós quando ela está ligada à raiva perante a frustração, ou ao ódio em relação a algo que desaprovamos, ou a uma reação diante do medo. A dificuldade está em cada indivíduo assumir plena responsabilidade pela destrutividade, que é pessoal e inerente a uma relação com um objeto percebido como bom – em outras palavras, que está relacionada ao amor.

A palavra que cabe aqui é "integração", pois, se concebemos uma pessoa totalmente integrada, então ela assume plena responsabilidade por *todos* os sentimentos e ideias que fazem parte do "estar vivo". Em contraposição, a integração fracassa quando precisamos encontrar fora de nós aquilo que desaprovamos. Paga-se um preço por isso – a perda da destrutividade que na verdade nos pertence.

Estou falando, portanto, do desenvolvimento que tem que ocorrer em todo e qualquer indivíduo – o desenvolvimento da capacidade de assumir responsabilidade pela totalidade dos sentimentos e das ideias desse indivíduo, tendo em mente que a palavra "saúde" está intimamente relacionada ao grau de integração que torna isso possível. Uma coisa pode ser dita a respeito da pessoa saudável: ela não precisa usar a técnica da projeção o tempo todo para lidar com seus próprios impulsos e pensamentos destrutivos.

Vocês perceberão que estou omitindo os estágios mais precoces, relativos aos aspectos primitivos do desenvolvimento emocional. Será que devo acrescentar que não estou me referindo às primeiras semanas ou meses? Um colapso nessa área do desenvolvimento emocional básico leva à doença dos hospitais psiquiátricos, ou seja, à esquizofrenia, que não é o tema desta palestra. Estou supondo que, em cada um dos casos discutidos aqui, os pais forneceram a provisão essencial que preparou a criança para iniciar uma existência individual. O que estou tentando dizer também se aplica aos cuidados dispensados a uma criança normal durante certo estágio do desenvolvimento, ou a uma fase no tratamento de uma criança ou adulto, pois na psicoterapia nunca acontece nada

## 16. AGRESSIVIDADE, CULPA E REPARAÇÃO

realmente novo – o melhor que pode suceder no curso do tratamento é que se complete, em alguma medida, algo que não havia sido completado no desenvolvimento original do indivíduo. Vou dar alguns exemplos de tratamentos analíticos. Manterei deles apenas os detalhes que forem relevantes no contexto da ideia que estou tentando apresentar.

CASO 1 Um exemplo vem da análise de alguém que também é psicoterapeuta. Ele iniciou a sessão me contando que viu um de seus pacientes em ação, ou seja, saiu do papel do terapeuta que está lidando com o paciente no consultório e viu seu paciente trabalhando. O trabalho exigia movimentos muito rápidos e era altamente especializado, e o paciente estava se saindo muito bem nessa tarefa peculiar em que utilizava movimentos rápidos, os quais, no horário terapêutico, não tinham o menor sentido e levavam-no a movimentar-se no divã como se estivesse possuído. Meu paciente (o terapeuta desse homem) estava em dúvida sobre o que fizera, se havia sido bom ou não, ainda que sentisse que provavelmente havia sido bom ver seu paciente trabalhando. Meu paciente fez então uma referência às próprias atividades nos feriados da Páscoa. Ele tem uma casa de campo e desfruta muito do trabalho físico e todo tipo de atividade de construção, além de gostar de engenhocas, das quais faz uso quando vai para lá. Ele emendou, então, numa descrição de episódios da sua vida doméstica. Não preciso transmitir tudo isso a vocês em seu colorido emocional, mas simplesmente vou dizer que ele voltou a um tema que tem sido importante em sua análise recente, na qual vários tipos de ferramentas assumem papel de destaque. No caminho para a sessão, ele costuma ficar algum tempo parado em frente à vitrine de uma loja perto da minha casa, olhando para uma máquina com dentes esplêndidos. Essa é a maneira que meu paciente encontrou de acessar sua agressividade oral, o impulso amoroso primitivo em toda a sua impiedade e destrutividade. Poderíamos chamá-la de "comer". A tendência em seu tratamento é aproximar-se da

**178**

impiedade desse amor primitivo e, como bem se pode imaginar, a resistência a fazê-lo é tremenda. (Por acaso, esse homem conhece a teoria, e seria capaz de elaborar um relato bem-feito, intelectual, de todos esses processos; no entanto, ele vem para uma análise de pós-graduação por precisar de fato entrar em contato com seus impulsos primitivos, como uma questão não da mente, e sim da experiência dos instintos e do sentimento corporal.) Muito mais foi discutido durante essa sessão, inclusive a questão de se é possível comer o próprio bolo e continuar a tê-lo.[2]

Quero fazer uma única observação a respeito disso: quando esse novo material apareceu, no contexto do amor primitivo e da destruição do objeto, *já havia sido feita* alguma referência ao trabalho construtivo. Quando fiz a interpretação da qual o paciente precisava, sobre ele me destruir ("comendo"), pude lembrá-lo do que ele havia dito a respeito da construção. Pude lembrá-lo de que, do mesmo modo como ele viu seu paciente em ação, e a ação deu sentido a movimentos desajeitados, eu também poderia tê-lo visto trabalhando em seu jardim, usando todo tipo de apetrechos para melhorar o terreno. Ele furava paredes e cortava árvores, atividades que desfrutava muitíssimo, mas que, se viessem separadas do objetivo construtivo, caracterizariam um episódio maníaco desprovido de sentido. Essa é uma característica que aparece regularmente em nosso trabalho, e é o tema de minha palestra desta noite.

Talvez seja verdade que os seres humanos não podem tolerar o objetivo destrutivo em seu amor mais primitivo. A ideia pode ser tolerada, contudo, se o indivíduo que dela se aproxima tem em mãos a evidência de um objetivo construtivo do qual ele ou ela podem ser lembrados.

---

**2** Alusão à expressão idiomática do inglês: *You can't have your cake and eat it (too)*, que significa "não se pode ter tudo". [N.E.]

## 16. AGRESSIVIDADE, CULPA E REPARAÇÃO

Estou pensando agora no tratamento de uma mulher. Logo no início cometi um erro que quase acabou com tudo. Interpretei exatamente isso, o sadismo oral, a ingestão impiedosa do objeto referente ao amor primitivo. Eu tinha evidências suficientes e realmente estava certo, mas a interpretação foi dada dez anos antes do tempo. Aprendi minha lição. No longo tratamento que se seguiu, a paciente se reorganizou e tornou-se uma pessoa real e integrada que podia aceitar a verdade sobre seus impulsos primitivos. Depois de dez ou doze anos de análise diária, ela finalmente ficou pronta para essa interpretação.

CASO 2 Um homem entrou na minha sala e viu um gravador que eu tinha pegado emprestado. Isso lhe deu algumas ideias, as quais relatou enquanto se deitava e se preparava para o trabalho analítico: "Gostaria de pensar que, quando eu tiver terminado o tratamento, aquilo que aconteceu comigo aqui será valioso para o mundo de alguma forma". Tomei nota mentalmente de que essa observação *poderia* indicar que o paciente estava próximo de um daqueles ataques de destrutividade com os quais tive de lidar muitas vezes desde que seu tratamento se iniciara, dois anos antes. Antes do fim da sessão, o paciente havia realmente atingido um novo grau de familiaridade com sua inveja em relação a mim pelo fato de eu estar sendo um analista razoavelmente bom. Ele teve o impulso de me agradecer por estar sendo bom, e por ser capaz de fazer o que ele precisava que eu fizesse. Já havíamos passado por isso antes, mas agora, mais do que em outras ocasiões, ele estava em contato com seus sentimentos destrutivos em relação ao que poderia ser chamado de objeto bom. Quando já estávamos completamente de acordo quanto a isso tudo, lembrei-o de sua esperança, expressa quando chegara e vira o gravador, de que seu tratamento se provasse valioso por si só, de que contribuísse para o conjunto geral de necessidades humanas não atendidas. (É claro que não era *necessário* lembrá-lo disso, pois o que importa é o que havia ocorrido, e não a discussão sobre o que havia ocorrido.)

Quando liguei as duas coisas, ele disse que isso parecia fazer sentido, mas que teria sido terrível se eu tivesse baseado minha interpretação na primeira observação, quer dizer, se eu tivesse tomado seu desejo de ser útil como indicação de um desejo de destruição. O paciente teve primeiro que alcançar o impulso destrutivo, e teve de fazê-lo no seu próprio ritmo, do seu próprio jeito. Sem dúvida, foi sua capacidade de ter a ideia de que poderia contribuir com algo que lhe permitiu estabelecer um contato mais íntimo com sua destrutividade. Só que o esforço construtivo é falso e pior do que insignificante, a menos que, como ele disse, tenha antes conseguido se aproximar da destruição. Esse homem sentia que até então seu trabalho carecia de um fundamento adequado; com efeito (como ele mesmo me lembrou), foi por isso que dera início ao tratamento comigo. A propósito, ele se saía bem no trabalho, mas, sempre que se aproximava do sucesso, experimentava uma sensação crescente de futilidade e falsidade, e uma necessidade de provar sua inutilidade. Esse fora, até então, o mote de sua vida.

CASO 3 Uma colega está contando o caso de um paciente do sexo masculino. O homem apresenta um material que pode ser adequadamente interpretado como um impulso de roubar a analista. Ele de fato diz à analista, após testemunhar uma boa instância de trabalho analítico: "Acho que tenho ódio de você por causa do seu *insight*, que é exatamente o que eu necessito de você; tenho o impulso de roubar tudo aquilo em você que te possibilita realizar este trabalho". Ocorre que, logo antes disso, ele mencionara (de passagem) que seria bom ganhar mais dinheiro para poder pagar honorários mais altos. Vocês podem ver a mesma coisa neste caso: alcança-se e usa-se uma plataforma de generosidade, de tal forma que, a partir dela, tem-se um relance da inveja, do roubo e da destrutividade do objeto bom, que subjaz à generosidade e está ligado ao amor primitivo.

## 16. AGRESSIVIDADE, CULPA E REPARAÇÃO

CASO 4 O próximo excerto provém de uma longa descrição de uma adolescente que está se tratando com uma pessoa que cuida dela na própria casa, junto com seus próprios filhos. Esse tipo de arranjo apresenta vantagens e desvantagens.

A garota havia ficado muito doente e, à época do incidente, estava emergindo de um prolongado período de regressão a um estado dependente e infantil. Deve-se acrescentar que a menina não estava mais regredida em relação ao lar e à família, mas ainda se encontrava num estado muito especial num âmbito específico: as sessões de terapia, que aconteciam sempre no mesmo horário, no início da noite.

Em certo ponto, a garota expressou ódio profundo pela sra. X (que tanto cuidava dela como de seu tratamento). Tudo corria bem nas outras vinte e três horas do dia, mas durante o tratamento a sra. X era destruída total e repetidamente. É difícil exprimir o grau de ódio que a menina sentia pela sra. X, a terapeuta, e, na realidade, a aniquilação que dirigia em relação a ela. Não era o caso de a terapeuta sair para ver a paciente trabalhando, pois a sra. X tinha a garota sob seus cuidados em tempo integral e havia duas relações separadas se desenvolvendo entre essas duas pessoas, ao mesmo tempo. Durante o dia, acontecia de tudo: a garota começou a querer ajudar a limpar a casa, a lustrar os móveis, a ser útil. Essa ajuda era absolutamente nova e nunca havia sido uma característica do padrão pessoal da menina na casa dela, mesmo antes de apresentar uma doença aguda.

Eu poderia pensar que deve haver de fato alguns adolescentes que ajudam muito pouco com as tarefas domésticas: ela não ajudava nem mesmo a lavar os pratos. Portanto, os atos prestativos eram de fato uma grande novidade e ocorriam silenciosamente (por assim dizer), acompanhados da absoluta destrutividade que a menina começou a encontrar nos aspectos primitivos de seu amor, alcançados na relação com a terapeuta durante as sessões.

Vocês veem que a ideia se repete. O que tornou possível a atitude construtiva apresentada durante o dia foi, naturalmente, o fato de a paciente estar se tornando consciente da destrutividade. Mas quero que vocês olhem isso por outro ângulo: as experiências construtivas e criativas estavam tornando possível que ela experienciasse sua destrutividade.

Vocês poderão observar um corolário: o paciente precisa de uma oportunidade para fazer parte, e é aqui que o assunto se conecta com a vida comum. Oportunidade para a atividade criativa, para o brincar imaginativo, para o trabalho construtivo – é justamente isso que procuramos fornecer a todas as pessoas. Voltarei a esse ponto mais adiante.

Gostaria de tentar organizar as ideias que apresentei até agora sob a forma de material clínico.

Estamos lidando com um aspecto do sentimento de culpa que provém da capacidade de tolerar os impulsos destrutivos do amor primitivo. A tolerância dos impulsos destrutivos resulta numa coisa nova: a capacidade de desfrutar de ideias, mesmo daquelas com um componente destrutivo, e das excitações corporais correspondentes a elas, ou às quais elas correspondem. Tal desenvolvimento dá margem de manobra para a experiência da preocupação, que em última análise é a base de tudo o que for construtivo.

Vocês perceberão que podemos recorrer a vários pares de palavras, correspondentes aos diferentes estágios de desenvolvimento emocional que estivermos descrevendo:

| | |
|---|---|
| Aniquilação | Criação |
| Destruição | Recriação |
| Ódio | Amor reforçado |
| Ser cruel | Ser terno |
| Sujando | Limpando |
| Danificando | Reparando |
| | e assim por diante. |

Permitam-me formular minha tese nos seguintes termos: se quiser, vocês podem observar como uma pessoa faz reparações e dizer,

## 16. AGRESSIVIDADE, CULPA E REPARAÇÃO

com ar sagaz: "Ah, isso significa destruição inconsciente". Mas o mundo não vai melhorar muito se vocês agirem assim. No entanto, vocês podem perceber, na reparação de alguém, que essa pessoa está construindo uma força pessoal que lhe permite tolerar a destrutividade pertencente à sua natureza. Digamos que vocês de algum modo interromperam a reparação. Nesse caso, a pessoa se torna incapaz, em alguma medida, de assumir a responsabilidade por seus ímpetos destrutivos, e o resultado clínico será a depressão ou então a busca pelo alívio implicado na descoberta da destrutividade em outro lugar – ou seja, a tentativa de se aliviar por meio do mecanismo de projeção.

Para concluir esta rápida exposição de um assunto tão vasto, permitam-me elaborar uma lista de possíveis aplicações cotidianas do trabalho subjacentes àquilo que acabei de discutir:

1. De alguma maneira, a oportunidade de fazer parte nos ajuda a aceitar a destrutividade – elementar, constitutiva e associada ao amor –, que é o comer.

2. Propiciar a oportunidade e estar perceptivo quando as pessoas apresentam momentos construtivos nem sempre funciona, e o porquê disso é compreensível.

3. Se dermos a alguém a oportunidade de participar, podemos obter três resultados:
   a) Era justamente disso que a pessoa precisava.
   b) A oportunidade é equivocada, e as atividades construtivas podem ser suspensas, pois são percebidas como falsas.
   c) A oportunidade oferecida a alguém que é incapaz de se aproximar da destrutividade pessoal é sentida como reprovação, e o resultado clínico é desastroso.

4. Podemos usar as ideias que discuti para desfrutar de um entendimento intelectual a respeito do funcionamento do sentimento de culpa, uma vez que este emerge no ponto em que a destrutividade se transforma em construtividade. (Vale ressaltar que o sentimento de culpa ao qual me refiro geralmente é silencioso, não

consciente. É um sentimento de culpa potencial, anulado pelas atividades construtivas. O sentimento clínico de culpa, que é um encargo consciente, é outra história.)

5  Com base nisso, alcançamos algum entendimento sobre a destrutividade compulsiva que pode aparecer em qualquer lugar, mas que é um problema especial na adolescência e uma característica comum da tendência antissocial. Ainda que seja compulsiva, a destrutividade é mais honesta do que a construtividade não alicerçada no sentimento de culpa proveniente da aceitação dos impulsos destrutivos dirigidos ao objeto percebido como bom.

6  Essas questões se relacionam às coisas de grande importância que estão se desenrolando subterraneamente enquanto os pais proporcionam um bom começo de vida a seu bebê.

7  Finalmente, chegamos à fascinante questão filosófica: é possível comer o próprio bolo e continuar a tê-lo?

# 17

## ENFRENTANDO O MARASMO
[1963]

O atual interesse mundial pela adolescência e pelos problemas do adolescente indica as condições especiais dos tempos em que vivemos.[1] Se desejamos explorar essa área da psicologia, talvez convenha perguntarmo-nos primeiro: rapazes e moças adolescentes desejam ser compreendidos? Penso que a resposta é não. Na verdade, os adultos devem esconder o que chegaram a compreender da adolescência. Seria absurdo escrever um livro para adolescentes sobre o tema da adolescência, porque esse período da vida tem de ser vivido. É essencialmente um período de descoberta pessoal. Cada indivíduo está empenhado numa experiência vital, um problema de existência e de estabelecimento de uma identidade.

De fato, existe somente uma cura real para a adolescência: o amadurecimento. Isso e a passagem do tempo resultam, no fim, no surgimento da pessoa adulta. Esse processo não pode ser apres-

---

1    Baseado numa conferência proferida à alta direção do London County Council Children's Department, em fevereiro de 1961; subsequentemente publicada sob o título "Adolescência: enfrentando o marasmo" em *The New Era in Home and School*, v. 43, n. 8, 1962, e em *Família e desenvolvimento individual* [1965], trad. Marcelo B. Cipolla. São Paulo: Ubu Editora/WMF Martins Fontes, 2023. A presente versão foi publicada na *New Society*, v. 1, n. 30, 1963, após revisão.

sado, embora de fato possa ser invadido e destruído por uma condução inepta; ou pode definhar intimamente quando existe doença psiquiátrica no indivíduo. Precisamos, por vezes, ser lembrados de que, embora a adolescência seja algo que sempre levamos conosco, cada rapaz ou moça adolescente, ao crescer, converte-se em adulto no espaço de poucos anos. A irritação com os fenômenos da adolescência pode facilmente ser evocada pela referência descuidada à adolescência como um problema permanente, sem levar em conta que cada indivíduo está em processo de tornar-se um adulto socialmente responsável.

Se examinarmos os processos de amadurecimento, veremos que o jovem ou a jovem nessa fase está tendo de enfrentar importantes mudanças associadas à puberdade. Desenvolve sua capacidade sexual e aparecem as manifestações sexuais secundárias. O modo como o indivíduo enfrenta essas mudanças e lida com as ansiedades decorrentes delas baseia-se, em grande medida, no padrão organizado na primeira infância, quando houve uma fase similar de rápido crescimento emocional e físico. Nessa fase anterior, aqueles que foram bem cuidados e eram saudáveis desenvolveram o chamado complexo de Édipo, ou seja, a capacidade para lidar com relações triangulares – aceitar a força total da capacidade de amar e as complicações que daí resultam.

A criança saudável chega à adolescência já equipada com um método pessoal para atender aos novos sentimentos, tolerar situações de apuro e rechaçar situações que envolvam ansiedade intolerável. Também são derivadas das experiências dos primeiros estágios da infância do adolescente certas características e tendências herdadas e adquiridas, padrões residuais de doença associados mais ao fracasso do que ao êxito no manejo de sentimentos pertencentes a essas fases iniciais. Boa parte dos padrões que foram formados em relação às experiências até a primeira infância são necessariamente inconscientes, e há também uma porção considerável que é desconhecida por ainda não ter sido experimentada pela criança.

## 17. ENFRENTANDO O MARASMO

Surge sempre a pergunta: de que modo essa organização da personalidade irá ao encontro da nova capacidade instintual? Como as mudanças da puberdade se acomodarão no padrão de personalidade específico do rapaz ou da moça em questão? Além disso, como lidará cada adolescente com algo que é realmente novo: o poder de destruir e até de matar, um poder que não complicou os sentimentos de ódio experimentados na infância?

O papel desempenhado pelo ambiente é muitíssimo significativo nesse estágio, tanto que, num relato descritivo, é preferível pressupor a existência e continuidade do interesse do pai e da mãe da própria criança e da organização familiar mais ampla. Grande parte do trabalho de um psiquiatra diz respeito às dificuldades que surgem relacionadas com falhas e omissões ambientais nesta ou naquela fase, e esse fato só acentua a importância vital do ambiente e do contexto familiar. No caso da ampla maioria dos adolescentes, é lícito supor que o ambiente é suficientemente bom. A maior parte dos adolescentes atinge, de fato, a maturidade adulta, mesmo que, no decorrer do processo, tenha dado a seus pais bastante dor de cabeça. Mas até nas melhores circunstâncias, quando o ambiente facilita os processos de amadurecimento, cada adolescente ainda tem muitos problemas pessoais e muitas fases difíceis a transpor.

## O ISOLAMENTO DO INDIVÍDUO

O adolescente é essencialmente um ser isolado. É a partir de uma posição de isolamento que ele se lança no que pode resultar em relações. São as relações individuais, um por um, que levam finalmente à socialização. O adolescente está repetindo uma fase essencial do início da infância, pois o bebê também é um ser isolado, pelo menos até que seja capaz de estabelecer a capacidade para relacionar-se com objetos que estão fora de seu controle mágico. O bebê passa a ser capaz de reconhecer e acolher a existência de objetos que não são parte integrante dele, mas isso é uma grande façanha. O adolescente repete essa batalha.

É como se o adolescente tivesse necessariamente de partir de um estado de isolamento. As relações devem ser primeiramente ensaiadas com objetos subjetivos. Assim, vemos por vezes adolescentes mais jovens como coleções de isolados, tentando ao mesmo tempo formar um agregado por meio da adoção de ideias, ideais, jeitos de se vestir e modos de vida comuns. É como se pudessem agrupar-se em virtude de interesses e preocupações comuns. Eles podem, é claro, estabelecer um grupo se forem atacados como grupo, mas isso é apenas um agrupamento reativo e, finda a perseguição, o agrupamento tem fim. Portanto, não é satisfatório porque não tem uma dinâmica que parta de dentro.

As experiências sexuais dos adolescentes mais jovens são coloridas por esse fenômeno de isolamento e pela necessidade de associação na base do interesse mútuo. Não é verdade, além disso, que o rapaz ou a moça nesse estágio ignora ainda se será homossexual, heterossexual ou apenas narcisista? De fato, pode ser doloroso para um jovem adolescente perceber que só ama a si mesmo e isso pode ser pior para o rapaz do que para a moça, porque a sociedade tolera elementos narcísicos numa menina, mas impacienta--se com a egolatria de um menino. Com frequência, o jovem ou a jovem passa um longo período sem ter certeza de ver surgir algum ímpeto sexual.

A atividade masturbatória premente pode constituir, nesse estágio, uma forma repetida de desvencilhar-se do sexo, mais do que uma forma de experiência sexual. Quer dizer, será uma tentativa repetida de resolver um problema puramente fisiológico que se torna urgente antes da revelação do pleno significado de sexo. Com efeito, as atividades heterossexuais ou homossexuais compulsivas também podem servir ao propósito de livrar-se da tensão sexual numa época em que ainda não se desenvolveu a capacidade de união entre seres humanos inteiros. A união entre seres humanos inteiros tem mais chance de aparecer primeiro na atividade

## 17. ENFRENTANDO O MARASMO

sexual preliminar de consumação inibida ou no comportamento afetuoso com ênfase na dependência ou interdependência. Também se trata aí de um padrão pessoal aguardando o momento de integrar-se aos novos desenvolvimentos dos instintos; mas, nesse longo interlúdio, os adolescentes têm de encontrar alívio para a tensão sexual e por isso é esperado que recorram à masturbação compulsiva, o que pode perturbar o jovem adolescente devido a sua falta de sentido.

A masturbação compulsiva não é necessariamente prazerosa e produz as próprias complicações. O pesquisador, é claro, raramente chega a conhecer a verdade sobre essas questões, que são muito secretas; na verdade, uma boa divisa para o pesquisador seria: quem faz perguntas deve esperar que lhe respondam com mentiras.

## O TEMPO PARA A ADOLESCÊNCIA

Não é sinal de uma sociedade saudável que os adolescentes possam ser adolescentes no tempo certo, isto é, na idade que abrange o crescimento puberal? Entre os povos primitivos, as mudanças da puberdade ou são escondidas sob tabus ou então o adolescente é convertido em adulto no espaço de algumas semanas ou meses, mediante certos ritos e provações. Hoje em dia, em nossa sociedade, os adultos estão sendo formados por processos naturais, a partir de adolescentes que avançam em virtude das tendências de crescimento. Isso pode facilmente significar que os novos adultos de hoje têm vigor, estabilidade e maturidade.

Naturalmente, há um preço a ser pago, em tolerância e paciência; e esse desenvolvimento gera uma nova tensão na sociedade, pois é penoso para adultos que foram roubados de sua adolescência observar os rapazes e as moças em volta deles em estado de viçosa adolescência.

Para mim, existem três principais desenvolvimentos sociais que, juntos, alteraram todo o clima para os adolescentes.

**190**

## A doença venérea deixou de ser um impedimento

A doença venérea já não é nenhum bicho de sete cabeças. O espiroqueta e o gonococo deixaram de ser (como sem dúvida eram considerados há cinquenta anos) agentes de um Deus punitivo. Agora podem ser tratados com penicilina e antibióticos apropriados. Lembro-me bem de uma jovem, pouco depois da Primeira Guerra Mundial, que me disse que só não virara prostituta por medo da doença venérea. Ficou horrorizada quando eu disse, numa simples conversa, que talvez um dia a doença venérea pudesse ser prevenida ou curada. Ela disse então que não podia imaginar como teria conseguido passar pela adolescência (e ela tinha justamente acabado de sair dela) sem esse medo, que ela usara para se manter no caminho certo. Agora ela é mãe de uma grande família e poderíamos considerá-la uma pessoa normal; mas teve que travar sua batalha adolescente e enfrentar o desafio dos próprios instintos. Foi um período difícil. Ela cometeu alguns roubos, mentiu, mas emergiu de tudo isso uma mulher adulta.

## Contracepção

O desenvolvimento de métodos contraceptivos deu ao adolescente liberdade de exploração. Essa liberdade é nova, a liberdade para realizar descobertas sobre a sexualidade e a sensualidade quando há não só ausência de um desejo de paternidade e maternidade mas também o desejo de evitar a vinda ao mundo de um bebê não desejado, sem pais. É claro, acidentes acontecem e acontecerão, e esses acidentes levam a abortos malsucedidos e perigosos ou ao nascimento de filhos ilegítimos.

Mas, ao examinar o problema da adolescência, devemos aceitar o fato, sugiro eu, de que o adolescente moderno pode explorar, se quiser, toda a área da existência sensorial sem sofrer a angústia mental em torno da gravidez acidental. Isso é apenas em parte

## 17. ENFRENTANDO O MARASMO

verdadeiro, porque a angústia mental associada ao medo de um acidente subsiste, mas o problema foi alterado no decorrer dos últimos trinta anos por esse novo fator. A angústia mental, podemos ver agora, provém não tanto do medo, mas sim do sentimento de culpa de cada jovem. Não quero dizer com isso que todo jovem tem um sentimento inato de culpa, mas que a criança saudável desenvolve, de um modo muito complicado, um senso de certo e errado, bem como a capacidade para experimentar um sentimento de culpa; e cada criança tem ideais e tem uma ideia do que quer para o futuro.

Estão envolvidos fatores conscientes e inconscientes muito fortes, sentimentos e medos conflitantes que só podem ser explicados por meio da fantasia total do indivíduo. Por exemplo, uma jovem sentiu-se compelida a largar dois filhos ilegítimos nas costas de sua mãe, antes de se estabelecer e instituir a própria família pelo casamento. A motivação envolvia uma vingança relacionada com o lugar dessa jovem em sua própria família e também a ideia de que ela devia dois bebês à mãe e, portanto, tinha de resgatar essa dívida antes de tratar de estabelecer a própria vida. Podem existir motivações extremamente complexas para o comportamento nessa idade – e, na verdade, em todas as idades – e qualquer simplificação vai contra a verdade. Felizmente, na maioria dos casos de dificuldades adolescentes, a atitude da família (a qual é, em si mesma, complexa) restringe as atuações impetuosas e conduz o rapaz ou a moça a superarem episódios incômodos.

### Um fim de luta

A bomba de hidrogênio talvez esteja produzindo mudanças mais profundas até que as duas primeiras características de nossa época que indiquei acima. A bomba atômica afeta o relacionamento entre a sociedade adulta e a maré adolescente que parece estar permanentemente desaguando nela. Não é tanto o fato de essa nova bomba simbolizar um episódio maníaco, um momento de incontinência infantil expressa como fantasia que se tornou realidade – um acesso de cólera que se converteu em destruição concreta. A pólvora já simbolizara antes tudo isso e os aspectos mais profundos de loucura, e o mundo foi alterado há muito tempo pela invenção da pólvora, que deu realidade à mágica. O resultado mais geral da ameaça da guerra nuclear é que, de fato, ela significa que *não haverá outra guerra*. Pode-se argumentar que uma guerra tem possibilidade de existir a qualquer minuto em algum lugar do mundo, mas, por causa da nova bomba, sabemos que já não se pode resolver um problema social através da organização de uma nova guerra. Portanto, já não existe nada que possa justificar a adoção de uma forte disciplina militar. Não podemos fornecer isso aos nossos jovens, nem podemos justificar que isso seja fornecido aos nossos filhos, a menos que recorramos a algo em nosso próprio íntimo a que se deve dar o nome de crueldade ou vingança.

Se deixou de fazer sentido lidar com nossos adolescentes difíceis preparando-os para lutar por seu rei ou país, perdemos algo a que tínhamos o hábito de recorrer e, assim, vemo-nos novamente diante do problema: existe uma adolescência, uma coisa em si mesma, com a qual a sociedade deve aprender a conviver.

Poderia ser dito que a adolescência é um estado de prepotência. Na vida imaginativa do homem, potência não é apenas uma questão do ativo e do passivo em intercurso sexual; inclui a ideia da vitória do homem sobre o homem e de admiração da garota pelo vencedor. Sugiro que tudo isso tem agora de se realizar na mística dos barzinhos e nas ocasionais brigas de faca. A adolescência tem agora de conter-se, de conter-se como nunca tinha feito antes, e nós temos de levar em conta que a adolescência tem um potencial bastante violento.

Quando pensamos nas atrocidades ocasionais da juventude moderna, devemos contrabalançá-las com as mortes que resultariam da guerra que não mais terá lugar, com toda a crueldade bélica

## 17. ENFRENTANDO O MARASMO

que não terá mais lugar e com toda a sexualidade livre que acompanhou todas as guerras que já existiram e que tampouco terá mais lugar. Assim, a adolescência chegou para ficar e, com ela, a violência e o sexo que lhe são inerentes.

Essas três mudanças que enumerei situam-se entre aquelas que estão tendo efeito sobre nossa consideração social e uma das primeiras lições que temos a aprender é que a adolescência não é algo que possa ser empurrado para fora do palco por falsas manobras.

## A LUTA PARA SENTIR-SE REAL

Não é uma característica primordial dos adolescentes repudiar soluções falsas? Eles têm uma moralidade feroz que só aceita aquilo que é reconhecido como verdadeiro, e essa é uma moralidade que também caracteriza a infância inicial. É uma moralidade que vai muito mais fundo do que a maldade e tem como mote: "Seja verdadeiro para consigo mesmo". O adolescente está empenhado em descobrir a si próprio para que lhe possa ser fiel.

Isso está ligado ao fato de que, como eu disse, a cura para a adolescência é a passagem do tempo – fato que tem pouco significado para o adolescente que rejeita uma cura depois da outra, em virtude de algum elemento falso nela existente. Desde que possa admitir que a conciliação é possível, o adolescente descobrirá várias maneiras de atenuar a inexorabilidade da verdade essencial. Por exemplo, existe a solução por identificação com figuras parentais, e pode haver uma maturidade prematura em termos de sexo; pode ocorrer uma mudança de ênfase da violência para o desempenho físico em atletismo ou das funções corporais para as realizações ou conquistas intelectuais. De modo geral, os adolescentes rejeitam esse tipo de auxílio porque ainda não estão aptos a aceitar um meio-termo; pelo contrário, têm de atravessar o que poderíamos chamar de zona de marasmo, uma fase em que eles se sentem fúteis.

Estou pensando num rapaz que vive com a mãe num pequeno apartamento. Ele é muito inteligente, mas desperdiça suas oportunidades escolares. Fica na cama ameaçando ter overdose de alguma coisa e tocando música soturna de jazz na vitrola. Às vezes, deixa a mãe trancada para fora de casa e ela tem de chamar a polícia para ajudá-la a entrar no próprio apartamento. Ele tem muitos amigos e às vezes o apartamento se anima de repente, quando a turma toda aparece, trazendo a própria comida e cerveja; a festa chega a se prolongar noite adentro ou por todo um fim de semana, com uma considerável participação de sexo. O rapaz tem uma namorada firme; e seus impulsos suicidas estão relacionados com a ideia de que essa moça não liga para ele.

Ele carece de uma figura paterna, mas de fato não sabe disso. Não sabe o que quer da vida e isso aumenta seu sentimento de futilidade. As oportunidades surgem, mas ele as despreza. Não pode deixar a mãe, embora estejam cansados um do outro.

Um adolescente que evita qualquer tipo de conciliação, especialmente o uso de identificações e experiências vicárias, tem de começar da estaca zero, ignorando tudo o que foi realizado na história passada de nossa cultura. Podemos ver adolescentes lutando por começar tudo de novo como se não houvesse nada a receber e aproveitar dos outros. Podemos vê-los formando grupos com base em uniformidades secundárias e em algum tipo de aparência grupal pertencente à localidade e à faixa etária. Podemos vê-los em busca de uma forma de identificação que não os decepcione em sua luta – a luta pela identidade, a luta por se sentirem reais, a luta para não se encaixarem num papel determinado pelos adultos, mas que lhes permita passarem por tudo o que tiverem de passar. Sentem-se reais só na medida em que recusam as falsas soluções; e, se não se sentem reais, fazem certas coisas que, do ponto de vista da sociedade, são reais até demais. De fato, a sociedade vê-se apanhada nesse aspecto curioso dos adolescentes: a mistura de desafio e dependência que os caracteriza. Quem cuida de adolescentes sen-

## 17. ENFRENTANDO O MARASMO

te-se perplexo: como pode alguém ser tão desafiador e, ao mesmo tempo, tão dependente, a ponto de se mostrar pueril, até infantil. Além disso, os pais veem-se gastando dinheiro para criar filhos contestadores, embora, é claro, sejam os que mais sofrem com a constestação. Esse é um bom exemplo de como as pessoas que teorizam, escrevem e falam estão operando num nível diferente daquele em que os adolescentes vivem. Os pais e pais substitutos defrontam-se com problemas de manejo urgentes. Eles não estão preocupados com a teoria, mas com o impacto de um sobre o outro, o adolescente e o pai ou a mãe.

Assim, é possível organizar uma lista do que julgamos ser algumas das necessidades dos adolescentes:

- A necessidade de evitar a solução falsa: a necessidade de se sentirem reais ou de tolerarem não sentir nada.
- A necessidade de desafiar – num contexto em que a dependência deles é satisfeita e podem confiar que continuará sendo satisfeita.
- A necessidade de espicaçar constantemente a sociedade, para que o antagonismo da sociedade se manifeste e possa ser enfrentado com antagonismo.

## SAÚDE E DOENÇA

Aquilo que se mostra no adolescente normal está relacionado com o que se mostra em vários tipos de pessoas doentes. Por exemplo, a ideia do repúdio da solução falsa corresponde à incapacidade do paciente esquizofrênico para transigir; e, em contraste com isso, existe a ambivalência psiconeurótica e também o fingimento e a autossugestão em pessoas saudáveis. A necessidade de sentir-se real corresponde, por sua vez, aos sentimentos de irrealidade associados à depressão psicótica, à despersonalização. E a necessidade de desafiar corresponde a um aspecto de tendência antissocial tal como se manifesta na delinquência.

Segue-se daí que, num grupo de adolescentes, as várias tendências são representadas, de modo geral, pelos membros mais doentes do grupo. Um membro de um grupo tem uma overdose de uma droga, um outro fica o tempo todo de cama em depressão, um terceiro sente-se bem à vontade com uma navalha. Em cada caso, há um bando de adolescentes isolados que se agrupam em torno do indivíduo doente, cujo sintoma extremo colide com a sociedade. Entretanto, na maioria desses indivíduos, quer esteja envolvido ou não, por trás da tendência não havia impulso suficiente para dar ao sintoma existência inconveniente e produzir uma reação social. O doente tinha que agir pelos outros.

Repetindo: se o adolescente quiser transpor esse estágio do desenvolvimento por processo natural, então se deve esperar um fenômeno que poderíamos chamar de "marasmo adolescente". A sociedade precisa incluir isso como característica permanente e tolerá-la, enfrentá-la, mas sem a curar. A pergunta é: nossa sociedade terá saúde para fazer isso?

Um fato que complica essa questão é que alguns indivíduos são doentes demais (com psiconeurose, depressão ou esquizofrenia) para chegar a um estágio do desenvolvimento emocional que possa ser chamado de "adolescência", ou só podem atingir esse estágio de um modo altamente distorcido. Não foi possível incluir nesta breve exposição um quadro de doença psiquiátrica severa, tal como se apresenta nesse nível etário. Não obstante, existe um tipo de doença que não pode ser posto de lado em nenhum estudo sobre adolescência: a delinquência.

Também nesse caso existe uma estreita relação entre as dificuldades normais da adolescência e a anormalidade que se pode chamar de "tendência antissocial". A diferença entre esses dois estados está não tanto no quadro clínico de cada um deles, mas sim na respectiva dinâmica – na respectiva origem – de cada um. Na raiz da tendência antissocial existe sempre uma deprivação. Pode ser simplesmente que a mãe, num momento crítico, encontrava-se num estado de retraimento ou depressão, ou talvez a família tenha

## 17. ENFRENTANDO O MARASMO

se dissolvido. Até uma deprivação menor, ocorrendo num momento difícil da vida de uma criança, pode ter um resultado duradouro ao forçar excessivamente as defesas disponíveis. Por trás da tendência antissocial há sempre uma história de alguma saúde e, depois, uma interrupção, após a qual as coisas nunca mais voltaram a ser as mesmas. A criança antissocial está procurando, de um modo ou de outro, violenta ou brandamente, levar o mundo a reconhecer sua dívida para com ela, está tentando fazer com que o mundo reconstitua a estrutura que se desmantelou. Na raiz da tendência antissocial está a deprivação.

Na raiz da adolescência saudável, em geral, é impossível dizer que exista, de forma inerente, uma deprivação; mas há algo que é, de maneira difusa, a mesma coisa, embora num grau que só não é suficientemente forte para sobrecarregar as defesas disponíveis. Isso significa que, no grupo que o adolescente encontra para se identificar com ele, os membros extremos são os que atuam pelo grupo todo. Todos os tipos de coisas na luta do adolescente – os roubos, as navalhas, as fugas e as invasões –, tudo isso tem de estar contido na dinâmica desse grupo que se reúne, sentado num círculo, para ouvir discos tristes de jazz ou seja lá o que estiver na moda.

Se nada acontece, os membros começam a se sentir individualmente inseguros quanto à realidade de seu protesto e, no entanto, não estão ainda suficientemente perturbados para praticar um ato antissocial. Mas, se no grupo houver um rapaz ou uma moça antissocial disposto a cometer a coisa antissocial que produza uma reação social, isso leva à adesão de todos os outros, faz com que se sintam reais e, temporariamente, dá ao grupo uma estrutura. Todos serão leais e apoiarão o indivíduo que agirá pelo grupo, embora nenhum deles tivesse aprovado o que o extremista antissocial fez.

Penso que esse princípio aplica-se a outros tipos de doença. A tentativa de suicídio de um dos membros é muito importante para todos os outros. Ou o fato de um deles não poder levantar-se da cama, paralisado por depressão. Todos os outros sabem que isso está acontecendo. Esses acontecimentos pertencem ao grupo todo;

o grupo muda e os indivíduos mudam de grupo, mas, de algum modo, os membros individuais usam os extremos para ajudá-los a se sentirem reais em sua batalha para suportar esse período de marasmo.

Tudo isso se resume num problema: como ser adolescente durante a adolescência? É uma coisa magnífica para qualquer um. Não significa, porém, que nós, adultos, tenhamos de andar por aí dizendo: "Vejam que lindinhos esses adolescentes vivendo sua adolescência; devemos suportar e tolerar tudo e deixar que quebrem nossas janelas". A questão não é essa. A questão é que somos desafiados e enfrentamos o desafio como parte da função da existência adulta. Mas enfrentamos o desafio em vez de nos dispormos a curar o que, em última instância, é essencialmente saudável.

A grande ameaça proveniente do adolescente é a ameaça àquele pedaço de nós mesmos que não teve realmente adolescência. Esse pedaço de nós mesmos nos faz sentir ressentimento por essas pessoas serem capazes de ter sua fase de marasmo e nos faz querer descobrir uma solução para elas. Existem centenas de falsas soluções. Qualquer coisa que digamos ou façamos está errado. Damos apoio e estamos errados, retiramos o apoio e também estamos errados. Não nos atrevemos a ser "compreensivos". Mas, com o passar do tempo, descobrimos que este adolescente, ou esta adolescente, superou a fase de marasmo e está agora preparado para começar a identificar-se com a sociedade, com os pais e com grupos mais amplos, e a fazer tudo isso sem sentir ameaça de extinção pessoal.

# 18

## A JUVENTUDE NÃO DORMIRÁ

## [1964]

> Gostaria de que não existisse idade nenhuma entre os dezesseis e 23 anos ou que os jovens dormissem esse tempo todo; pois não há nada nesse meio-tempo além de embarrigar garotas, desrespeitar os mais velhos, roubar e brigar.[1]

Essa pertinente citação apareceu recentemente no *The Times*, numa carta aberta – no restante tola – sobre a questão dos jovens arruaceiros.[2] Existe um perigo real na situação presente e o pior resultado da tendência do adolescente de hoje para a violência em grupo seria o começo de um movimento comparável ao da fase do regime nazista, quando Hitler resolveu o problema em relação ao adolescente de um dia para o outro, oferecendo à juventude o papel de superego para a comunidade. Foi uma solução falsa, como podemos julgar em retrospecto, mas resolveu temporariamente um problema social que, em alguns aspectos, assemelhava-se àquele em que estamos envolvidos agora.

---

**1**    William Shakespeare, *O conto de inverno* [1623]. No original: "*I would there were no age between ten and three-and-twenty, or that youth would sleep out the rest, for there is nothing in the between but getting wenches with child, wronging the ancientry, stealing, fighting*". [N. R. T.]

**2**    Publicado na *New Society*, v. 3, n. 87, 1964.

Todos perguntam: qual é a solução? Pessoas importantes oferecem soluções. Subsiste, entretanto, o fato de que não há solução, exceto que *cada adolescente, rapaz ou moça, com o passar do tempo* (a menos que esteja doente) *crescerá e se tornará adulto*. Uma reação doentia parte daqueles que não entendem, como Shakespeare muito bem entendeu, que está envolvido o fator tempo. Com efeito, a maior parte das vociferações provém daqueles que são incapazes de tolerar a ideia de uma solução com o tempo, em vez de uma solução pela ação imediata.

Existem, é claro, fatores favoráveis se considerarmos o contexto geral. O fator que dá mais esperança é a capacidade da grande maioria dos adolescentes para tolerar sua própria posição de "ignorar o destino". Eles inventam todo tipo de atividades provisórias para enfrentar o aqui e agora, enquanto cada indivíduo espera que surja um sentimento de existir como unidade e que a socialização disso apareça na continuação do mesmo processo de crescimento que funcionou razoavelmente bem durante a infância e durante o chamado "período de latência". Como se pode inferir da observação de crianças brincando de "Eu sou o rei do castelo/ Você é um velho banguelo!",[3] tornar-se indivíduo e desfrutar da experiência de plena autonomia é algo inerentemente violento.

Os atos de baderna ganham publicidade porque o público não quer de fato ouvir nem ler a respeito de nenhuma façanha adolescente que esteja isenta de desvios antissociais. Além disso, quando acontece um milagre, como os Beatles, existem aqueles adultos que franzem o cenho quando bem poderiam soltar um suspiro de alívio – quer dizer, se estivessem livres da inveja que sentem do adolescente nessa fase adolescente.

Vale a pena comentar uma manchete no *The Observer* (24 de maio): "Roqueiros detidos" [*Rockers held*]. Essa manchete reflete sucintamente o funcionamento da autoridade: a polícia "detém"

---

**3**   *I'm the King of the Castle/ You're the Dirty Rascal!* [N. R. T.]

## 18. A JUVENTUDE NÃO DORMIRÁ

[*holds*] e a sociedade contém os fenômenos inerentes à eterna dialética de indivíduos que estão crescendo numa sociedade de adultos que alcançaram, de um jeito ou de outro, uma identificação com a sociedade. (Às vezes, essa conquista é precária, ou seja, é dependente da existência de um subgrupo social.)

O fato de existir um elemento positivo na atuação antissocial pode realmente ajudar na consideração do elemento antissocial, que é concreto em alguns adolescentes e potencial em quase todos. Esse elemento positivo pertence à história pessoal total do indivíduo antissocial; e, quando e onde a atuação é fortemente compulsiva, relaciona-se com uma decepção ambiental na experiência particular do indivíduo. Tal como no furto existe (se levarmos em conta o inconsciente) um momento de esperança de transpor um fosso e obter uma reivindicação legítima da mãe ou do pai, também na violência há uma tentativa de reativar uma sustentação [*holding*] firme, a qual, na história do indivíduo, perdeu-se num estágio de dependência infantil. Sem essa sustentação firme, a criança é incapaz de descobrir o impulso, e só o impulso que é encontrado e assimilado é passível de autocontrole e socialização.

Quando a violência começa num bando por causa das atividades compulsivas de alguns rapazes e moças realmente deprivados, então há sempre a violência potencial do adolescente leal ao grupo, aguardando a chegada da idade que Shakespeare (na citação) situa nos 23 anos. Hoje em dia, desejaríamos provavelmente que "o jovem dormisse" dos doze aos vinte anos, e não dos dezesseis aos 23. Mas o jovem não dormirá, e a tarefa permanente da sociedade em relação a ele é deter [*hold*] e conter, evitar tanto a falsa solução como a indignação moral motivada por ciúme da juventude. O potencial infinito é a posse preciosa e fugaz do jovem. Isso gera inveja no adulto, que está descobrindo em sua própria existência as limitações do real.

202

Ou, para citar Shakespeare novamente, há pessoas que não têm "juventude nem velhice/ Mas, por assim dizer, um sono após o jantar/ Sonhando com ambas".[4]

---

**4** W. Shakespeare, *Medida por medida* [1604]. No original: "*nor youth nor age/ But, as it were, an after-dinner's sleep/ Dreaming on both*". [N. R. T.]

PARTE III

# PROVISÃO SOCIAL

# 19

## CORRESPONDÊNCIA COM UM MAGISTRADO

[1944]

Estimado dr. Winnicott,

Escrevo-lhe com referência a seu artigo "Pesquisa sobre a delinquência" e ao breve ensaio sobre o mesmo tema escrito pela dra. Kate Friedlander, que me foi enviado pelo Institute for the Scientific Treatment of Delinquency [Instituto para o Tratamento Científico da Delinquência], do qual sou membro.[1] Sempre me interessei pela aplicação da psicanálise ao crime e à delinquência, e depois que fui nomeado magistrado e presidente de *quarter sessions*,[2] meu interesse tornou-se muito prático. Estou interessado no que o senhor tem a dizer a respeito de fatores ambientais e externos, porque mudar o ambiente de um delinquente é o procedimento mais comum adotado pelos juizados especiais. É muito difícil, fora de Londres, conseguir que um delinquente seja analisado, o que obriga o tribunal

---

1  Cartas publicadas em *The New Era in Home and School*, em janeiro de 1944, em consequência de um artigo anterior, de maio de 1943.

2  Instância judicial tipicamente britânica, em vigor na Inglaterra entre 1388 e 1972. Tribunal de limitada jurisdição penal e civil e de apelação, era instalado trimestralmente por juízes de paz nos condados e por notários nos municípios. [N. T.]

## 19. CORRESPONDÊNCIA COM UM MAGISTRADO

a considerar as alternativas de multa, prisão, liberdade condicional, centro de detenção, encaminhamento para um reformatório ou liberdade vigiada, com ou sem imposição de condições. O problema é que o magistrado – falo por mim mesmo, mas creio que sou um caso típico – não sabe praticamente nada a respeito de centros de detenção, nem dos reformatórios, e não conhece bem os métodos e habilitações dos inspetores responsáveis pelas visitas regulares aos beneficiados por liberdade condicional; no caso deles, só se pode julgar pelos resultados. O que queremos atualmente é uma ponte entre o moderno conhecimento psicanalítico, tal como foi exemplificado em seu artigo, e o procedimento e a prática de um tribunal criminal ordinário. Em seu consultório, o senhor pode concentrar-se no bem do paciente; no tribunal, temos de pensar também no bem da comunidade, e isso complica as coisas. Nossos instrumentos, no tribunal, são muito grosseiros e rudimentares e é difícil encontrar equilíbrio entre o desejo de transformar a pessoa sentada no banco dos réus num membro valioso da sociedade e o desejo de dissuadir outros malfeitores. Pessoalmente, não acredito muito no efeito dissuasivo da punição, mas um grande número de magistrados assim pensa e tenho de levar em conta a opinião deles. É desanimador quando, como aconteceu outro dia, um jovem de dezessete anos que cometeu vários roubos e foi por mim tratado com clemência, tendo-lhe eu aplicado apenas uma severa repreensão, comparece dias depois a juízo exatamente pelo mesmo tipo de crime. O que fazer em casos como esse? Estando numa região pouco povoada do país, a mais de 160 quilômetros de Londres, nossa escolha de ação é limitada.

Se o senhor dispuser de tempo para considerar esses problemas gerais, mas extremamente práticos, e escrever-me seus pontos de vista, ficarei muitíssimo grato.

Atenciosamente,

ROGER NORTH
Fincham Farm, Rougham
King's Lynn, Norfolk

Caro sr. North,

Fiquei satisfeito por saber que o senhor, como magistrado, interessou-se por meus comentários sobre delinquência e pelo artigo da dra. Friedlander. Para mim é muito claro que o psicólogo pouco tem a oferecer aos magistrados. Na verdade, defendi os seguintes pontos em meu artigo: que o magistrado tem de expressar a vingança inconsciente do público (sendo o procedimento legal uma tentativa de impedir o recurso ao linchamento) e que o psicólogo ainda tem muito a pesquisar antes de poder compreender plenamente o bom trabalho que é feito intuitivamente pelo tipo certo de magistrado, de inspetor da liberdade condicional etc. Assinalei ainda ter dúvidas de que o tratamento psicanalítico rigoroso de delinquentes e criminosos possa vir a ser valioso para a comunidade, pois é imenso o trabalho a ser feito para alterar fundamentalmente um indivíduo. Apenas do ponto de vista da pesquisa é que a psicanálise de um delinquente pode ser sociologicamente justificável, e é por essa razão que sou a favor dela , sem dúvida nenhuma. Permita-me enfatizar uma vez mais: nós, psicanalistas, reconhecemos que podemos oferecer ajuda *limitada* a magistrados, no sentido de uma terapia direta!

Sua carta é um estímulo para que eu formule algumas sugestões de natureza mais prática, que talvez possam de fato ajudar o magistrado que, como o senhor, tenta compreender as questões mais profundas envolvidas. O fato é que tudo de útil que o tribunal fizer acabará sendo, sempre, algo muito pessoal. Podem-se conceber todos os tipos de planos e ideias, mas, na prática, o bom trabalho é sempre feito por algum indivíduo que esteja em íntimo contato com a criança em dificuldades.

Até onde me é dado ver, um tribunal só pode fazer o seguinte:

1 Em alguns casos, a criança vem de um bom lar; nesse caso, o melhor é deixá-la aí, onde um pai e uma mãe fortes e unidos estão aptos e dispostos a manejá-la. Quando a criança se mete em apuros em tais circunstâncias, em geral é porque foi desencaminhada por outra

## 19. CORRESPONDÊNCIA COM UM MAGISTRADO

criança menos afortunada do que ela. Embora essa solução raramente seja adotada, deve-se recordar sempre que é a melhor e que os pais são os guardiões adequados dos próprios filhos.

2   É muito mais frequente que o lar só seja suficientemente bom para a permanência da criança se ela ficar sob os cuidados especiais de um bom inspetor de liberdade condicional, que se torna então a pessoa que faz a diferença. O inspetor fornece algo que está faltando no lar – amor apoiado na força (nesse caso, a força da lei). Não se deve esquecer que o inspetor de liberdade condicional pode responsabilizar-se apenas por um certo número de casos, em virtude da excessiva tensão emocional que o trabalho envolve, e que ele (ou ela) necessita de folgas definidas e compulsórias e férias periódicas.

3   Com frequência, o lar da criança não é bom o suficiente para ela permanecer, mesmo com a ajuda de um inspetor de liberdade condicional. Nesse caso, deve ser encontrado um abrigo – um bom abrigo – onde possa ser fornecido o amor e o vigoroso manejo de que essas crianças com certeza precisam. Hoje em dia, os únicos abrigos adequados a essas crianças, praticamente, são aqueles que foram criados durante a guerra para crianças evacuadas que eram difíceis de alojar. Em minha opinião, é importante e significativo que esses abrigos sejam patrocinados pelo Ministério da Saúde e não pelo Ministério do Interior, o que significa que a vingança pública não está envolvida.

4   Parte das crianças levadas a tribunal já chegaram a um ponto em que nem mesmo o abrigo tem condições de manejá-las e nesse caso terão que ser submetidas a um manejo mais rígido, que seria péssimo para aquelas que não estão tão doentes. Então está envolvida a vingança pública e o Ministério do Interior deve ser o responsável.

É em relação aos abrigos (terceira alternativa) que o psicólogo deveria estar apto a prestar ajuda prática ao magistrado, pois o psicólogo pode formular os princípios envolvidos e também pode apresentar sugestões práticas quanto à estrutura e organização do abrigo.

Eu aconselharia veementemente a um magistrado que se envolvesse na organização e gestão de um alojamento, como aqueles que já existem para crianças evacuadas de ajustamento difícil, pois só assim ele poderá familiarizar-se com as questões concretas envolvidas nos reformatórios para os quais o magistrado tem de encaminhar, um tanto às cegas, muitos dos meninos e das meninas que se submetem à jurisdição de seu tribunal. Ele poderia então desviar para esse abrigo algumas das crianças que se enquadram na terceira categoria da classificação acima.

Aqueles dentre nós que tiveram experiência prática nesses abrigos e enfrentaram fracassos, e fracassos parciais, até chegarem a êxitos relativos, podem ajudar o magistrado a avançar com alguma promessa substancial de sucesso imediato, o que significa que, usando o abrigo, será possível evitar que muitas crianças sejam enviadas para um reformatório.

Isso não quer dizer que os reformatórios sejam de todo ruins, embora sejam inevitavelmente (como as prisões) instituições propícias à propagação da educação para o crime, mas acontece que existem longas listas de espera para ingresso num reformatório, e não há nada pior para um jovem do que uma estada por tempo indeterminado numa Casa de Custódia.

Podemos dizer desde já que um abrigo, para funcionar bem, tem de ser pequeno – doze a dezoito crianças –, que a política deve ser manter as crianças nele até terminarem a escola e que tudo deve depender do inspetor – que precisa ser um homem casado, atuando em conjunto com a esposa nas funções de supervisão. Eles dois devem ser suficientemente fortes para serem capazes de mostrar um amor profundo. Todo sentimentalismo deve ser deixado de fora.

O inspetor e toda a equipe devem ser pessoalmente visitados e são essenciais as conversas informais a respeito das crianças. Só assim o jovem poderá ser considerado pela equipe como um ser humano inteiro com uma história de desenvolvimento e um ambiente familiar, e um problema atual.

## 19. CORRESPONDÊNCIA COM UM MAGISTRADO

A escolha do cozinheiro e do jardineiro só perde em importância para a do inspetor e, de fato, cada membro do pessoal, incluindo a faxineira, ou é uma grande ajuda ou um grande estorvo.

As crianças devem ser cuidadosamente selecionadas antes de ser encaminhadas a um abrigo; uma criança inadequada pode perturbar toda a organização e acarretar a rápida degeneração de uma situação que, em todos os demais aspectos, está sob perfeito controle. A classificação deve basear-se mais numa avaliação do lar da criança (quer dizer, na existência ou inexistência do lar e na relativa estabilidade das relações entre os pais) do que na gravidade dos sintomas ou delitos pelos quais a criança foi levada ao tribunal.

Seria obviamente impossível para o magistrado assumir toda a responsabilidade pelo abrigo, cujos interesses não seriam idênticos aos do tribunal e cujos fracassos não devem, de forma nenhuma, ferir a dignidade do tribunal. Mas eu diria que o Ministério do Interior decerto apoiará com entusiasmo o interesse do magistrado por esses abrigos patrocinados pelo Ministério da Saúde, e que o magistrado poderá então ser um membro da comissão local responsável pelo abrigo.

Estes e muitos outros princípios gerais poderiam ser facilmente estabelecidos e, em minha opinião, é isso que o psicólogo tem de concreto e prático a oferecer ao perspicaz magistrado de um Juizado de Menores.

Atenciosamente,

D. W. WINNICOTT
44 Queen Anne Street
Londres, W1

# 20

## O ALICERCE DA SAÚDE MENTAL
[1951]

A higiene mental, embora seja uma extensão do trabalho comum de saúde pública, vai mais longe, uma vez que altera o tipo de pessoa que compõe o mundo.[1] É significativo que o relatório[2] da segunda sessão da Comissão de Especialistas em Saúde Mental da Organização Mundial de Saúde (OMS) esteja voltado sobretudo ao manejo da infância inicial, considerando como ponto pacífico algo que não teria sido aceito por médicos há cinquenta anos – ou seja, que a base da saúde mental adulta é construída na infância e, é claro, na adolescência. A introdução do relatório começa com a seguinte afirmação: "O mais importante princípio a longo prazo para o trabalho futuro da OMS no fomento da saúde mental, em contraste com o tratamento de distúrbios psiquiátricos, é o estímulo à incorporação, no trabalho de saúde pública, da responsabilidade pela promoção da saúde física e mental da comunidade". O relatório discute em seguida os serviços de maternidade, o manejo do bebê e da criança em idade pré-escolar, a dependência da criança pré-escolar em

---

1    Publicado como artigo de fundo no *British Medical Journal*, v. 1, n. 4719, 1951, pp. 1373-74.
2    Organização Mundial da Saúde (OMS) e Comissão de Especialistas em Saúde Mental da OMS, *Expert Committee on Mental Health: Report on the Second Session (11-16 set. 1950)*. Genève: OMS, 1951.

## 20. O ALICERCE DA SAÚDE MENTAL

relação à mãe, a saúde escolar em seus aspectos mais amplos e os problemas emocionais resultantes de deficiência física e do isolamento de crianças que sofrem de doenças infecciosas como a lepra e a tuberculose. A comissão reconhece que o profissional de saúde mental em formação tem mais a fazer do que apenas aprender. O estudante defronta-se com "um problema emocional em virtude da natureza de seu objeto de estudo, independentemente de qualquer dificuldade intelectual para entender os fatos. Seu impacto emocional inicial é muito maior do que o da sala de dissecação ou do anfiteatro cirúrgico".

Junto com a publicação desse relatório chega-nos uma monografia da OMS sobre "Cuidados maternos e saúde mental", escrita pelo dr. John Bowlby, consultor de saúde mental daquela organização, como uma contribuição do programa das Nações Unidas para o bem-estar de crianças sem lar.[3] O dr. Bowlby, em sua atividade na Tavistock Clinic, já demonstrou que julga necessário apresentarem-se conceitos psicológicos sob uma forma que atraia o cientista formado para efetuar a abordagem estatística, e pode-se dizer desde já que ele foi bem-sucedido ao escrever um relatório extraordinariamente interessante e valioso. Comparadas com o montante de psicoterapia individual realizada em todo o mundo, as investigações que apresentam resultados claros e bem definidos são poucas e muito espaçadas: talvez existam aspectos da psicologia que não podem produzir resultados estatísticos. O êxito dessa monografia deve-se, em parte, à escolha do tema – o efeito da separação do lar e, especificamente, da própria mãe, sobre o desenvolvimento emocional de bebês e crianças, que, como escreve o dr. Bowlby, "não são lousas das quais o passado pode ser apagado com um espanador ou uma esponja, mas seres humanos que trazem em seu íntimo suas experiências anteriores e cujo comportamento no presente é profundamente afetado pelo que aconteceu antes". Citando núme-

---

3    John Bowlby, *Cuidados maternos e saúde mental* [1951], trad. Vera Lucia Baptista de Souza e Irene Rizzini. São Paulo: Martins Fontes, 1981.

ros convincentes, ele conseguiu mostrar como a separação pode aumentar a tendência para o desenvolvimento de uma personalidade psicopática. Bowlby apurou que quase todos os investigadores nesse campo tinham chegado à mesma conclusão: "Acredita-se que é essencial à saúde mental que o bebê e a criança pequena tenham a vivência de uma relação calorosa, íntima e contínua com a mãe (ou mãe substituta permanente), na qual ambos encontrem satisfação e fruição". Isso não é novidade: é o que mães e pais sentem, e é o que foi apurado pelas pessoas que trabalham com crianças. Mas o que é novo nesse relatório é a tentativa de traduzir a ideia em números.

Existem três fontes principais de informação: estudos por observação direta de bebês e crianças pequenas; estudos baseados na investigação de histórias pregressas de crianças que estão doentes; e estudos de acompanhamento de grupos de crianças que sofreram deprivação, em várias categorias. Talvez o principal resultado dessas investigações, especialmente quando foram confirmadas e ampliadas, seja o de servir de lição para os profissionais da área médica, incluindo os administradores. Deve ser sempre difícil para os especialistas em saúde física ter em mente a maior importância da saúde mental. É tão fácil o desenvolvimento emocional se perturbar! A equipe de enfermagem pode achar encantadora a criança hospitalizada que esqueceu a mãe e atingiu a fase de fazer amizade com qualquer pessoa que chegue perto dela; no entanto, uma criança, e sobretudo uma criança pequena, não pode esquecer os pais sem que isso implique danos a sua personalidade. Felizmente, a tendência hoje em dia em enfermarias infantis e em hospitais pediátricos é permitir as visitas diárias. Reconhece-se que isso apresenta grandes dificuldades para as enfermeiras, mas mesmo a pequena quantidade de trabalho cuidadosamente controlado que Bowlby pôde relatar sobre esse aspecto limitado do tema mostra como esse esforço extra é compensador.

Naturalmente, o efeito que a separação da mãe terá sobre a criança dependerá do grau de deprivação e também da idade da criança. A assistência a bebês criados em instituição desde os

## 20. O ALICERCE DA SAÚDE MENTAL

primeiros dias obviamente exigia mudanças e, na Grã-Bretanha, a opinião pública posicionou-se com firmeza ao lado do Curtis Committee e do Children Act que veio a ser promulgado a partir dela, em 1948. Hoje em dia é geralmente aceito que nenhuma criança deverá ser retirada dos cuidados maternos, se isso puder ser evitado – e essa simples afirmação não deve ser obscurecida pelo fato subsidiário de que uma minoria de pais é doente (numa acepção psiquiátrica) e, portanto, nociva a seus filhos pequenos.

Seria uma tarefa imensa ensinar aos pais do mundo todo como ser bons pais, especialmente quando a maioria já sabe muito mais do que jamais lhes poderíamos dizer. É conveniente, portanto, que a OMS comece pelo outro extremo em suas considerações sobre higiene mental, o extremo no qual o ensino pode ter efeito. As duas importantes conclusões são que a criação impessoal de crianças pequenas tende a produzir personalidades insatisfatórias e até caracteres antissociais ativos, e em segundo lugar que, quando existe um bom relacionamento entre o bebê ou a criança em desenvolvimento e os pais, a continuidade dessas relações deve ser respeitada e jamais interrompida sem uma boa causa. Bowlby compara a aceitação desses fatos à aceitação de certos fatos do aspecto físico da pediatria, como a importância das vitaminas na prevenção do escorbuto e do raquitismo. A aceitação do princípio apontado pelas estatísticas de Bowlby poderá levar a uma redução das tendências antissociais e do sofrimento que está por trás delas, exatamente como a vitamina D atenuou a incidência de raquitismo. Tal resultado seria uma grande realização da medicina preventiva, mesmo sem se levarem em conta aspectos mais profundos do desenvolvimento emocional, como a riqueza da personalidade, o vigor do caráter e a capacidade para a autoexpressão plena, livre e madura.

# 21

## A CRIANÇA DEPRIVADA E COMO ELA PODE SER COMPENSADA PELA PERDA DA VIDA FAMILIAR

[1950]

Ao introduzir o tema dos cuidados a serem dispensados às crianças que foram deprivadas da vida familiar, cumpre lembrar o seguinte: a comunidade deve dedicar seu principal interesse a seus membros saudáveis.[1] A prioridade deve recair sobre o comum dos lares, uma vez que as crianças criadas em casa são aquelas que nos recompensam; é o cuidado dessas crianças que nos rende dividendos.

Aceito esse princípio, seguem-se duas inferências. Primeiro: nossa atenção deve estar sobretudo voltada à provisão, para o lar comum, de condições básicas de habitação, alimento, vestuário, educação, recreação e de algo que se poderia chamar alimento cultural. Segundo: não devemos nunca interferir em um lar que vive em constante tribulação, nem mesmo para seu próprio bem. Os médicos, sobretudo, e sempre com a melhor das intenções (a prevenção da doença e a promoção da saúde), tendem especialmente a intrometer-se nas relações entre mães e bebês ou pais e filhos; e eles não são de modo algum os únicos a agir assim. Por exemplo:

> Uma mãe divorciada pede-me que a aconselhe quanto à seguinte situação. Sua filha tem seis anos, e uma organização religiosa que o pai da garota frequentava queria separar a filha da mãe e inscrevê-la num internato – durante as férias e também no período letivo –,

---

1 Palestra ministrada na Nursery School Association, em julho de 1950.

## 21. A CRIANÇA DEPRIVADA

> porque o divórcio ia contra os princípios da organização. O fato de a menina estar muito tranquila e segura vivendo com a mãe e seu novo marido seria ignorado, e ela seria submetida a um estado de deprivação em nome de um princípio: uma criança não deve viver com uma mãe divorciada.

Muitos casos de deprivação infantil são criados por situações como essa, e a prevenção consiste em evitar o mau manejo.

Apesar disso, tenho de encarar o fato de que eu mesmo, como muitos outros, assumo deliberadamente o papel de destruidor de lares. A todo momento estamos tirando crianças de casa. Em minha clínica, toda semana temos casos em que é tarefa urgente remover a criança de casa. É verdade que entre essas crianças pouquíssimas têm menos de quatro anos. Todos que trabalham nesse campo conhecem o tipo de caso em que, por uma razão ou outra, a situação se encontra num ponto tal que, a menos que a criança seja removida no prazo de poucos dias ou semanas, a família será desfeita ou a criança vai parar nos tribunais. Muitas vezes é possível prever que a criança vai se sentir melhor fora de casa, ou que o lar se acomodará bem à ausência da criança. Há muitos casos desesperadores que podem ser solucionados pela separação imediata; de qualquer modo, seria uma pena se todos os esforços que fazemos para evitar a destruição de boas famílias acarretassem um enfraquecimento dos esforços despendidos pelas autoridades responsáveis para organizar acomodações de curto e longo prazo para o tipo de criança que estou considerando aqui.

O que fica implícito quando digo que tais casos aparecem em minha clínica todas as semanas é que, na grande maioria dos casos, a criança pode receber ajuda no próprio lar. É esse nosso objetivo, não só por ser mais econômico mas também porque, quando o lar é suficientemente bom, é ele o lugar mais adequado para a criança se desenvolver. A maioria das crianças que requer ajuda psicológica sofre de perturbações decorrentes de fatores *internos,* distúrbios no desenvolvimento emocional do indivíduo que são em grande parte inerentes e se devem ao fato de a vida ser naturalmente difícil. Essas perturbações podem ser tratadas enquanto a criança permanece em casa.

## AVALIAÇÃO DA DEPRIVAÇÃO

Para descobrirmos a melhor maneira de ajudar uma criança deprivada, nossa primeira atitude deve ser determinar qual grau de desenvolvimento emocional normal a criança pôde atingir no início da vida, por ter tido então um ambiente suficientemente bom (se chegou à relação mãe-bebê ou à relação triangular pai-mãe-criança); depois, à luz dessa informação, tentar avaliar o estrago acarretado pela deprivação, no momento em que ocorreu e nas épocas subsequentes. Assim, é importante saber a história do caso.

Para classificar lares desintegrados, pode ser útil considerar as seis categorias seguintes:

1 O bom lar comum, rompido pela morte de um ou ambos os pais.
2 Lar rompido pela separação dos pais, que desempenham bem sua função parental.
3 Lar rompido pela separação dos pais, que não desempenham bem sua função parental.
4 Lar incompleto pela ausência do pai (filho ilegítimo). A mãe é boa; os avós podem assumir a função paterna ou ajudar em alguma medida.
5 Lar incompleto pela ausência do pai (filho ilegítimo). A mãe não é boa.
6 Nunca houve um lar.

Além disso, os casos serão classificados:

1 De acordo com a idade da criança e a idade em que o ambiente inicial, suficientemente bom, foi destruído.
2 De acordo com a natureza e inteligência da criança.
3 De acordo com o diagnóstico psiquiátrico da criança.

## 21. A CRIANÇA DEPRIVADA

É necessário evitar fazer qualquer avaliação do problema com base nos sintomas da criança, em seu valor de incômodo [*nuisance value*] e nos sentimentos que seu drama evoca em nós. Essas considerações inevitavelmente desviam-nos do caminho certo. Muitas vezes não é possível levantar uma história completa do caso. Nessa situação, que não é incomum, a única coisa a fazer é procurar proporcionar à criança um ambiente suficientemente bom e ver como ela é capaz de aproveitá-lo.

A esta altura, é necessário considerar com mais detalhe o sentido da expressão "como a criança é capaz de aproveitar um bom ambiente". A criança deprivada está doente, e um mero reajuste ambiental não garante de forma alguma a passagem da doença para a saúde. Na melhor das hipóteses, a criança capaz de se beneficiar de uma simples provisão ambiental começa a melhorar; na medida em que fica menos doente, torna-se também mais capaz de reagir com fúria à deprivação que sofreu no passado. Há nela um ódio dirigido contra o mundo, e a saúde só sobrevém quando esse ódio é sentido. Isso ocorre numa pequena porcentagem dos casos, e pode acarretar certas dificuldades. Entretanto, esse resultado favorável só se dá nos casos em que tudo está mais ou menos acessível ao self *consciente* da criança, o que poucas vezes acontece. Os sentimentos decorrentes da falha ambiental subtraem-se em alguma medida, ou em larga medida, à manifestação consciente. Quando a deprivação sobrevém a uma experiência inicial satisfatória, tal desdobramento *é possível* e o ódio pertinente à deprivação pode ser alcançado. O exemplo seguinte ilustra esse tipo de situação:

> Trata-se de uma menina de sete anos. Seu pai morreu quando a filha tinha três anos, mas ela administrou bem essa dificuldade. Sua mãe cuidou dela muito bem e casou-se novamente. O casamento deu certo e o padrasto era muito apegado à menina. Tudo correu bem até a mãe ficar grávida, quando a atitude do padrasto em relação à enteada mudou radicalmente. Orientado em direção a seu filho, deixou de dedicar à menina a afeição costumeira. As

coisas pioraram após o nascimento do bebê, e a mãe estava dividida. A menina não poderia crescer numa tal atmosfera, e, removida para um internato, ela muito provavelmente poderá desenvolver-se bem e até mesmo entender o problema que sobreveio a seu lar.

O próximo caso, por outro lado, ilustra os efeitos de uma experiência inicial insatisfatória:

Uma mãe me traz seu filhinho de dois anos e meio. A família é boa, mas o menino só se sente feliz quando recebe a atenção pessoal de sua mãe ou de seu pai. Não consegue sair do lado da mãe e por isso não consegue brincar sozinho, e a aproximação de estranhos causa-lhe terror. Qual a origem desse distúrbio, considerando que os pais são pessoas normais e comuns? O fato é que o menino, adotado com cinco semanas de idade, já era perturbado. Há evidências de que a enfermeira-chefe da instituição em que ele nasceu lhe dedicava um carinho todo especial, uma vez que ela parece ter tentado escondê-lo desse casal que procurava um bebê para adotar. A transferência, às cinco semanas de idade, teve efeito desastroso sobre o desenvolvimento emocional do menino, cujas consequências os pais só agora estão conseguindo começar a superar – consequências que eles não esperavam encontrar, por terem adotado uma criança tão nova. (Na verdade, eles haviam tentado um bebê ainda mais novo, de uma ou duas semanas, pois tinham consciência das complicações que poderiam sobrevir.)

Precisamos conhecer o que ocorre à criança quando um bom quadro familiar é destruído, ou quando nunca chegou a existir – esse conhecimento envolve um estudo de todo o desenvolvimento emocional do indivíduo. Alguns fenômenos são já suficientemente conhecidos: o ódio é reprimido, ou a capacidade de amar outras pessoas é perdida. Várias organizações defensivas cristalizam-se na personalidade da criança. Pode ocorrer uma regressão a fases iniciais do desenvolvimento emocional que tiveram caráter mais satisfatório, ou desencadear-se um estado de introversão patológica. Com mais frequência do que normalmente se pensa, dá-se uma cisão da personalidade. Em sua forma mais simples, essa cisão faz com que a criança manifeste uma metade de si que funciona como uma vitrine de loja, tendo como base a complacência, e mantenha secreta a parte principal do self, que contém toda a espontaneidade e que permanece o tempo inteiro envolvida em relações ocultas com objetos de fantasia idealizados.

Embora não seja fácil dar uma descrição clara e sucinta desses fenômenos, é necessário entendê-los para podermos identificar os sinais favoráveis que se manifestam nas crianças deprivadas. Se não entendermos o que se passa no interior de uma criança que está muito doente, não teremos como saber, por exemplo, que a depressão na criança deprivada pode ser um sinal favorável, especialmente quando não vem acompanhada de fortes ideias de perseguição. Uma depressão simples indica, ao menos, que a criança conserva a unidade de sua personalidade e retém um sentido de consideração; ela está, na verdade, assumindo a responsabilidade por tudo o que deu errado. Também os atos antissociais, como urinar na cama e roubar, indicam que, no momento ao menos, pode haver certa esperança – esperança de redescobrir uma mãe suficientemente boa, um lar suficientemente bom, uma relação entre os pais suficientemente boa. Mesmo a raiva pode ser sinal de esperança e de que, no momento, a criança está estabelecida como uma unidade e é capaz de sentir o embate entre suas concepções e o que realmente existe na realidade compartilhada com outros.

Consideremos o significado da atitude antissocial – o roubo, por exemplo. Quando uma criança rouba, ela (sua pessoa inteira, isto é, o consciente e o inconsciente) não está à procura do objeto roubado; está à procura da pessoa, da mãe, de quem pode roubar, por tratar-se da mãe. Todo bebê, numa idade recuada, pode reclamar seu direito de roubar da mãe, pois inventou a mãe, pensou-a e criou-a a partir de sua capacidade inata de amar. Por estar lá, a mãe lhe entregou, pouco a pouco, a própria pessoa como material a ser criado pelo bebê, de modo que, ao fim, a mãe criada subjetivamente por ele fosse bastante parecida com a mãe que todos veem. Da mesma forma, a criança que urina na cama está procurando o colo de sua mãe, sobre o qual poderia ter urinado nos primeiros estágios da existência do bebê.

Os sintomas antissociais são como que uma busca tateante por uma recuperação ambiental, e são sinais de esperança. Não fracassam por serem dirigidos a um objeto errado, e sim porque a criança não tem consciência do que está acontecendo. A criança antissocial necessita, portanto, de um ambiente especializado e concebido com fins terapêuticos, que possa proporcionar uma resposta da realidade à esperança expressa pelos sintomas. Para funcionar como terapia, porém, esse processo precisa dar-se no decorrer de um período bastante longo, pois, como já afirmei, grande parte dos sentimentos e das lembranças não são conscientes; além disso, a criança precisa ganhar confiança no novo ambiente, em sua estabilidade e em sua capacidade de objetividade antes de se desfazer de suas defesas – defesas contra uma ansiedade intolerável, que poderia ser novamente desencadeada por uma nova deprivação.

Sabemos, portanto, que a criança deprivada é uma pessoa doente, uma pessoa que tem uma experiência traumática em sua história e um modo pessoal de lidar com as ansiedades assim incitadas; sabemos também que é uma pessoa cuja maior ou menor capacidade de recuperação depende da intensidade da perda de consciência que recaiu sobre seu ódio pertinente e sua capacidade primária de amar. Que medidas práticas podem ser tomadas para ajudar essa criança?

## PROVENDO PARA A CRIANÇA DEPRIVADA

É óbvio que alguém tem de cuidar da criança. A comunidade não nega mais sua responsabilidade pelas crianças deprivadas; na verdade, prevalece hoje a tendência diametralmente oposta. A opinião pública exige que seja feito o máximo pelas crianças desprovidas de família. Muitas das dificuldades que enfrentamos no presente momento advêm dos problemas práticos inerentes à aplicação dos princípios formulados segundo essa nova atitude.

Não é formulando uma lei ou montando uma máquina administrativa que se dá conta de fazer a coisa certa em relação a essas crianças. Tais passos são necessários, mas constituem apenas um primeiro passo, e miserável. Em todos os casos, o manejo de crianças envolve *seres humanos* dotados de disposições particulares; e o número de seres humanos assim dotados e imediatamente disponíveis tem um limite distinto. Esse número pode ser bastante incrementado se na máquina administrativa houver lugar para uma classe *intermediária,* composta de pessoas que possam lidar, por um lado, com as altas autoridades, e, por outro, manter contato com os indivíduos envolvidos no trabalho de fato, apreciando seus pontos positivos, reconhecendo os êxitos, criando oportunidades para que um processo educativo dê consistência e interesse ao trabalho, discutindo os fracassos e seus motivos e estando disponíveis para providenciar, até mesmo a curto prazo, a remoção de uma criança de um lar adotivo ou de um abrigo. O cuidado de crianças é uma atividade que exige atenção integral, deixando os indivíduos que a ela se dedicam com poucas reservas emocionais para lidar com os procedimentos administrativos ou com as grandes questões sociais representadas, em certos casos, pela polícia. Pelo contrário; é pouco provável que a pessoa capaz de manter um olho firmemente voltado para a administração ou para a polícia seja a mais indicada para cuidar de uma criança.

, Voltando-nos agora para questões mais específicas, é necessário ter em mente o diagnóstico psiquiátrico de toda criança a quem se deve providenciar a provisão social. Como já indiquei, esse diagnóstico só pode ser feito após um cuidadoso levantamento da história ou após um período de observação. A questão é: mesmo uma criança deprivada da vida familiar pode ter vivido em condições favoráveis na primeiríssima infância, e pode até ter experimentado por certo tempo as primícias da vida em família. Num tal caso, as fundações da saúde mental da criança podem ter sido devidamente lançadas, tendo a doença acarretada pela deprivação sobrevindo a um panorama de saúde. Mas é possível que outra criança, de aparência idêntica à primeira, não tenha tido uma experiência sadia que possa ser redescoberta e reativada por sua inserção num novo ambiente; mais que isso, a criança pode ter sido submetida, quando bebê, a um manejo tão complexo ou ruim que chegou a afetar as fundações da saúde mental em termos da estrutura da personalidade ou do sentido de realidade. Em tais casos extremos, o ambiente bom tem de ser criado pela primeira vez, e pode não ter nenhum efeito, porque a criança é fundamentalmente malsã, além de conter, talvez, uma tendência hereditária à loucura ou à instabilidade. Nos casos extremos a criança é louca, embora essa palavra não seja usada com respeito a crianças.

É importante que se tenha conhecimento desse aspecto do problema; de outro modo, aqueles que verificam e avaliam os resultados serão surpreendidos ao ver que, mesmo com o melhor dos manejos, sempre há crianças que, quando crescem, tornam-se loucas ou, na melhor das hipóteses, antissociais.

Uma vez feito um diagnóstico em termos da presença ou ausência de fatores positivos no ambiente inicial da criança e na relação dela com esse ambiente, o próximo passo a considerar é o procedimento a ser adotado. Gostaria de enfatizar aqui (falando como psicanalista de crianças) que o princípio do manejo da criança deprivada não é a psicoterapia. A psicoterapia, espera-se, pode ser acrescentada em alguns casos a outro tipo de tratamento. Falando de maneira geral, a psicoterapia não é, no momento presente, uma política praticável. O procedimento essencial é prover uma alter-

## 21. A CRIANÇA DEPRIVADA

nativa à família. Essas alternativas podem ser classificadas como se segue:

1   Pais adotivos que desejam dar à criança uma vida familiar equivalente à que ela poderia ter recebido dos pais de fato. Todos são rápidos em reconhecer que esse é o tratamento ideal, mas é necessário acrescentar que, essencialmente, a criança confiada a pais adotivos deve ser uma criança capaz de responder a algo tão bom. Na prática, isso quer dizer que elas devem ter tido, em algum momento do passado, uma vida familiar suficientemente boa e ter conseguido responder a isso. No lar adotivo elas têm a chance de redescobrir algo que já foi seu e foi perdido.

2   A seguir vêm os pequenos abrigos colocados, se possível (mas não necessariamente), sob o cuidado de um casal de diretores, e contendo, cada abrigo, crianças de várias faixas etárias. Tais abrigos podem ser instalados próximos uns dos outros, com vantagens tanto do ponto de vista administrativo como do ponto de vista das crianças, que adquirem primos, por assim dizer, além de irmãos. Aqui, como no primeiro caso, o que se deseja para as crianças é o melhor, de modo que, mais uma vez, as crianças que não possam aproveitar algo tão bom não devem ser postas sob esse sistema de cuidado. Uma única criança inconveniente pode estragar os progressos de todo um grupo. Devemos lembrar que o bom trabalho é emocionalmente mais difícil que o trabalho não tão bom, e é muito comum que, ante um fracasso, os encarregados abandonem os melhores métodos e adotem formas de manejo mais fáceis e menos proveitosas.

3   Na terceira categoria, os grupos são maiores. O abrigo talvez comporte dezoito crianças. Os diretores podem manter contato pessoal com todos os internos, mas têm também assistentes, e manejá-los é parte importante de seu trabalho. Há uma divisão de lealdades, e as crianças têm oportunidade de lançar os adultos uns contra os outros e de jogar com invejas latentes. Já estamos caminhando em direção aos métodos menos bons de manejo. No

entanto, vamos também em direção a um tipo de manejo capaz de lidar com o tipo menos satisfatório de criança deprivada. Os métodos de trabalho são menos pessoais e mais ditatoriais, e exige-se menos de cada criança. A criança confiada a tal abrigo necessita menos de uma boa experiência anterior que possa ser revivida. Em tais abrigos – diferentemente dos lares menores –, não é tão necessário que as crianças adquiram a capacidade de identificar-se com a instituição sem perder sua impulsividade e espontaneidade pessoal. Nesses abrigos já basta uma situação intermediária, que consiste numa fusão de identidade com as demais crianças do grupo. Isso envolve tanto a perda de identidade pessoal como a perda da identificação com o contexto total do lar.

4   A seguir, em nossa classificação, surge o abrigo de maior porte, no qual os diretores têm como principal função a gestão dos funcionários, acompanhando apenas indiretamente o manejo cotidiano das crianças. A vantagem desse tipo de instituição é poder acomodar um maior número de crianças. O maior número de funcionários faz com que as oportunidades de discussão entre eles sejam também maiores; para as crianças, há vantagem no fato de poder haver times ou equipes que se enfrentem. Pode-se dizer, penso eu, que esse tipo de abrigo é mais representativo da modalidade de manejo capaz de dar conta das crianças mais doentes, isto é, aquelas que tiveram poucas experiências boas no início da vida. O chefe, um tanto impessoal, pode ficar de fundo como imagem da autoridade de que essas crianças precisam, por serem em si mesmas incapazes de sustentar a um só tempo a espontaneidade e o controle. (Ou elas se identificam com a autoridade, tornando--se bedéis em miniatura, ou precisam ser impulsivas, dependendo inteiramente da autoridade externa para manter controle.)

5   Existem, por fim, as instituições maiores, dirigidas a crianças que não poderiam ser tratadas de outra maneira. Tais instituições terão de existir por algum tempo. Têm de ser dirigidas por métodos ditatoriais, e o que é bom para a criança individual tem de estar subordinado às capacidades de provisão imediata da

## 21. A CRIANÇA DEPRIVADA

sociedade. Eis uma boa forma de sublimação para ditadores em potencial. Pode-se encontrar outras vantagens nesse indesejável estado de coisas: submetidas a métodos ditatoriais, crianças bastante difíceis poderão ser manejadas de modo a não se envolverem em problemas com a sociedade por longos períodos. As crianças realmente doentes sentem-se melhor nesse tipo de instituição que nos abrigos menores, e tornam-se capazes de brincar e aprender a um ponto que espantaria o observador despreparado. O difícil em tais instituições é reconhecer as crianças que se tornam maduras o suficiente para serem submetidas a um tipo de manejo mais pessoal, em que seja possível atender a sua crescente capacidade de identificar-se à sociedade sem perder a própria individualidade.

### Terapêutica e manejo

Quero agora contrastar os dois extremos do manejo que se pode dedicar a crianças deprivadas: o lar adotivo e a grande instituição. No primeiro, como já disse, a meta é verdadeiramente terapêutica. Espera-se que, no decorrer do tempo, a criança se recupere de uma deprivação que, sem esse tipo de manejo, não deixaria nela apenas uma cicatriz, mas um verdadeiro aleijamento. Se isso viesse a acontecer, a solução ao problema dessa criança exigiria muito mais que a resposta a um novo ambiente.

A princípio, a criança tem uma reação imediata boa e todos os envolvidos tendem a pensar que seus problemas acabaram. Mas, à medida que a criança adquire confiança, vai adquirindo também mais capacidade de sentir raiva pela falha ambiental passada. É pouco provável que os fatos se pareçam exteriormente com esse processo que estou descrevendo, uma vez que a criança não está consciente das grandes mudanças revolucionárias que estão ocorrendo. Os pais adotivos perceberão que, de tempos em tempos, eles mesmos tornam-se o alvo do ódio da criança. Terão de suportar esse ódio que a criança está conseguindo começar a sentir, e que é responsiva a uma falha no primeiro lar da criança. É muito importante que os pais adotivos entendam isso, para não desanimarem; e os oficiais de cuidados infantis devem sabê-lo também, para que não culpem os pais adotivos pelo ocorrido e não acreditem nas histórias contadas pelas crianças a respeito de maus-tratos e má alimentação. Os pais adotivos podem ficar hiperansiosos ao receberem a visita de um oficial que vem verificar a existência de problemas, e podem passar a seduzir a criança a permanecer afável e feliz, deprivando-a, assim, de uma das partes mais importantes de sua recuperação.

Muitas vezes a criança fará, com bastante esperteza, com que os pais adotivos cheguem de fato a tratá-la mal, tentando trazer ao presente uma maldade merecedora de verdadeiro ódio; o pai adotivo cruel passa então a ser realmente amado pela criança, devido ao alívio que ela sente com a transformação do "ódio contra ódio" que tem guardado no interior num ódio que se volta agora contra um ódio externo. Infelizmente, o pai adotivo pode ver-se a essa altura mal compreendido por seu grupo social.

Há maneiras de evitar tudo isso. Alguns pais adotivos trabalham com o princípio de resgate. Consideram que os pais verdadeiros da criança foram pessoas terrivelmente más, e o dizem correntemente em voz alta para o filho adotivo, tirando assim de cima de si mesmos o ódio da criança. Esse método pode até funcionar relativamente bem, mas ignora a situação da realidade, e de qualquer modo perturba uma característica comum das crianças deprivadas, que é idealizar o primeiro lar tal como ele foi. Sem dúvida é mais saudável que os pais adotivos possam receber e sobreviver às ondas periódicas de sentimento negativo, avançando, a cada vez, em direção a uma relação nova e mais segura (por ser menos idealizada) com a criança.

Por contraste, a criança confiada à grande instituição *não* é manejada com vistas a uma cura de sua perturbação. As metas são: em primeiro lugar, proporcionar habitação, alimento e vestuário a crianças abandonadas; em segundo lugar, proporcio-

## 21. A CRIANÇA DEPRIVADA

nar um tipo de manejo que faça com que as crianças vivam num estado de ordem e não de caos; e, em terceiro lugar, resguardar tanto quanto possível as crianças de um embate com a sociedade, até o momento em que elas tenham mesmo que ser soltas no mundo, com a idade de dezesseis anos, mais ou menos. Não é bom misturar as coisas e fingir que, nesse extremo da escala, se esteja tentando criar seres humanos normais. É essencial nesses casos um manejo rígido, que ficará ainda melhor se puder ser temperado com um pouco de humanidade.

Devemos ter em mente que, mesmo nas comunidades mais rígidas, é necessário apenas que haja consistência e justiça para que as crianças sejam capazes de descobrir a humanidade em si próprias, e podem chegar até a valorizar a rigidez, por implicar estabilidade. Homens e mulheres compreensivos trabalhando nesse tipo de instituição podem encontrar modos de propiciar momentos mais humanos. É possível, por exemplo, selecionar crianças para que mantenham contatos regulares com tios e tias substitutos no mundo exterior. Podem-se encontrar pessoas que escrevam cartões no aniversário da criança, ou que a chamem para tomar chá três ou quatro vezes por ano. Esses são apenas alguns exemplos, mas ilustram o tipo de coisa que se pode fazer sem perturbar o contexto rígido em que as crianças vivem. Devemos lembrar sempre, se a base de tudo é a rigidez, que qualquer encontro com brechas e exceções no quadro familiar será para elas uma experiência perturbadora. Se esse quadro tem de ser rígido, que seja então consistente, confiável e justo, de modo que possa apresentar também um valor positivo. Além disso, sempre haverá aquelas crianças que abusam dos privilégios que recebem, o que sempre acaba por incorrer no sofrimento de outras crianças que saberiam aproveitá-los.

Nesse tipo de instituição, e para o bem da paz e da tranquilidade, coloca-se a ênfase no manejo com vistas à sociedade. No interior de uma tal estrutura, as crianças devem perder, em maior ou menor grau, sua própria individualidade. (Não ignoro o fato de que, em instituições de porte intermediário, existe espaço para o crescimento gradual das crianças que são saudáveis o suficiente para se desenvolverem, tornando-se cada vez mais capazes de se identifica-rem à sociedade sem perder a identidade própria.)

Sobram ainda aquelas crianças que, por serem aquilo que costu-mamos chamar de loucas (embora essa palavra não deva ser empre-gada a seu respeito), fracassam mesmo sob um sistema ditatorial. Para tais crianças é necessário que exista uma instituição análoga ao hospital psiquiátrico de adultos, e acho que ainda não chegamos a determinar o que de melhor a sociedade pode fazer em tais casos extremos. Tais crianças são tão doentes que aqueles que cuidam delas reconhecem facilmente que, quando começam a se tornar antissociais, é evidência de que estão melhorando.

Concluirei este capítulo referindo-me a dois assuntos de grande importância na consideração das necessidades da criança deprivada.

## A importância da história inicial da criança

O primeiro assunto envolve em grande medida a profissional dedi-cada ao cuidado de crianças, especialmente em sua função de reco-lhê-la e observar cuidadosamente a nova situação. Se eu desempe-nhasse esse papel, a primeira coisa que faria ao receber uma criança seria coletar todas as partículas de informação que pudesse encon-trar a respeito da vida da criança até aquele momento. Trata-se sempre de um assunto urgente, pois cada dia nos deixa mais distan-tes do acesso aos fatos essenciais. Como era desesperador, durante a Segunda Guerra Mundial, quando lidávamos com os fracassos do esquema de evacuação e havia crianças sobre as quais ninguém podia dar nenhuma informação!

Todos sabem que, às vezes, crianças normais, à hora de dormir, perguntam: "O que fiz hoje?", ao que a mãe responde: "Você acordou às seis e meia, depois brincou com seu ursinho e ficou cantando uma cantiga de ninar até a gente acordar, depois se levantou e foi para o jardim, depois tomou café da manhã, depois...", e assim por diante,

## 21. A CRIANÇA DEPRIVADA

até que todo o esquema daquele dia esteja reintegrado a partir do exterior. A criança sabe tudo o que aconteceu, mas quer ser ajudada a ter consciência do conjunto. Isso lhe dá um sentimento bom e verdadeiro, ajudando-a a distinguir a realidade do sonho e das brincadeiras imaginativas. A mesma coisa ocorre, numa escala maior, quando um pai reconta ao filho toda sua vida passada, incluindo também aquilo de que a criança mal se lembra e aquilo que não lhe vem de modo algum à memória.

A falta dessa coisa muito simples implica grandes perdas para a criança deprivada. Alguém deve se preocupar com reunir todo o material histórico existente. Nos casos mais favoráveis, a profissional pode manter uma longa conversa com a mãe da criança, dando-lhe a oportunidade de desvelar toda a história da filha desde o nascimento, ou mesmo fornecendo detalhes importantes de suas experiências durante a gravidez ou antes da concepção – detalhes que podem, ou não, ter determinado em alguma medida suas atitudes em relação à criança. O mais frequente, porém, é que a funcionária tenha que movimentar-se para cima e para baixo em busca de informação; até mesmo o nome de um amigo que a criança teve na penúltima instituição por que passou pode ter valor. A próxima tarefa será organizar um contato com a própria criança, que servirá para ganhar sua confiança. Pode-se encontrar um meio de contar à criança que, em algum arquivo do escritório da assistente, há uma ficha com toda a saga de sua vida até o presente momento. É possível que a criança não queira saber de nada na hora, mas depois. São sobretudo os filhos ilegítimos e os filhos de lares desfeitos que um dia precisarão da oportunidade de conhecer os fatos tal como se deram; isso ocorre na medida em que se atinge um estado de saúde, e estou pressupondo que, ao menos no caso das crianças entregues a pais adotivos, o objetivo final é de fato a produção de uma criança saudável. A criança submetida ao outro método extremo de cuidado, manejada por procedimentos ditatoriais em uma grande instituição, tem menores chances de um dia ficar bem o suficiente para assimilar as verdades de seu passado.

Por ser esse o estado das coisas, e por estarmos vivendo uma aguda escassez de profissionais de cuidados da criança, devemos começar por tratar preferencialmente as crianças mais normais. Mesmo assim é provável que muitos trabalhadores sintam que isso é impossível, por estarem sobrecarregados de serviço. Do meu ponto de vista, os assistentes sociais devem tomar a firme posição de não aceitarem mais casos do que conseguem. Não existe tempo parcial em se tratando do cuidado de crianças. A solução é fazer um bom trabalho com algumas crianças, delegando o cuidado das demais às grandes instituições ditatoriais até que a sociedade conceba algo melhor. O bom trabalho é necessariamente pessoal; se não for assim, é torturante tanto para a criança como para a profissional. *O trabalho só compensa se for pessoal, e se o trabalhador não estiver sobrecarregado.*

É preciso lembrar que, se as profissionais de cuidados infantis aceitarem casos demais, estarão fadadas a fracassar; a certa altura, aparecerão estatísticos para provar que todo o método está errado, e que os esquemas ditatoriais são mais eficientes para a criação de trabalhadores fabris e empregadas domésticas.

## Fenômenos transicionais

O outro assunto que tenho para tratar pode ser introduzido por um exame de certa característica das crianças normais. O que faz com que a criança normal possa se ver deprivada de seu lar e de tudo o que lhe é familiar sem ficar doente? Todos os dias vemos crianças dando entrada no hospital e saindo depois de algum tempo, não só isentas de qualquer distúrbio, como até enriquecidas pela nova experiência. A todo momento crianças vão passar alguns dias com suas tias e tios, ou no mínimo saem com seus pais, deixando os entornos familiares para passar tempo em lugares desconhecidos.

Esse é um tema muito complexo, que pode ser abordado pelo seguinte raciocínio. Pensemos numa criança que conhecemos bem

## 21. A CRIANÇA DEPRIVADA

e perguntemo-nos o que a criança leva consigo à cama para ajudar na transição da vida diurna para a vida dos sonhos: uma boneca, ou várias; um ursinho; um livro; um retalho do velho vestido da mãe; uma ponta da colcha; um pedaço de um cobertor velho; ou um lenço que, a certa altura do desenvolvimento do bebê, veio substituir uma fralda. Em alguns casos, pode não haver tal objeto; a criança simplesmente chupa o que tem à mão, ou seja, o punho, e depois talvez o polegar ou dois outros dedos; talvez haja alguma atividade genital, a que é mais fácil chamar masturbação; a criança pode deitar-se sobre a barriga ou fazer movimentos rítmicos, deixando patente a natureza orgástica da experiência por suar na cabeça. Em alguns casos, o bebê não exige, desde os primeiros meses, mais que a presença efetiva, no quarto, de um ser humano, provavelmente a mãe. Há uma larga gama de possibilidades que podem ser comumente observadas. Entre as várias bonecas e ursinhos pertencentes ao bebê, pode haver um objeto particular, provavelmente macio, que lhe foi dado aos dez, onze ou doze meses e que o bebê trata da maneira mais brutal bem como mais amorosa, e sem o qual o bebê não poderia pensar em ir para a cama; esse objeto certamente não poderia ser deixado para trás se a criança tivesse que ir embora; sua perda seria um desastre tanto para a criança como para os que dela cuidam. É pouquíssimo provável que esse objeto seja dado a outra criança, e de qualquer modo nenhuma o quereria; a certa altura ele se torna sujo e malcheiroso, e ainda assim não ousamos lavá-lo.

Chamo esse objeto de objeto transicional. Procuro, assim, entre outras coisas, mostrar que toda criança vive a dificuldade de relacionar a realidade subjetiva à realidade compartilhada que pode ser percebida objetivamente. Da vigília ao sono, a criança transporta-se de um mundo percebido para um mundo de sua própria criação. Entre os dois mundos existe a necessidade de vários tipos de fenômenos transicionais – território neutro. Eu descreveria esse precioso objeto do seguinte modo: há uma convenção tácita de que ninguém afirmará ser esse objeto uma parte do mundo, ou de que foi criado pelo bebê. Entende-se que ambas as coisas sejam verdadeiras: a criança o criou, e o mundo o supriu. Trata-se de uma continuação daquela tarefa que a mãe normal permite que seu bebê empreenda: por meio de uma adaptação muito delicada, ela oferece seu seio mil vezes, no exato momento em que a criança está pronta a criar algo semelhante ao seio oferecido.

A maioria das crianças descritas como desajustadas não chegou a ter um objeto desse tipo ou, se teve, o perdeu. Esse objeto precisa ser representativo de alguém, o que vale dizer que a condição de tais crianças não pode ser curada mediante o simples fornecimento de um tal objeto. Pode ser, porém, que a criança desenvolva tal confiança na pessoa que está cuidando dela que logo aparecerão objetos que simbolizem profundamente essa pessoa. Isso será visto como bom sinal, assim como o fato de a criança conseguir se lembrar de um sonho, ou sonhar com um acontecimento real.

Todos esses objetos e fenômenos transicionais permitem que a criança suporte frustrações, deprivações e a chegada de situações novas. E sabemos muito bem, em nosso manejo de crianças deprivadas, a importância de respeitar os fenômenos transicionais tal como se nos apresentam! Penso que, se entendermos assim o uso de brinquedos, atividades autoeróticas, histórias e músicas de ninar, veremos que, por meio dessas coisas, as crianças adquirem uma capacidade de verem-se deprivadas em alguma medida daquilo a que estão acostumadas e até daquilo de que necessitam. Uma criança levada de uma família a outra ou de uma instituição a outra pode suportar ou não a mudança conforme tenha sido possível ou não levar consigo um trapo ou um objeto macio; ou segundo existam ou não músicas conhecidas que, cantadas à hora de dormir, vinculem o passado ao presente; ou segundo as atividades autoeróticas tenham ou não sido respeitadas, toleradas ou mesmo valorizadas como meios positivos de adaptação. Não pode restar dúvida de que esses fenômenos são especialmente importantes para crianças advindas de um ambiente perturbado, e seu estudo pode incrementar nossa capacidade de ajudar esses seres humanos que já estão sendo jogados de um lado para o outro antes mesmo de

## 21. A CRIANÇA DEPRIVADA

serem capazes de aceitar aquilo que nós mesmos só aceitamos com a maior das dificuldades: que o mundo nunca é como seria se nós mesmos o tivéssemos criado, e que o melhor que nos pode acontecer é haver uma coincidência suficiente entre a realidade externa e o que podemos criar. Aceitamos como ilusão a ideia de uma identidade entre ambas.

As pessoas que tiveram experiências ambientais satisfatórias podem ter alguma dificuldade para entender essas coisas; não obstante, é exatamente esse o problema com que se defronta o bebê ou a criança pequena que está sendo levado de um lado para outro. Se deprivarmos uma criança de seus objetos transicionais e perturbarmos os fenômenos transicionais estabelecidos, ela só terá uma saída: uma cisão da personalidade, na qual uma metade permanece em relação com o mundo subjetivo e a outra reage complacentemente às intrusões do mundo. Quando essa cisão se forma e as pontes entre o subjetivo e o objetivo são destruídas (ou nunca se formaram bem), a criança é incapaz de operar como um ser humano inteiro.[2]

Em certa medida, esse estado de coisas pode sempre ser constatado na criança que recai sob nossos cuidados por ter sido deprivada da vida familiar. As crianças que esperamos poder encaminhar a pais adotivos ou abrigos de pequeno porte apresentam em todos os casos algum grau de cisão. O mundo subjetivo tem para a criança a desvantagem de poder ser cruel e persecutório, embora também possa ser ideal. Num primeiro momento a criança traduzirá em tais termos tudo o que lhe sobrevier, e considerará o lar adotivo maravilhoso e o lar verdadeiro péssimo, ou vice-versa. Mas ao fim, se tudo correr bem, a criança será capaz de desenvolver fantasias sobre lares bons e maus, sonhando com eles e falando a respeito, e ao mesmo tempo saberá perceber o lar real que lhe é proporcionado pelos pais adotivos, tal como é na realidade.

---

**2** Donald W. Winnicott, "Objetos transicionais e fenômenos transicionais" [1951], in *O brincar e a realidade* [1971], trad. Breno Longhi. São Paulo: Ubu Editora, 2019, pp. 13-51.

O lar adotivo real tem a vantagem de não oscilar violentamente do bom para o mau e do mau para o bom. Permanece sempre mais ou menos frustrante e mais ou menos reconfortante. Aqueles encarregados do manejo de crianças deprivadas podem tirar proveito de saber que cada criança leva consigo certa capacidade de aceitar um território neutro, localizado de algum modo na masturbação, no uso de uma boneca, no desfrute de uma canção de ninar ou em alguma outra coisa desse tipo. Assim, estudando aquilo que as crianças normais desfrutam, podemos reconhecer aquilo de que as crianças deprivadas absolutamente necessitam.

# 22

## INFLUÊNCIAS DE GRUPO E A CRIANÇA DESAJUSTADA: O ASPECTO ESCOLAR
[1955]

Meu objetivo neste capítulo é estudar certos aspectos da psicologia de grupo que talvez possam contribuir para compreender melhor o tipo de problema inerente ao manejo de grupos de crianças desajustadas.[1] Consideremos em primeiro lugar a criança normal, que vive num lar normal, tem objetivos e vai à escola querendo de fato que esta lhe ensine alguma coisa; que trava contato com seu próprio ambiente, e chega até a ajudar a conservá-lo ou modificá-lo. A criança desajustada, por contraste, tem necessidade de um ambiente cuja tônica seja o manejo, e não o ensino; o ensino desempenha papel secundário e pode assumir às vezes um caráter especializado, tendo por função mais remediar do que instruir a criança nesta ou naquela matéria escolar. Para a criança desajustada, em outras palavras, a "escola" tem o significado de "abrigo". Por isso, os indivíduos ligados ao manejo de crianças antissociais não são professores escolares que em certos momentos acrescentam a seu trabalho um colorido de compreensão humana; são, antes, psicoterapeutas de grupo que às vezes aplicam-se a dar um pouco de ensino escolar. Assim, um conhecimento da formação dos grupos é elemento altamente importante para o trabalho deles.

---

1   Palestra à Association of Workers for Maldjusted Children, em abril de 1955.

Os grupos e a psicologia dos grupos constituem um tema muito vasto, e selecionei para apresentar aqui uma tese principal: a concepção de que a psicologia de grupo tem sua base na psicologia do indivíduo, e especialmente na integração pessoal dele. Começarei, portanto, com uma breve explanação do que constitui essa integração individual.

## DESENVOLVIMENTO EMOCIONAL INDIVIDUAL

A partir de uma grande confusão inicial, a psicologia extraiu a ideia, hoje aceita, da existência de um processo contínuo de desenvolvimento emocional que se inicia antes do nascimento e dura toda a vida, até (com sorte) a morte natural. Essa teoria subjaz a todas as escolas de psicologia e constitui-se num proveitoso princípio comum. Divergimos violentamente quanto a este ou aquele aspecto, mas a ideia muito simples da continuidade do desenvolvimento emocional nos une a todos. A partir dessa base podemos estudar o modo de ocorrência do processo e os vários estágios em que ele pode se encontrar ameaçado por perigos internos (instintos) ou externos (falha ambiental).

Todos nós aceitamos a ideia geral de que, quanto mais recuamos no exame desse processo de crescimento individual, mais importância deve ser dada ao fator ambiental. Isso se resume à aceitação do princípio de que a criança parte da dependência em direção à independência. Esperamos que o indivíduo sadio seja capaz de identificar-se com grupos cada vez mais amplos sem uma perda da noção do self e de sua espontaneidade. Se o grupo é muito extenso, o indivíduo perde contato; se é muito estreito, perde seu sentido de cidadania.

Tomamos bastante cuidado para que, ao prover aos adolescentes clubes e outras organizações adequadas, estejamos provendo extensões *graduais* ao sentido dado à palavra "grupo", e avaliamos nosso bom êxito segundo a maneira como cada menino ou menina torna-se capaz de identificar-se com cada um dos grupos a que é

## 22. INFLUÊNCIAS DE GRUPO E A CRIANÇA DESAJUSTADA

apresentado sem perder em grande medida sua individualidade. Para os pré-adolescentes, provemos os escoteiros e as bandeirantes; para as crianças em período de latência, os lobinhos e fadinhas. Para a criança que vai pela primeira vez à escola, esta deve ser provida como uma extensão ou alargamento do lar. A escola da criança pequena deve estar integrada ao lar e não deve dar muita ênfase ao ensino propriamente dito, pois as crianças dessa idade necessitam mesmo é de oportunidades para brincar de forma organizada e condições controladas para poder dar início a sua vida social. Reconhecemos que o verdadeiro grupo da criança pequena é seu próprio lar e, no que se refere ao bebê, sabemos que será um verdadeiro desastre se uma quebra na continuidade do manejo familiar se fizer necessária. Nos primeiros estágios desse processo, o bebê é extremamente dependente do manejo materno, da presença contínua e da própria sobrevivência da mãe. Ela deve realizar em si uma adaptação ativa suficientemente boa às necessidades do bebê, sem a qual ele não pode evitar desenvolver defesas que distorcem o processo; o bebê precisa, por exemplo, assumir ele mesmo a função ambiental se esta não se impõe do exterior, de modo que se constitui nele um self verdadeiro escondido e, voltado para fora, um falso self engajado na dupla tarefa de esconder o self verdadeiro e ceder às exigências que o mundo lhe impõe a todo momento.

Num momento ainda mais recuado, o bebê é segurado no colo pela mãe e só entende o amor que é expresso em termos físicos, isto é, pela sustentação viva do ser humano. A dependência nesse estágio tão precoce é absoluta, e a falha ambiental, quando ocorre, só pode ser combatida por uma interrupção do processo de desenvolvimento e pela psicose infantil.

Examinemos agora o que ocorre quando o ambiente se porta suficientemente bem o tempo todo, e de acordo com as necessidades específicas a cada momento do desenvolvimento. A psicanálise se preocupa primordialmente (e não poderia deixar de ser assim) com as necessidades instintivas (do ego e do id), mas neste contexto estamos mais preocupados com a provisão ambiental que

**240**

torna possível todo o restante; isto é, estamos mais preocupados com a mãe *segurando o bebê no colo* que com a mãe *alimentando o bebê*. O que constatamos, no tocante ao processo de crescimento emocional individual, quando o segurar no colo e o manejo geral são suficientemente bons?

De tudo o que constatamos, a questão que mais nos interessa aqui é aquela parte do processo a que chamamos integração. Antes da integração, o indivíduo é um conjunto não organizado de fenômenos sensório-motores contidos pelo ambiente externo que o segura. Depois da integração o indivíduo É, ou seja, o bebê humano atingiu o status de unidade, podendo já dizer EU SOU (a não ser pelo fato de não ser ainda capaz de falar). O indivíduo tem agora uma membrana limitante, então o que é não eu é repudiado, é externo. Esse eu tem agora um dentro, onde podem reunir-se as memórias de experiências e edificar-se a estrutura infinitamente complexa que pertence ao ser humano.

Não interessa saber se esse processo se desenrola instantaneamente ou ao longo do tempo; o fato é que há um antes e um depois, e o processo merece um nome todo próprio.

Não há dúvida de que as experiências instintivas contribuem imensamente para o processo de integração, mas é necessário também, a todo momento, um ambiente suficientemente bom, uma pessoa que esteja segurando o bebê no colo e se adaptando suficientemente bem às suas necessidades mutáveis. Essa pessoa não pode agir assim a não ser que seja movida por aquele tipo de amor que é apropriado a esse estágio, o amor que porta uma capacidade de identificação com o bebê e um sentimento de que vale a pena adaptar-se às suas necessidades. Dizemos que a mãe se dedica a seu bebê, temporária mas verdadeiramente. Ela gosta de se preocupar com o bebê, até o momento em que ela não seja mais tão necessária.

Estou sugerindo que o momento do EU SOU é um momento cru; o novo indivíduo sente-se infinitamente exposto. Esse momento só pode ser suportado – ou, talvez, arriscado – quando há alguém envolvendo a criança com seus braços.

## 22. INFLUÊNCIAS DE GRUPO E A CRIANÇA DESAJUSTADA

Acrescento também que, nesse momento, é conveniente que a psique e o corpo ocupem o mesmo lugar no espaço, de modo que a membrana limitante não seja apenas um limite metafórico da psique, mas coincida também com a pele corporal. "Exposto" significa "nu".

Antes da integração, há um estágio em que o indivíduo só existe aos olhos do observador. Para o bebê, o mundo externo não está diferenciado, assim como não existe mundo interno ou pessoal, ou uma realidade interna. Depois da integração, o bebê começa a ter um self. Antes, tudo o que a mãe podia fazer era estar pronta para ser repudiada; depois, o que pode fazer é proporcionar apoio, calor, cuidado amoroso e vestimentas (e logo ela começa a responder a necessidades instintivas).

Nesse período que antecede a integração, há uma região entre bebê e mãe que pertence *tanto ao bebê como à mãe*. Se tudo corre bem, esse todo aos poucos divide-se em dois elementos: a parte que o bebê repudia e a parte que reclama para si. Mas devemos esperar que permaneçam vestígios dessa região intermediária. É de fato isso mesmo que vemos, mais tarde, no primeiro objeto que o bebê toma afetuosamente como seu – talvez um pedaço do tecido de um cobertor, colcha ou camisa; uma fralda, um lenço da mãe etc. Gosto de chamar tal objeto de "objeto transicional"; sua particularidade consiste em ser, ao mesmo tempo, uma criação do bebê e uma parte da realidade externa. Por isso, os pais respeitam esse objeto ainda mais do que os outros brinquedos, bonecos e ursinhos que rapidamente aparecem. O bebê que perde seu objeto transicional perde de uma só vez a boca e o seio, a mão e a pele da mãe, a criatividade e a percepção objetiva. Esse objeto é uma das pontes que tornam possível um contato entre a psique individual e a realidade externa.

Do mesmo modo, é impensável que, sem uma maternagem suficientemente boa, um bebê possa existir antes da integração. Só ao se completar esse processo podemos dizer que, se a mãe falhar, o bebê morrerá de frio, ou cairá num abismo sem fundo, voará para longe ou explodirá como uma bomba de hidrogênio, destruindo num único momento o self e o mundo.

O bebê recém-integrado participa, assim, de seu primeiro *grupo*. Antes desse estágio, só existe uma formação primária pré--grupal, na qual elementos não integrados são mantidos unidos por um ambiente do qual não se encontram ainda diferenciados. Esse ambiente é a mãe que segura o bebê no colo.

O grupo é uma conquista do EU SOU, e é uma conquista perigosa. A proteção é muito necessária nos estágios iniciais; sem ela, o mundo externo repudiado volta-se sobre o novo fenômeno e o ataca por todos os lados e de todos os modos possíveis e imagináveis.

Se continuássemos este estudo da evolução do indivíduo, perceberíamos o quanto o crescimento cada vez mais complexo complica o quadro do crescimento grupal. Retomemos, porém, as implicações de nossa suposição básica.

## A FORMAÇÃO DOS GRUPOS

Atingimos assim o estágio de uma *unidade humana integrada*; ao mesmo tempo existe uma *mãe que dá cobertura,* consciente do estado paranoide inerente ao estado de recém-integração. Para que minha concepção seja entendida, é necessário que se tenha em mente estes dois termos: "unidade individual" e "cobertura materna".

Os grupos podem ter sua origem em qualquer um dos dois extremos implícitos nestes termos:

1 Sobreposição de unidades.
2 Cobertura.

1 A base da formação grupal madura é a multiplicação de unidades individuais. Dez pessoas, cada qual pessoalmente bem integrada, sobrepõem de maneira solta suas dez integrações e passam a compartilhar, em certa medida, de uma única membrana limitante. Essa membrana é agora representativa da pele de cada

## 22. INFLUÊNCIAS DE GRUPO E A CRIANÇA DESAJUSTADA

membro individual. A organização representada pela integração pessoal de cada um dos indivíduos tende a conservar, a partir do interior, a entidade grupal. Isso significa que o grupo se beneficia da experiência pessoal dos indivíduos, cada um dos quais foi assistido em seu momento de integração e recebeu cobertura até o momento em que se tornou capaz de se cobrir sozinho.

A integração grupal implica num primeiro momento uma expectativa de perseguição; por isso, certo tipo de perseguição pode produzir artificialmente uma formação grupal, desprovida, porém, de estabilidade.

2 No outro extremo, um conjunto de pessoas relativamente não integradas pode receber cobertura e constituir grupo. Neste caso, o trabalho de grupo não provém dos indivíduos, mas da cobertura. Os indivíduos passam por três estágios:
- Apreciam o fato de estarem sendo cobertos e adquirem confiança.
- Começam a explorar a situação, tornando-se dependentes e regredindo à não integração.
- Começam, cada um por si mesmo, a adquirir alguma integração, e, nesses momentos, valem-se da cobertura proporcionada pelo grupo, a qual lhes é necessária devido a suas expectativas de perseguição. Os mecanismos de cobertura são submetidos nesse ponto a grande tensão. Alguns indivíduos conseguem alcançar sua integração pessoal e prestam-se assim a serem inseridos em outro tipo de grupo, no qual os indivíduos mesmos proporcionam o funcionamento grupal. Já outros não podem ser curados pela terapia de cobertura apenas, e continuam precisando do manejo de uma agência, sem, porém, identificarem-se com essa agência.

Em qualquer grupo que se examine, é possível identificar qual dos dois extremos predomina. A palavra "democracia" é usada para descrever o agrupamento mais maduro de todos, e aplica-se apenas a um conjunto de pessoas adultas cuja vasta maioria já atingiu a integração pessoal (além de ser madura segundo outros critérios).

Os grupos adolescentes são capazes de atingir uma espécie de democracia se submetidos à supervisão. Não convém, entretanto, esperar que a democracia floresça entre adolescentes, mesmo quando cada um deles é por si maduro. Com crianças sadias de menor idade, é o aspecto de cobertura grupal que deve ser posto em evidência, dando-se, porém, ao mesmo tempo, todas as oportunidades aos indivíduos de contribuírem para a coesão grupal por meio das mesmas forças que promovem a coesão no interior das estruturas do ego. O grupo limitado dá oportunidade à contribuição individual.

## TRABALHO DE GRUPO COM AS CRIANÇAS DESAJUSTADAS

O estudo de formações grupais compostas de adultos, adolescentes ou crianças sadias lança luz sobre o problema do manejo de grupos formados por crianças doentes (no sentido de serem desajustadas).

Essa palavra horrível – "desajustada" – significa que, numa data recuada, o ambiente deixou de ajustar-se às necessidades da criança, que foi compelida assim a assumir para si o trabalho de cobertura, perdendo a identidade pessoal, ou senão a encher o saco da sociedade a fim de forçar alguém a lhe dar cobertura, exigindo uma nova oportunidade de lançar-se à tarefa da integração pessoal.

A criança antissocial tem duas alternativas: aniquilar o self verdadeiro ou cutucar a sociedade até que ela lhe provenha cobertura. Nessa segunda opção, caso se encontre cobertura, o self verdadeiro pode ressurgir, e é melhor existir verdadeiramente, mesmo na prisão, do que aniquilar-se numa complacência sem sentido.

Em termos dos dois extremos que descrevi, é evidente que nenhum grupo de crianças desajustadas vai se aglutinar devido à integração pessoal dos meninos e meninas. Isso se deve em parte ao fato de o grupo ser composto de adolescentes ou crianças, que

**245**

## 22. INFLUÊNCIAS DE GRUPO E A CRIANÇA DESAJUSTADA

são seres humanos imaturos; mas a principal razão é o fato de os membros serem todos não integrados, em diferentes graus. Cada menino ou menina, portanto, tendo sido exaurido em seu processo de integração em algum momento da primeira ou primeiríssima infância, apresenta uma necessidade anormal de cobertura.

Como, pois, cuidar dessas crianças, de modo que estejamos certos de que nosso cuidado vai se adaptar a suas necessidades mutáveis à medida que elas progridem para um estado de saúde? Há dois métodos alternativos.

Pelo primeiro, um abrigo cuida de um mesmo grupo de crianças até que atinjam a idade-limite, provendo-lhes aquilo de que necessitam nas várias etapas de seu desenvolvimento. No início, os funcionários lhes provém cobertura, e o grupo é um grupo de cobertura. Nesse grupo de cobertura, depois do período de "lua de mel", as crianças pioram muito, e com sorte atingem o fundo do poço da não integração. Não o fazem, felizmente, todas ao mesmo momento, e aproveitam-se umas às outras de modo a, numa dada situação, haver geralmente uma criança que está muito pior que todas as outras. (Qual não é a tentação de livrar-se dessa criança, fracassando assim no ponto mais crítico do processo!)

Gradualmente, uma por uma, as crianças começam a atingir sua integração pessoal; no decorrer de cinco ou dez anos, aquele mesmo conjunto de crianças transformou-se em outra espécie de grupo. As técnicas de cobertura podem ser abrandadas, e o grupo começa a integrar-se a partir das forças que promovem a integração no interior de cada indivíduo.

Os funcionários devem estar sempre prontos a restabelecer a cobertura no momento, por exemplo, em que uma criança é pega roubando em seu primeiro emprego, ou quando demonstra outros sintomas do medo inerente ao estado do EU SOU, ou independência relativa.

Pelo segundo método, um grupo de abrigos trabalha em conjunto. Cada abrigo é classificado de acordo com o tipo de trabalho que realiza, e mantém sua especificidade. Por exemplo:

- O abrigo A dá 100% de cobertura.
- O abrigo B dá 90% de cobertura.
- O abrigo C dá 65% de cobertura.
- O abrigo D dá 50% de cobertura.
- O abrigo E dá 40% de cobertura.

As crianças, mediante visitas planejadas, conhecem todos os abrigos do grupo, e os assistentes também são transferidos de um para outro. Quando uma criança do abrigo A atinge algum grau de integração pessoal, ela sobe um degrau na escala. Desse modo, as crianças que melhoram chegam por fim ao abrigo E, que se especializa em dar cobertura à investida adolescente em direção ao mundo.

O próprio grupo de abrigos recebe a cobertura, nesse caso, de alguma autoridade e de um comitê de abrigos.

A principal dificuldade desse segundo método é a possibilidade de os funcionários dos diferentes abrigos não conseguirem se entender, o que só será evitado se realizarem reuniões periódicas e se mantiverem informados dos métodos que cada abrigo está usando e do êxito ou fracasso obtido. O abrigo B, que dá 90% de cobertura e faz todo o trabalho sujo, será malvisto; receberá notificações e visitas de verificação. O abrigo A será mais bem-visto, pois lá não haverá lugar algum para a liberdade individual; todas as crianças parecerão felizes e bem alimentadas, e os visitantes o apreciarão sobre todos os outros. O diretor precisará ser um ditador, e sem dúvida atribuirá o fracasso dos demais abrigos à falta de disciplina. Mas as crianças do abrigo A nem sequer deram início a seu processo. Estão se preparando para isso.

Nos abrigos B e C, onde as crianças permanecem caídas sobre o chão, recusam-se a levantar, não comem, sujam as calças, roubam algo toda vez que sentem um impulso amoroso, torturam gatos, matam ratos e os enterram para ter um cemitério aonde possam ir e chorar, nesses abrigos, digo, deveria haver uma placa: não são permitidas visitas. Os diretores de tais abrigos têm o perpétuo dever de dar cobertura a almas nuas, e convivem com tanto sofri-

## 22. INFLUÊNCIAS DE GRUPO E A CRIANÇA DESAJUSTADA

mento quanto o que se pode ver nos hospitais psiquiátricos para adultos. Como é difícil conservar uma boa equipe de funcionários sob tais condições!

## RESUMO

De tudo o que se pode afirmar sobre os abrigos como grupos, escolhi tratar da relação do trabalho de grupo com a maior ou menor quantidade de integração pessoal de cada uma das crianças. Creio ser básica esta relação: quando há um sinal positivo, as crianças trazem consigo suas próprias forças integrativas; quando há um sinal negativo, o abrigo proporciona cobertura, como alguém que veste uma criança nua ou segura no colo um bebê recém-nascido.

Diante de uma confusão de classificação quanto ao fator de integração pessoal, o abrigo não pode encontrar seu lugar. A perturbação das crianças doentes predomina, e as crianças mais normais, que poderiam estar já contribuindo para o grupo, não têm essa oportunidade, uma vez que a cobertura tem de estar presente a todo momento e em todo lugar.

Creio que minha simplificação exagerada do problema é justificável na medida em que proporciona uma linguagem simples para a classificação de crianças e abrigos. Os funcionários de tais abrigos estão a todo momento pagando o pato por inúmeras falhas ambientais prematuras sobre as quais não tiveram nenhuma responsabilidade. Para que suportem essa terrível tensão e para que, em alguns casos, cheguem até a corrigir os males passados por meio de sua tolerância, é necessário que eles saibam o que estão fazendo e o porquê de nem sempre serem capazes de obter êxito.

## CLASSIFICAÇÃO DOS CASOS

Uma vez aceitas as ideias que expus, torna-se possível penetrar gradualmente na complexidade das formações grupais. Concluo com uma classificação grosseira dos tipos de caso.

1. As crianças doentes, no sentido de não terem chegado a se integrar em unidades e que, portanto, não podem contribuir para um grupo.

2. As crianças que desenvolveram um falso self dotado da função de estabelecer e manter contato com o ambiente, e ao mesmo tempo de proteger e esconder o self verdadeiro. Nesses casos, ocorre uma integração ilusória que cai por terra assim que é aceita como real e chamada a contribuir.

3. As crianças doentes no sentido de serem retraídas. Nesses casos, a integração é um fato consumado, e a defesa se dá em termos da reorganização de forças benignas e malignas. Essas crianças vivem em seu próprio mundo interior, o qual, embora seja artificialmente benigno, é perigoso devido à operação da magia. Seu mundo exterior é maligno ou persecutório.

4. As crianças que conservam sua integração pessoal por meio de uma ênfase exagerada na integração, defendendo-se contra a ameaça de desintegração pelo estabelecimento de uma personalidade forte.

5. As crianças que foram suficientemente bem manejadas no início da vida e que foram capazes de fazer uso de um mundo intermediário, com objetos que derivam sua importância do fato de representarem a um só tempo objetos de valor interno e externo. Não obstante, essas crianças sofreram uma interrupção na continuidade do manejo que lhes era oferecido, a ponto de não poderem mais fazer uso de seus objetos intermediários. Essas são as típicas "crianças com complexo de deprivação", cujo comportamento desenvolve traços antissociais toda vez que adquirem uma nova esperança. Roubam e anseiam por afeição, reivindicando nossa crença em suas mentiras. No melhor dos casos, sofrem uma regres-

## 22. INFLUÊNCIAS DE GRUPO E A CRIANÇA DESAJUSTADA

são generalizada ou localizada, como no caso de urinar na cama, que representa uma regressão momentânea relacionada com um sonho. Na pior das hipóteses, forçam a sociedade a tolerar seus sintomas de esperança, embora permaneçam incapazes de beneficiar-se desses sintomas. O roubo não lhes dá aquilo que querem, mas, em alguns casos (havendo quem tolere o seu roubar), podem atingir algum grau de crença em ter algum direito ao mundo. Nesse grupo insere-se toda a gama de comportamentos antissociais.

6   As crianças que tiveram um começo relativamente bom, mas que sofrem os efeitos de terem pais com quem não podem se identificar. Há aqui inúmeros subgrupos, dos quais são exemplos:

– Mãe caótica.
– Mãe deprimida.
– Pai ausente.
– Mãe ansiosa.
– Pai de atuação rígida, sem fazer jus a essa prerrogativa.
– Pais em constante conflito, o que se une a apartamentos apertados, criança dormindo no quarto dos pais etc.
– Crianças com tendências maníaco-depressivas, dotadas ou não de um elemento hereditário.
– Crianças normais, exceto quando em fases depressivas.
– Crianças com expectativas de perseguição e tendência a fazer *bullying* ou sofrer *bullying*. Em meninos, isso pode constituir a base da prática homossexual.
– Crianças hipomaníacas, com a depressão latente ou oculta em distúrbios psicossomáticos.
– Todas as crianças que são suficientemente integradas e socializadas para serem capazes de sofrer (quando perturbadas) das inibições e compulsões e organizações de defesas contra a ansiedade, as quais são *grosso modo* classificadas sob a denominação de "psiconeurose".
– Por último, as crianças normais, ou seja, aquelas que, quando confrontadas com situações de perigo ou anormalidades ambientais, são capazes de empregar qualquer mecanismo

de defesa, mas que não levadas a adotar automaticamente um tipo específico de mecanismo por força de distorções do desenvolvimento emocional pessoal.

# 23

## A PERSEGUIÇÃO QUE NÃO HOUVE

[1967]

Como um viciado em autobiografias, saúdo o aparecimento deste livro: é uma boa leitura.[1] Como clínico, noto com alívio que Sheila Stewart, essa filha do infortúnio, descobriu que o mundo gradualmente fez dela uma pessoa feliz. Podemos ver na história todas as terríveis condições ambientais que perseguem tantas crianças ilegítimas, crianças com todos os motivos para se queixar; entretanto, para Sheila, de algum modo, as perseguições não conseguiram perseguir. Por conseguinte, o leitor não é desviado para emoções baratas e está livre para vislumbrar a verdade de cada pequeno episódio relatado e da sequência de eventos. Por exemplo, é altamente instrutivo o desdobramento gradual, em Sheila, do sexo em uma verdadeira relação de amor e em casamento. Muito dependia do exercício de uma função parental, muitas vezes rígida, dispensada pela governanta de seu lar paroquial; e dificilmente poderia haver melhor propaganda do que essa para uma certa Church Society.

São as pequenas coisas que fazem a história ter um tom verdadeiro para mim. Por exemplo, descrevendo o peditório para o lar paroquial, evacuado na guerra para Ascot, a autora conta: "Não me importava pintar o enorme aviso ESTACIONAMENTO – 10 XELINS,

---

1 Publicado na *New Society*, em 1967. Crítica de Sheila Stewart, *A Home from Home* [Um lar longe de casa]. London: Longman, 1967.

mas eu me sentia uma pedinte vendendo nossos arranjos caseiros de flores para a botoeira ou o decote de todos aqueles pomposos cavalheiros e damas..." e "'Ei, tome! Ponha na sua caixa de esmolas!' Apanhei no ar a bola de papel amassada e apertei-a em minha mão quente e humilhada, até que todos os carros foram embora... Sabia que a nota de cinco libras não era minha; entreguei à governanta com o resto das gorjetas. Pertencia à 'caixinha' da Família".

Compare-se isso com o incidente que Robert Graves conta (imaginem onde!) em sua LSE Annual Oration 1963, intitulada *Mammon*: "Um incidente de férias de minha infância no Norte do País de Gales me vem à lembrança. Tínhamos comprado chás numa fazenda à beira do lago; depois fui brincar no pátio da fazenda. Quando se aproximou uma charrete com mais visitantes, corri para abrir o portão. Alguém me jogou uma moeda de seis pence e, embora eu não a jogasse de volta, a ideia de que minha cortesia desinteressada tivesse sido confundida com um estratagema para ganhar dinheiro chocou-me profundamente...". Os denominadores comuns podem ser unidades muito simples.

Como clínico, devo acrescentar uma opinião a respeito dos motivos pelos quais os elementos persecutórios falharam em perseguir. Sheila tivera uma primeira experiência basicamente boa na costa de North Devon, com sua apanhadora de mariscos Danma, seu pescador Danpa e a liberdade do litoral. Assim, o final feliz é um eco da frase de abertura do livro: "Eu estava sentada alegremente na muralha do cais, balançando os pés nus. Estava cansada de apanhar caramujos e de correr pela areia úmida para guardá-los nas cestas que Danma tinha trazido para a praia...".

# 24

## COMENTÁRIOS SOBRE O *RELATÓRIO DA COMISSÃO SOBRE PUNIÇÃO EM PRISÕES E CENTROS DE DETENÇÃO*

[1961]

Este me parece ser um relatório de grande valor e dá a impressão de ter sido redigido após uma investigação minuciosa. Especialmente bem-vindo é o comentário franco sobre o tráfico de fumo por um recluso, que, tal como foi impresso, com todos os seus erros gramaticais, tem um tom verdadeiro.

Desejo fazer cinco comentários sobre o relatório. O primeiro é de ordem geral.

**I**

Chamei a atenção, em outra parte, para o fato de que existe um perigo na tendência moderna para o sentimentalismo, sempre que se considera a punição dos infratores. Como psicanalista, sinto-me propenso a encarar cada infrator como uma pessoa doente e sofrida, embora seu sofrimento nem sempre seja evidente. Desse ponto de vista, eu diria que é ilógico punir um infrator. O que ele ou ela requer é tratamento ou manejo corretivo. Subsiste o fato, porém, de que o infrator cometeu um crime, quer dizer, a comunidade tem de reagir, de algum modo, à soma total de delitos cometidos contra ela durante certo período de tempo. Uma coisa é ser um psicanalista investigando por que alguém comete roubos e outra coisa é ser uma pessoa de quem é roubada uma bicicleta num momento crítico. De fato, existe outro ponto de vista. O psicanalista também é um membro da sociedade e, como tal, aceita que é preciso controlar as reações que vêm naturalmente à pessoa atingida pelo ato antissocial. É impossível fugir ao princípio de que a função precípua da lei é expressar a vingança inconsciente da sociedade. É bem possível a qualquer infrator individual ser perdoado e, no entanto, isso não impede a existência de um reservatório de vingança e também de medo que não podemos nos permitir ignorar; não podemos pensar só no tratamento de cada criminoso, esquecendo que a sociedade foi ferida e também necessita de tratamento. Pessoalmente, minha tendência, que se soma à de grande número de pessoas nos dias de hoje, é ampliar o máximo possível a faixa de delitos que devem ser tratados como doença. É por causa da esperança que vislumbro nessa direção que me sinto na obrigação de deixar bem claro que a lei não pode renunciar de súbito à punição de todos os criminosos. É possível que, se os sentimentos de vingança da sociedade fossem plenamente conscientes, a sociedade pudesse admitir o tratamento do infrator como doente, mas boa parte da vingança é inconsciente, por isso se deve levar sempre em conta que é preciso manter a punição em vigor, em certa medida, mesmo quando ela é inútil no tratamento do infrator.

Existe aqui um conflito que não podemos evitar fingindo que ele não existe. Temos de ser capazes de sentir o conflito como algo essencial para qualquer consideração séria do problema da punição. É importante que essas questões estejam sempre em primeiro plano, caso contrário haverá reação contra o tratamento de infratores como indivíduos doentes, ainda que se possa demonstrar que isso é algo bom, como no caso de crianças.

No momento presente, a tendência é fazer o melhor pelo menino ou menina delinquente ou antissocial, e não se vingar dele ou dela. Salvo no caso de crime realmente grave, o adolescente ou

## 24. COMENTÁRIOS SOBRE O *RELATÓRIO DA COMISSÃO SOBRE PUNIÇÃO*

adulto jovem também entra nessa categoria. Talvez com o passar do tempo outros setores da comunidade antissocial possam vir a ser tratados como doentes, em vez de ficarem sujeitos a punições, e o relatório menciona que pelo menos 5% da atual população carcerária seria considerada pela grande maioria dos médicos como casos psiquiátricos, com preponderância de maníaco-depressivos.

Para resumir, aqueles que, como nós, trabalham pela ampliação do princípio de tratamento, em detrimento da punição, não devem ficar cegos para o grande perigo de provocar uma reação ao se ignorar a necessidade de vingança da sociedade, não por nenhum crime em particular, mas pela criminalidade em geral.

O relatório dá ênfase mais clara à necessidade do público em garantir proteção para si e ao medo da sociedade do que ao reservatório de vingança inconsciente – e, com efeito, estou plenamente cônscio de que é bastante impopular, no momento atual, postular a existência desse sentimento. Sempre que exponho esse ponto de vista, sei que serei mal interpretado e acusado de estar defendendo a punição em lugar do tratamento dessas pessoas doentes, as pessoas antissociais.

## 2

Já mencionei que talvez a parte mais valiosa do relatório seja o depoimento de um recluso sobre fumo. Acho que tem sentido, aqui, um comentário sobre a necessidade de fumar. Não é preciso ser psicanalista para saber que fumar não é simplesmente algo que se faça por prazer. É algo que tem enorme importância na vida de muitas pessoas e que não pode ser abandonado sem ser substituído por alguma outra coisa. Fumar pode ser vitalmente importante para as pessoas, sobretudo quando existe uma desesperança generalizada em determinada comunidade. O psicanalista tem condições de observar de perto o uso de fumo e, na verdade, há muito que pesquisar sobre esse assunto, para que possa ser adequadamente compreendido. Sem esperar por uma compreensão clara, já é possível, entretanto, afirmar que o fumo é uma das maneiras de os indivíduos sustentarem a sanidade mental quando, sem o recurso ao fumo, sobretudo se o álcool e outras drogas forem interditados, o senso de realidade pode se perder e a personalidade tende a desintegrar-se. Existe, é claro, muito mais a se dizer sobre o fumo, mas acho que aqueles que tratam do problema do fumo em prisões deveriam levar em conta que a persistência de um tráfico tão intenso de fumo, apesar de todos os regulamentos e de todos os esforços das autoridades para contê-lo, confirma a teoria de que os criminosos, como um todo, vivem em estado de grande angústia e medo constante da loucura.

Existem muitos que não experimentaram o medo da loucura e, para esses, é impossível imaginar como é estar encerrado sem ocupação adequada durante um longo período da vida, sempre à beira de delírios, alucinações, desintegração da personalidade, sensações de irrealidade, perda do sentimento de que seu próprio corpo lhe pertence e assim por diante.

Uma investigação superficial não revelará essas coisas. Revelará tão somente a excitação que acompanha a aquisição de fumo e a habilidade e os ardis envolvidos nos trâmites do mercado negro. Não é preciso ir muito fundo, entretanto, para descobrir o medo da loucura. Não posso dizer que realizei estudos sobre adultos encarcerados, mas, com o estudo minucioso de um enorme contingente de crianças que acabarão por formar a população carcerária, sei que o medo da loucura está sempre presente e que a disposição antissocial constitui, em seu todo, uma defesa complexa contra delírios de perseguição, alucinações e uma fragmentação sem esperança de recuperação. Estou falando de algo que é pior do que a infelicidade, e, de modo geral, seria motivo de satisfação se uma criança antissocial, ou um adulto, conseguisse atingir o estágio de infelicidade. Nesse ponto existe esperança e também existe a possibilidade de proporcionar ajuda. O antissocial endurecido tem de se defender até da esperança, porque sabe, por experiência, que a dor

**257**

## 24. COMENTÁRIOS SOBRE O *RELATÓRIO DA COMISSÃO SOBRE PUNIÇÃO*

de perder repetidamente a esperança é insuportável. De um modo ou de outro, o fumo fornece algo que torna o indivíduo capaz de persistir e de protelar a existência até que existir volte a fazer sentido.

Disso resulta uma sugestão prática. No relatório sugere-se que os salários dos reclusos sejam aumentados, porque realmente o preço dos cigarros subiu muito e os salários permaneceram estacionários. O aumento, entretanto, não possibilitará ao recluso fumar um maço por semana. Há uma quantidade (que poderia ser calculada) que tornaria a vida suportável para o recluso, e, em minha opinião, há muitos argumentos favoráveis para que cada detento possa dispor pelo menos dessa quantidade mínima.

Como é possível que haja alguns não fumantes, pareceria uma medida mais razoável permitir que o fumo fosse vendido como na Marinha, isento de impostos, em vez de se elevarem os salários. Teoricamente, esse último processo (elevação de salários) parece propiciar ao não fumante condições para tornar-se um "magnata" do fumo, pois será um homem rico na comunidade prisional. Talvez a sugestão de isentar o fumo de impostos em prisões não seja aceita porque o público poderia pensar que o recluso passaria a ser um privilegiado e, pelo que eu disse no primeiro parágrafo, é fácil perceber que levo em conta a circunstância de que o público precisa saber que os presos não estão sendo mimados. Entretanto, na medida em que o público pode ser educado, isso deveria ser tentado, e penso que a maioria das pessoas é capaz de discernir, se isso lhes for apontado, que, para reclusos sujeitos a longas penas, o fumo pode fazer com que a vida seja simplesmente suportável, em vez de ser uma contínua tortura mental.

## 3

Ao considerar a situação nos centros de detenção, a comissão ficou horrorizada com o estado em que se encontravam alguns dos meninos visitados. Segundo parece, todos tinham aspecto desleixado, os cabelos desgrenhados e não se punham em posição de sentido quando encontravam os inspetores. É possível que o público realmente exija que seja observada uma disciplina militar nos centros de detenção, mas não há certeza disso e acho que essa parte do relatório pode ser muito prejudicial. A comissão declara enfaticamente que não está solicitando disciplina militar; entretanto, é provável que existam somente as duas alternativas: uma é a disciplina militar, um pouco segundo o modelo nazista, e com ela tudo se mantém lindo e tranquilo, porque os meninos estão tão ocupados que não têm tempo para pensar nem para crescer; e a outra opção é o extremo um tanto chocante de permitir que os meninos cheguem ao abismo do desespero, que é o fundo da doença deles, mas pode significar o início do crescimento de cada um. Se isso não puder ser explicado de uma forma que o público seja capaz de compreender, então a disciplina militar terá de ser instituída. Entretanto, a ideia de treinamento correcional gira toda ela em torno, precisamente, de evitar isso. Ser diretor de um centro de detenção é uma função terrível, que só pode ser exercida por alguém com uma missão, conforme destaca a comissão. Com efeito, não se fez nenhuma crítica aos diretores, sendo reconhecida a dificuldade desse cargo. Não obstante, se um diretor receia que um membro da comissão apareça e veja um menino com os cabelos desgrenhados, ele deverá instituir praticamente o que equivale à disciplina militar. Na única alternativa a esse cenário, haverá sempre alguns meninos que só se sentirão sinceros se tiverem a aparência de vagabundos. Quando eles chegam a essa fase, o futuro já não é inteiramente obscuro e nem o prognóstico de todo sem esperanças. A disciplina militar, entretanto, torna todos os casos irremediáveis, porque nenhum jovem pode desenvolver a responsabilidade pessoal e a personalidade numa atmosfera desse tipo.

Na minha opinião, aqueles que são responsáveis pelos centros de detenção devem depositar inteira confiança no diretor e permitir que ele use seus próprios critérios de julgamento. Se ele não conta com a confiança das autoridades, deve ser exonerado, mas,

## 24. COMENTÁRIOS SOBRE O *RELATÓRIO DA COMISSÃO SOBRE PUNIÇÃO*

se é o diretor, então deve-se consentir que experimente e explore o próprio caminho e tente uma alternativa para a disciplina militar. No decorrer da experiência, ele com certeza descobrirá que alguns meninos são incompatíveis com qualquer método que não seja a disciplina militar ou a prisão, e o diretor deve ser desincumbido desses rapazes de uma forma ou de outra. A comissão menciona isso e assinala que um centro de detenção experimental deveria ser criado imediatamente para aquela minoria que estraga o trabalho desenvolvido em benefício da maioria nas instituições comuns. Essa seria uma medida urgente. Se não for adotada de imediato, então a ideia do centro de detenção fracassará e a disciplina ocupará o lugar de uma terapia através de manejo.

**4**

O relatório trata do problema da evasão, que é considerada uma palavra melhor do que "fuga", considerando-se que os centros de detenção não têm portas fechadas. O que falta, porém, é um estudo das causas de evasão. O relatório não deixa muito claro se os membros da comissão conhecem a considerável soma de trabalhos realizados sobre a psicologia da evasão. Nos abrigos para crianças evacuadas durante a guerra, muitos estudos foram feitos sobre evasão, embora talvez nem todos tenham sido publicados. As crianças não fogem simplesmente porque são covardes ou porque o sistema pelo qual são manejados é errado. Com frequência, a fuga tem características positivas e representa a confiança crescente de que encontraram um lugar que as acolheria de volta mesmo depois de terem fugido.

O relatório descreve todo o maquinário implementado para lidar com as crianças evadidas quando retornam ao estabelecimento. Ao que me parece, esse maquinário quase não deixa espaço para o julgamento do pessoal do estabelecimento, que, através do estudo de um caso individual, pode saber perfeitamente que o garoto, ao regressar, necessita apenas de um abraço caloroso ou, se isso for direto demais, de uma manifestação de simpatia para que possa ser assimilado de novo na rotina com um suspiro de alívio. Às vezes os meninos fogem porque ficam convencidos, por um pressentimento, de que a mãe foi atropelada ou uma irmã está hospitalizada com difteria, ou coisa parecida. Eles têm a ideia – que parece absurda para um observador – de que poderão descobrir a verdade. Na realidade, conforme se veem minimamente perto de seu objetivo, a intenção principal se perde e então o que se *vê*, com frequência, é um menino fugir e passar a andar em más companhias, roubando dinheiro para comer. Entre as crianças anormais que constituem qualquer grupo antissocial há sempre muitas que desenvolvem ideias surpreendentes sobre como estará o lar delas desde que se afastaram da família, muito tempo antes. Isso é muito conhecido, mas vale a pena repetir. Um menino ou menina resgatado do mais sombrio cortiço onde vivia com pais cruéis e bêbados pode, após alguns meses num abrigo ou instituição congênere, desenvolver uma ideia tão forte de que o lar é a soma de tudo o que é bom, que seria uma bobagem não fugir. Em tais casos, tudo o que se requer é que a criança chegue em casa e depois seja levada de volta, com brandura, triste e decepcionada, e necessitando muito de um pouco de afeição. O manejo da criança evadida após retornar é sempre uma questão muito delicada e é um trabalho que só pode ser realizado por pessoas que conheçam bem o menino ou a menina. É improvável que uma comissão visitante possa atuar da maneira mais aconselhável em tais ocasiões.

**5**

Pareceria importante que num relatório sobre punição houvesse algum tipo de consideração teórica sobre o que a punição significa para o indivíduo e para a pessoa que administra a punição. Talvez um capítulo teórico desse tipo ficasse deslocado nesse relatório, mas a punição é um tema que requer estudo e pesquisa, como qual-

## 24. COMENTÁRIOS SOBRE O *RELATÓRIO DA COMISSÃO SOBRE PUNIÇÃO*

quer outro assunto. Em todos os casos é possível dizer que existem dois aspectos do problema. A sociedade solicita que o indivíduo seja punido. O indivíduo, estando doente, não está em estado de extrair nenhum benefício da punição e, de fato, o mais provável é que desenvolva tendências patológicas, masoquistas ou outras, para enfrentar a punição quando esta ocorre.

Num caso muito favorável a punição pode ser bem-sucedida, ou seja, um menino que passou a duvidar da existência de um pai, tendo seu próprio pai estado ausente por alguns anos em consequência da guerra, pode reaver o sentimento de ter um pai através da linha dura assumida pelo pai quando o filho se comporta de modo antissocial. Contudo, esse é um tipo raro de caso e com poucas probabilidades de ser verificado num centro de detenção. A punição só tem valor quando traz à vida uma figura paterna forte, amada e confiável, para um indivíduo que perdeu exatamente isso. Pode-se afirmar que toda e qualquer outra punição consiste simplesmente numa expressão cega da vingança inconsciente da sociedade. Sem dúvida alguma, muito mais poderia ser dito a respeito da teoria da punição e, enquanto um relatório sobre punição deixar de fora os fundamentos teóricos do problema, não poderá expressar de forma adequada as tendências mais avançadas na sociedade moderna.

# 25

## AS ESCOLAS PROGRESSISTAS DÃO LIBERDADE DEMAIS PARA A CRIANÇA?

[1965]

Neste artigo, serei obrigado a tratar do assunto que me foi proposto sob o ângulo teórico, pois não tenho experiência direta com escolas progressistas, seja como aluno, seja como professor.[1]

Como minha especialidade é a psiquiatria infantil, tendo a psicanálise como base fundamental, devo considerar esse tema das escolas progressistas à luz do trabalho que tenho realizado com inúmeras crianças doentes e, por vezes, com pais doentes.

## DIAGNÓSTICO

Em todos os tipos de assistência médica, a base de ação é o diagnóstico. Trata-se de algo sem dúvida verdadeiro no caso da psiquiatria e principalmente da psiquiatria infantil. Em psiquiatria, o diagnóstico social tem seu lugar ao lado do diagnóstico do paciente individual.

---

1 Contribuição para a conferência The Future for Progressive Education [O Futuro da Educação Progressista], realizada no Dartington Hall, entre 12 e 14 de abril de 1965.

## 25. AS ESCOLAS PROGRESSISTAS DÃO LIBERDADE DEMAIS PARA A CRIANÇA?

Minha tese nesta contribuição para o debate é que nada pode ser dito a respeito da educação progressista, se não houver uma base firme no diagnóstico.

A educação propriamente dita talvez possa ser discutida considerando a transmissão da instrução elementar (ler, escrever e contar) ou a introdução dos princípios da física ou ainda a apresentação dos fatos da história – se bem que, mesmo nesse campo limitado, seja necessário o professor aprender a conhecer o aluno. A educação especial de qualquer tipo é, contudo, uma outra história, e as escolas progressistas têm um objetivo que transcende o ensino comum e entra no campo mais vasto da necessidade individual. Será fácil concluir, portanto, que quem discute escolas progressistas não pode deixar de ter um interesse especial no estudo da natureza de cada aluno individual.

Não se pode pressupor que um educador tenha à mão uma base teórica para formular um diagnóstico. Talvez seja nessa área que o psiquiatra infantil pode ajudar.

A título de ilustração, se é que ilustração se faz necessária, permitam-me que aborde outro problema: o do castigo físico. Ouve-se ou lê-se com frequência a respeito dos aspectos bons e maus do castigo físico e sabemos que essa discussão está fadada a continuar inútil porque não se tem feito nenhuma tentativa de selecionar os meninos de acordo com o estado de seu crescimento emocional. Para tomar dois extremos: numa escola para meninos normais, provenientes de lares normais, a punição física pode ser considerada ao lado de certo número de outras questões importantes, ao passo que numa escola destinada a crianças com distúrbios de comportamento e, em boa parte dos casos, provenientes de lares desfeitos, a punição física precisa ser considerada uma questão vital e, de fato, um detalhe de manejo que é sempre pernicioso.

O curioso é que, no primeiro caso, o castigo físico pode, por vezes, ser abolido por um edital, e é no segundo caso que pode haver a necessidade de manter o castigo físico como possibilidade, algo que é passível de ser empregado se as circunstâncias parecerem justificadas, isto é, não abolido por uma comissão administrativa.

Esse é um problema relativamente simples em comparação com o vasto tema das escolas progressistas e seu lugar na comunidade. Mas talvez a analogia possa ser usada na introdução. Será necessário avançar passo a passo. (Devo pressupor a saúde física.)

## CLASSIFICAÇÃO A

- Criança normal (do ponto de vista psiquiátrico).
- Criança anormal (do ponto de vista psiquiátrico).

O que é normal?

A normalidade ou saúde tem sido discutida por muitos (inclusive eu).[2] Esse estado não implica ausência de sintomas. Subentende que, na estrutura da personalidade da criança, as defesas estão organizadas de modo adequado, mas sem rigidez. A rigidez de defesas impede o crescimento subsequente e perturba o contato da criança com seu ambiente.

O sinal positivo de saúde é o processo contínuo de crescimento, a mudança emocional na direção do desenvolvimento:

- Desenvolvimento no sentido da integração.
- Desenvolvimento da dependência à independência.
- Desenvolvimento em termos de instinto.
- Desenvolvimento em termos de riqueza na personalidade.

Também: a constância no ritmo de desenvolvimento é uma característica positiva. (É difícil avaliar a saúde em termos de comportamento.) É preciso mencionar agora o diagnóstico social:

---

2 Donald W. Winnicott, *The Child and the Family*. London: Tavistock Publications, 1957; *The Child, the Family and the Outside World*. London: Penguin, 1964.

## 25. AS ESCOLAS PROGRESSISTAS DÃO LIBERDADE DEMAIS PARA A CRIANÇA?

- Lar intacto, em funcionamento.
- Lar intacto, funcionamento claudicante.
- Lar desfeito.
- Lar nunca estabelecido.

*E também*

RESTRITO
- Lar bem integrado num agrupamento social.

AMPLO
- Lar estabelecendo-se na sociedade.
- Lar afastado da sociedade.
- Lar proscrito pela sociedade.

Talvez seja admitido que as crianças na comunidade são, em sua maioria:

- Saudáveis, com vidas baseadas na família intacta, integrada num agrupamento social (embora esse agrupamento possa ser restrito ou mesmo patológico em algum aspecto).

Para essas crianças, as escolas serão avaliadas de acordo com sua capacidade para facilitar:

- Pessoal: enriquecimento da personalidade.
- Familiar: integração do lar com a vida escolar.
- Social: entrelaçamento inicial com agrupamento social da família. Possível ampliação do agrupamento social de cada criança, crescendo para tornar-se um adulto independente.

É necessário admitir a existência de algumas crianças que podem ser chamadas normais ou saudáveis apesar de terem uma família

**266**

desfeita ou uma família com conexões sociais precárias. Entre as crianças saudáveis encontraremos aquelas que são doentes por:

- Psiconeurose.
- Distúrbio de humor.
- Interação psicossomática patológica.
- Estrutura esquizoide da personalidade.
- Esquizofrenia.

A maioria dessas crianças pode ser considerada normal ou saudável se pertencer a uma família intacta que está socialmente integrada, e essas crianças podem ser tratadas por manejo ou psicoterapia dentro do contexto lar-escola. São crianças que apresentam os distúrbios comuns, da intercomunicação lar-escola, e podem apresentar doenças infecciosas no período da primavera ou apendicite aguda e outras emergências, bem como fraturas ósseas que acompanham a participação em jogos.

Graus claramente extremos dessas doenças podem afetar o tipo de escola que é selecionado.

## DIAGNÓSTICO DE DEPRIVAÇÃO

Existe um tipo de classificação que é de vital importância para aqueles que estão pensando nos sistemas educacionais; no entanto, nem sempre se dá a devida atenção a essa forma de classificação. Ela intercepta a classificação segundo o tipo de organização de defesa neurótica ou psicótica e inclui até (num extremo) alguns meninos e meninas que são potencialmente normais. Essa classificação considera a *deprivação*. A criança deprivada, ou relativamente deprivada, teve uma provisão ambiental que era suficientemente boa para que houvesse uma continuidade de existência pessoal, até ser deprivada disso, numa idade (de desenvolvimento emocional) em que o processo pôde ser sentido e percebido. A reação a

## 25. AS ESCOLAS PROGRESSISTAS DÃO LIBERDADE DEMAIS PARA A CRIANÇA?

uma deprivação (que é diferente de uma privação) se apodera da criança – daí em diante, o mundo deve ser obrigado a reconhecer e reparar o dano. Mas, como o processo transcorre predominantemente no inconsciente, o mundo não tem sucesso ou, quando tem, paga um preço alto.

Chamamos essas crianças de desajustadas. Estão sob o domínio da tendência antissocial. Para o quadro clínico serão observados:

– Roubo (mentira etc.), reclamações contundentes.
– Destruição, tentando forçar o ambiente a reconstituir a estrutura, cuja perda fez a criança perder a espontaneidade, uma vez que a espontaneidade só faz sentido num contexto controlado. O conteúdo não tem sentido sem forma.

O diagnóstico, segundo essa orientação, é de suma importância quando se discutem as escolas progressistas.

Pode-se afirmar que um grupo de crianças deprivadas:

– Necessita de uma escola progressista.
– Ao mesmo tempo, é altamente provável que abandone a escola.

Em outras palavras, o desafio para quem defende as escolas progressistas é da seguinte natureza: essas escolas tendem a ser usadas por pessoas que estão tentando achar uma escola para crianças deprivadas. Qualquer ideia de se dar oportunidade para a aprendizagem criativa, isto é, de oferecer uma educação melhor a crianças normais estará viciada pelo fato de que uma boa parte dos alunos não estará apta a empenhar-se na aprendizagem, porque estará concentrada numa tarefa mais importante, ou seja, a descoberta e o estabelecimento de sua própria identidade (resultante da perda do senso de identidade que acompanha a deprivação).

Um bom resultado muitas vezes não se mede em termos acadêmicos; pode ser que tudo o que a escola fez tenha sido conservar um aluno (isto é, não o expulsar) até o momento de passá-lo para uma área mais ampla da existência.

Desse modo, em alguns casos, a escola terá conseguido curar, ou quase curar, uma criança deprivada de manifestar uma compulsão para continuar sendo antissocial. Paralelamente a isso, devem ocorrer alguns fracassos, fracassos torturantes, de partir o coração, porque a escola teve oportunidade de ver tanto o lado melhor como o pior (ou antissocial compulsivo) da natureza da criança.

Acho importante que esse aspecto do trabalho da escola progressista seja discutido com a maior clareza possível, caso contrário os responsáveis se sentirão desencorajados; e, se os responsáveis desanimarem, a escola tenderá a converter-se gradualmente numa escola comum, adequada à educação de crianças saudáveis de famílias intactas, mas que terá deixado de ser progressista.

## APONTAMENTOS FEITOS NO TREM (DEPOIS DA CONFERÊNCIA EM DARTINGTON HALL, EM ABRIL DE 1965)

### Parte I
### O rótulo: escolas progressistas = denominação legítima que implica:

1  "Voltar-se para o futuro".
2  Operar a partir de um elemento criativo, quando não realmente *rebelde*, na natureza de alguém. Isso significa que a aceitação geral tem o efeito de minar a motivação. A inépcia dos indivíduos pode causar desperdício em termos de energia, mas a vantagem será medida em termos de originalidade, experimentação, tolerância às falhas, liderança.

"Voltar-se para o futuro" significa:

## 25. AS ESCOLAS PROGRESSISTAS DÃO LIBERDADE DEMAIS PARA A CRIANÇA?

a) Ter uma base firme em termos de uma percepção consciente do aqui e agora real.

b) Tomar a dianteira dessa realidade aqui e agora. (O estabelecimento [*establishment*] de princípios conquistados tem de ser deixado para o *establishment*. A vigilância para evitar a reincidência em erro, entretanto, pode ser a preocupação do rebelde criativo.)

c) O significado da expressão "*tomar a dianteira*" depende parcialmente do:
 - Aqui e agora real.
 - Temperamento pioneiro.

Para o movimento "progressista", "tomar a dianteira" pode ter a ver com:

POSITIVO

1 A dignidade do indivíduo em sua autonomia e como base para a dignidade social.

2 Uma teoria do desenvolvimento emocional individual que leva em conta:
 - O potencial herdado.
 - O processo de amadurecimento (herdado).
 - A dependência de um ambiente facilitador para o desenvolvimento da maturidade.
 - A evolução em termos da dependência rumo à independência, combinada com a evolução em termos do ambiente que se adapta e depois deixa de se adaptar (mudança graduada).

3 Uma teoria do fracasso humano (personalidade, caráter, comportamento) que leva em consideração:
 - Anormalidades ambientais.
 - As dificuldades inerentes no crescimento humano e no autoestabelecimento e autoexpressão.
 - Corolário: provisão de oportunidades para a psicoterapia pessoal.

4  Uma teoria que leva em conta a importância da vida instintiva e reconhece não só aquilo que não é consciente mas também o que está *reprimido*, sendo a repressão uma defesa que absorve energia.

5  Uma teoria que vê a sociedade em termos de:
   - História, passado e futuro.
   - A contribuição do indivíduo (através da unidade familiar) para agrupamentos sociais e seu funcionamento.

NEGATIVO

Desagrado e desconfiança da *doutrinação*, isto é:

1  Propaganda ostensiva

*ou*

2  Ensino sem relação com a aprendizagem criativa

*ou*

3  Técnicas sutis de propaganda (afetando o comportamento, a política, a religião, a moral, as atitudes em geral).

ASSUNTOS PRÁTICOS: provisão de oportunidades
   - O campo.
   - Equipamento.
   - Contato com a indústria local.
   - Para serviço local etc.

Uma repartição parental de responsabilidade para uma atitude geral.

Isso é relativamente direto (cf. repartição indireta no sistema de escola estatal, via política e via Departamento de Educação e os Centros de Formação de Professores).

PROBLEMAS

1  Como ensinar melhor com base na capacidade de aprendizagem do indivíduo.

2  Como combinar:
   - Liberdade para o indivíduo
   *com*

**271**

## 25. AS ESCOLAS PROGRESSISTAS DÃO LIBERDADE DEMAIS PARA A CRIANÇA?

– Aqueles controles que são necessários para que o indivíduo não instale sistemas superegoicos internos (inconscientes) de natureza rudimentar e primitiva, ou mesmo sádica.

3 Como avaliar o fracasso e tirar proveito de fracassos (sendo os fracassos um elemento essencial na experimentação).

Como evitar que um pioneiro se converta em conservador e obstrucionista?

PERGUNTAS

1 O rótulo "progressista" estaria absolutamente vinculado à coeducação, tal como está vinculado à revolta com a doutrinação sectária? (Sugiro que não.)

2 O rótulo "progressivo" estaria vinculado à intolerância ao ódio, ao confronto com o ódio, à agressividade que enfrenta o controle, à competição (nome polido para a guerra)?

3 Haveria uma fuga da fantasia a fim de, em algumas escolas progressivas, incluir tudo, isto é, um fracasso em considerar a realidade psíquica interna pessoal? (Ou seja, o indivíduo retraído, vivendo em um meio inculto, pode estar tendo uma experiência pessoal mais rica do que alguns participantes numa situação aqui e agora extrovertida, i. e., que está funcionando prodigamente.) Sugiro que a resposta é: Não – na grande maioria dos casos, mas em alguns é possível que sim.

## Parte 2
## Desenvolvimento do tema do controle

AXIOMA: Não é proveitoso discutir o controle sem tratar, paralelamente, do diagnóstico da criança ou do adulto passível de recair sob esse controle (ver o parágrafo sobre isso em minha contribuição para a conferência).

Quando se considera a questão do diagnóstico daqueles que estão sujeitos a controle, um fator importante será a maturidade (relativa) do indivíduo, tal como é observada na história e na qualidade da relação com o objeto de amor primário que ele estabeleceu. Sugiro que poderíamos especular proveitosamente da seguinte maneira:

– O que pode um ser humano fazer com um objeto? No começo, a relação é com um objeto subjetivo. Gradualmente, sujeito e objeto separam-se um do outro e então há uma relação com o objeto objetivamente percebido. O sujeito destrói o objeto.

Isso se divide em:

1 O sujeito *preserva* o objeto.
2 O sujeito *usa* o objeto.
3 O sujeito *destrói* o objeto.

1 Isso é idealização.
2 Uso do objeto: esta é uma ideia sofisticada, uma realização do crescimento emocional saudável, que só pode ser conquistada na saúde e no decorrer do tempo.
3 *Nesse meio tempo há* o que parece ser clinicamente uma desvalorização do objeto, tirado da perfeição e trazido para uma espécie de maldade (difamação, conspurcação, dilaceração etc.). Isso protege o objeto, porque só o objeto perfeito é merecedor de destruição. Não se trata de idealização, mas de aviltamento.
Ao longo do crescimento do indivíduo, as condições são alcançadas para a destruição ter uma representação adequada na fantasia (inconsciente), que é uma elaboração do funcionamento corporal e das experiências instintivas de toda espécie.
Ao passar por esse aspecto do crescimento, o indivíduo torna-se capaz de sentir consideração pela destruição que acompanha a relação de objeto e também de sentir a culpa relativa às ideias destrutivas que acompanham o amor. Nessa base, o indivíduo encon-

## 25. AS ESCOLAS PROGRESSISTAS DÃO LIBERDADE DEMAIS PARA A CRIANÇA?

tra a motivação para o esforço construtivo, para dar e para corrigir (a reparação e restituição de Klein).

Nesse ponto, a questão prática resulta da distinção entre:

- Estragar o objeto bom para deixá-lo menos bom e, portanto, menos sob ataque.
- A destruição que está na raiz da relação com o objeto e que é canalizada (na saúde) para a destruição que tem lugar no inconsciente, na realidade psíquica interior do indivíduo, na vida onírica e nas atividades do brincar do indivíduo, e na expressão criativa.

Esta última não necessita de controle; aqui é necessário que se provenham condições que permitam o crescimento emocional do indivíduo, crescimento contínuo desde os primórdios da infância até o momento em que as complexidades da fantasia e do deslocamento passam a ser acessíveis ao indivíduo em sua busca de uma solução pessoal.

Em contrapartida, o aviltamento compulsivo, a depredação e a destruição que acompanham a primeira categoria – uma alteração do objeto visado para torná-lo menos excitante e menos merecedor de destruição – requerem a atenção da sociedade. Por exemplo: a pessoa antissocial que entra numa galeria de arte e retalha o quadro de um grande mestre não é ativada pelo amor à pintura e, de fato, não está sendo tão destrutiva quanto o amante da arte que preserva o quadro e o usa plenamente enquanto, na fantasia inconsciente, destrói-o repetidas vezes. Não obstante, o ato de vandalismo do vândalo afeta a sociedade, e a sociedade precisa proteger-se. Esse exemplo um tanto grosseiro pode servir, entretanto, para mostrar a ampla diferença entre a destrutividade inerente à relação de objeto e a destrutividade que provém da imaturidade de um indivíduo.

Do mesmo modo, o comportamento heterossexual compulsivo tem uma etiologia complexa e está muito distante da capacidade de um homem e de uma mulher para se amarem mutuamente de um modo sexual, quando decidiram estabelecer juntos um lar para possíveis filhos. No primeiro caso está incluído o elemento de estragar o que é perfeito, ou de se estragar e deixar de ser perfeito, num esforço para diminuir a ansiedade.

No segundo caso, pessoas relativamente maduras lidaram com a destruição, a consideração e o sentimento de culpa dentro de si próprias e libertaram-se para planejar construtivamente o uso do sexo, sem recusar os elementos primitivos que pairam em torno da fantasia sexual total.

É surpreendente quando se descobre quão pouco o amante romântico e o adolescente heterossexual (este ainda menos) conhecem *da fantasia sexual total*, consciente e inconsciente, com sua competitividade, sua crueldade, seus elementos pré-genitais de destruição grosseira e seus perigos.

Quem defende a bandeira da educação progressista precisa estudar essas coisas, caso contrário confundirá facilmente heterossexualidade com saúde e achará conveniente quando a violência não aparece ou aparece apenas como pacifismo irracional e reativo típico da adolescência, que tem pouca relação com as duras realidades do mundo real em que esses adolescentes ingressarão um dia como adultos competitivos.

# 26

## CUIDADOS RESIDENCIAIS COMO TERAPIA

[1970]

Há muito crescimento que é crescimento para baixo.[1] Se eu viver por tempo suficiente, espero encolher e me tornar pequeno o suficiente para passar pelo buraquinho chamado morrer. Não preciso ir longe para encontrar um psicoterapeuta inflado. Sou eu. Nos anos 1930 eu estava aprendendo a ser psicanalista e sentia que, com um pouco mais de formação, um pouco mais de habilidade e um pouco mais de sorte, eu poderia mover montanhas se fizesse as interpretações certas no momento certo. Isso seria terapia, valendo bem as cinco sessões por semana e o preço cobrado por tal trabalho, e a perturbação que o tratamento de um membro de uma família pode causar ao resto da família.

Conforme meu *insight* foi se aprofundando, descobri que, tal como meus colegas, eu podia fazer mudanças significativas no material dos pacientes, tal como era apresentado nas sessões de tratamento; podia induzir maior esperança e, portanto, maior comprometimento e uma cooperação inconsciente cada vez mais valiosa; e, na verdade, era tudo muito bonito e agradável e eu fazia

---

1 Conferência David Wills proferida na Association of Workers for Maladjusted Children [Associação Trabalhista para Crianças Desajustadas], em 23 de outubro de 1970. Winnicott faleceu em janeiro de 1971.

planos para passar o resto de minha vida profissional exercendo a psicoterapia. A certa altura, cheguei até a dizer que só poderia haver terapia na base de cinquenta minutos cinco vezes por semana, durante tantos anos quantos fossem necessários, por um psicanalista com a devida formação.

Fiz com que isso tudo soasse bobo, mas não foi essa minha intenção; quero simplesmente dizer que essa é uma espécie de começo. Porém, mais cedo ou mais tarde, começa o processo de "crescer para menor" e isso é doloroso no princípio, até nos habituarmos. No meu caso, acho que comecei a crescer para menor na época de meu primeiro contato com David Wills. David não se permitiria orgulhar-se de seu trabalho numa antiga instituição de assistência social em Bicester. Era uma obra notável, e orgulho-me por ele.

As duas principais características do lugar eram as banheiras compridas para esfregar vagabundos altos, uma vez que os edifícios tinham sido projetados para ser um hotel público no caminho entre Oxford e Pershore, e também o ruibarbo castanho-amarelado que crescia como planta daninha e era mais apreciado pela equipe (inclusive eu mesmo, como psiquiatra visitante) do que pelos garotos.

Era excitante estar envolvido na vida desse abrigo dos tempos de guerra dedicado aos garotos de mais difícil manejo. Naturalmente, ele reunia os meninos mais intratáveis da região, e um som familiar era este: um carro aproximava-se a certa velocidade, a campainha tocava, os sinos soavam e alguém abria a porta da frente; a porta voltava a fechar-se com um estrondo e seguia-se o ruído do motor do carro, que arrancava como se estivesse sendo perseguido pelo diabo em pessoa. Constatava-se então que um menino tinha sido depositado na porta da frente, a maioria das vezes sem um telefonema prévio de advertência, e um novo problema havia sido jogado no colo de David Wills. Talvez o menino não tivesse feito nada de mais, como pôr fogo numa meda de feno ou obstruir os trilhos da estrada de ferro, mas essas coisas não eram vistas com bons olhos na fase da guerra em torno de Dunquerque e do lancinante desfecho. Seja como for, por trás da porta batida havia sempre um novo interno.

## 26. CUIDADOS RESIDENCIAIS COMO TERAPIA

Que papel desempenhei? Bem, é aí que tento descrever o crescimento para baixo. No começo, em minhas visitas semanais, via um menino ou dois, fazia com cada um deles uma entrevista pessoal em que aconteciam as coisas mais surpreendentes e reveladoras. Às vezes, David e parte dos seus auxiliares me ouviam contar a história da entrevista, na qual incluía interpretações estupendas baseadas em profundo *insight* e relacionadas com o material apresentado de um só fôlego pelos meninos, ansiosos por obter ajuda pessoal. Mas eu podia sentir que minhas pequenas tentativas de semeadura caíam em solo de pedra.

Bem depressa aprendi que a terapia estava sendo feita na instituição, pelas paredes e pelo telhado; pela estufa de vidro que fornecia um alvo magnífico para tijolos, pelas banheiras absurdamente grandes, para as quais era necessária uma quantidade enorme de carvão, tão precioso em tempos de guerra, para que a água quente chegasse ao umbigo dos "nadadores".

A terapia estava sendo realizada pelo cozinheiro, pela regularidade das refeições à mesa, pelas colchas das camas, suficientemente aconchegantes e talvez aconchegantemente coloridas, pelos esforços de David para manter a ordem apesar da escassez de pessoal e de um constante senso de que tudo aquilo era inútil, porque a palavra "sucesso" era reservada para algum outro lugar, e não para a tarefa exigida da Bicester Poor Law Institution. É claro, os meninos fugiam, roubavam das casas da vizinhança e não paravam de quebrar vidros até a comissão começar a ficar mesmo preocupada. O som de vidros quebrados assumiu proporções epidêmicas. Felizmente, a mata de ruibarbo castanho estava distante, na direção oeste, e os membros exaustos da equipe iam lá para descansar um pouco, ficar tranquilos e assistir ao pôr-do-sol.

Quando cheguei para observar mais de perto o que se passava, descobri que David estava fazendo coisas importantes, baseadas em certos princípios que ainda estamos tentando formular e relacionar com uma estrutura teórica. Pode ser que estejamos falando sobre uma espécie de amor, e voltarei a falar disso mais adiante.

Temos de examinar as coisas que ocorrem naturalmente no contexto do lar para podermos fazer essas coisas de modo deliberado e para adaptar o que fazemos de forma econômica às necessidades especiais de cada criança ou para enfrentar as situações especiais à medida que forem surgindo.

Continuo falando a respeito de David Wills não só porque esta é a *David Wills Lecture* mas também porque, para mim, observar seu trabalho foi um dos primeiros impactos educacionais que me fizeram entender que existe algo em psicoterapia que não pode ser resumido à interpretação certa no momento certo.

Naturalmente, foi indispensável ter em minha bagagem uma década em que explorei o uso pleno da técnica que provém de Freud, a técnica que ele inventou para a investigação do inconsciente reprimido, o qual, obviamente, não admitiria uma abordagem direta. Comecei a perceber, entretanto, que em psicoterapia é necessário que o menino ou a menina que passa por uma entrevista pessoal possa retornar da entrevista para um tipo pessoal de cuidado, e que mesmo na própria psicanálise – que entendo como um trabalho feito cinco dias por semana, solicitando toda a força do desenvolvimento da transferência – algo especial era necessário por parte do paciente, algo que pode ser descrito como certa dose de crença nas pessoas e na disponibilidade de cuidados e ajuda.

Uma das coisas que David fazia era uma sessão semanal em que todos os meninos se reuniam e tinham liberdade para falar. Como se pode imaginar, o comportamento dos meninos era irregular e, com frequência, exasperante. Ficavam andando de um lado para o outro; queixavam-se disto e daquilo, reclamavam; e, quando solicitados a dar opinião sobre um infrator, seus vereditos eram quase sempre muito severos, até cruéis. Não obstante, na atmosfera extremamente tolerante que David estava em condições de permitir, coisas muito importantes eram expressas por algumas das crianças e era possível discernir como cada indivíduo estava tentando estabelecer uma identidade sem na verdade conseguir, exceto talvez através da violência. Poderíamos dizer que cada menino, e seria o mesmo para

## 26. CUIDADOS RESIDENCIAIS COMO TERAPIA

as meninas, estava clamando aos gritos por ajuda pessoal, mas a ajuda pessoal não está disponível para todos e o trabalho desse abrigo estava sendo feito com base no manejo de grupos. Sei que muitos fizeram esse trabalho antes e depois, e David dizia que o havia realizado muito melhor em outros contextos do que em Bicester. Mas, do meu ponto de vista, ali estava sendo feito um trabalho de alto nível que não podia ser aferido em termos de êxitos e fracassos superficiais. Também é verdade que esse era um grupo excepcionalmente difícil de meninos, uma vez que não eram nem desesperançados nem esperançosos. De modo geral, não tinham abandonado a esperança, mas tampouco eram capazes de ver para onde deveriam se voltar a fim de obter ajuda. O modo mais fácil de conseguir ajuda era por meio da provocação e da violência, mas existia essa outra alternativa, diferente ao extremo, que lhes permitia guardar coisas para falar às cinco horas da tarde toda quinta-feira.

Agora, é necessário observar em detalhe a terapia provida pelo sistema de cuidados residenciais. Em primeiro lugar, porém, gostaria de dizer que os cuidados residenciais não são apenas algo que se tornou necessário por não existirem pessoas em número suficiente e com formação adequada para tratar indivíduos. A terapia de cuidados residenciais originou-se por existirem crianças a quem falta uma das duas características essenciais à terapia individual, ou talvez ambas. Uma delas é que o único contexto que pode lidar com elas adequadamente como indivíduos é o estabelecimento residencial; e a outra é que elas trazem consigo uma baixa quantidade do que Willi Hoffer[2] chamou de "ambiente interno", ou seja, uma experiência de provisão ambiental suficientemente boa que tenha sido incorporada e ajustada num sistema de crença nas coisas. Em cada caso é uma questão de diagnóstico pessoal e social.

---

2 Cf. Willi Hoffer, *Early Development and Education of the Child*. London: Hogarth Press, 1981.

Nos cuidados residenciais, é possível fornecer certas condições ambientais que, de fato, precisamos entender mesmo quando estamos fazendo psicanálise rigorosamente clássica. Ao que parece, a psicanálise não é só uma questão de verbalização de material trazido pelo paciente em cooperação inconsciente, pronto para ser verbalizado, embora saibamos que cada vez que isso se realiza com êxito o paciente fica muito menos ocupado em manter algo sob repressão, o que significa sempre um desperdício de energia e dá ensejo a sintomas perturbadores. Mesmo num caso adequado para psicanálise clássica, o principal é que se provenham condições em que esse tipo especial de trabalho possa ser feito e em que se possa obter a cooperação inconsciente do paciente para apresentar o material a ser verbalizado. Em outras palavras, é o desenvolvimento da confiança, ou qualquer outro termo que seja mais apropriado, que constitui o pré-requisito para a eficácia de uma interpretação clássica e correta.

No trabalho residencial, podemos deixar de lado a verbalização e o material disposto para interpretação, porque a ênfase recai sobre a provisão total que é o contexto da instituição. É fácil observar que certas características são essenciais. Enumerarei algumas.

**1**

*Confiabilidade*: Há uma atitude geral no estabelecimento residencial, se este for bom, de confiabilidade intrínseca. Vocês desejarão, por certo, que eu diga logo que essa confiabilidade é humana e não mecânica. Poderia ser mecânica no sentido de que será favorecida se as refeições forem servidas pontualmente; mas sejam quais forem as regras estabelecidas, a confiabilidade é relativa, porque os seres humanos são falíveis. É possível que um psicanalista seja confiável durante cinquenta minutos, cinco vezes por semana, e isso é de extrema importância, apesar de, em sua vida privada, ele ser tão falível quanto qualquer outra pessoa. O mesmo pode ser

## 26. CUIDADOS RESIDENCIAIS COMO TERAPIA

dito de uma enfermeira, de uma assistente social ou de qualquer indivíduo que lide com seres humanos. A questão é que, quando o trabalho residencial é encarado como terapia, as crianças vivem na vida privada dos que lhes dão assistência. Portanto, elas estão em contato com a falibilidade, que é humana. No entanto, existe certa orientação profissional mesmo num serviço de 24 horas e, em todo caso, o pessoal deve ser encorajado a tirar folgas e ter a oportunidade para desenvolver uma vida privada. Quando se examina a fundamentação da confiabilidade como terapia, verifica-se que boa parte das crianças candidatas aos cuidados residenciais foram criadas num ambiente que era caótico – quer de modo geral, quer numa fase específica, ou ambas as coisas. O ambiente caótico significa, para a criança, *imprevisibilidade*. Imprevisibilidade quer dizer que a criança deve sempre esperar traumatismo e que a sagrada área central da personalidade deve manter-se reclusa, para que nada lhe possa fazer nem bem nem mal. O ambiente atormentador gera confusão mental e a criança poderá desenvolver--se em permanente confusão, nunca organizada, no sentido de orientação. Do ponto de vista clínico, dizemos que essas crianças são inquietas, que elas não têm poder de concentração, que não perseveram naquilo que fazem. São incapazes de pensar no que farão quando crescerem. Na realidade, passam a vida escondendo algo que se poderia chamar de seu self verdadeiro. Talvez vivam algum tipo de vida em termos da franja formada pelo falso self, mas o senso de existência estará vinculado a um self verdadeiro, central e inacessível. A queixa, se é dada à criança a oportunidade de queixar-se, é de que nada é sentido nem vivenciado como real ou essencialmente importante, ou verdadeiramente uma manifestação de si. Essas crianças podem encontrar uma solução na *submissão*, estando a violência sempre latente e por vezes suscetível de se manifestar. Por trás da confusão mental aguda está a lembrança de uma angústia inenarrável, quando pelo menos uma vez o núcleo central do self foi descoberto e ferido. Trata-se de uma ansiedade física que é intolerável para o indivíduo. Descrevemos

**282**

isso como uma queda sem fim, dilaceração, ausência de orientação etc., e é preciso que se saiba que as crianças que conservam a lembrança de algo semelhante não são idênticas às crianças que, por terem sido suficientemente bem cuidadas no começo, não têm essa ameaça oculta que precisa ser sempre enfrentada.

Com os cuidados residenciais, a confiabilidade de um tipo humano pode, com o passar do tempo, desfazer um sentimento agudo de imprevisibilidade e uma considerável parte da terapia dos cuidados residenciais pode ser descrita nesses termos.

## 2

Uma extensão dessa ideia pode expressar-se em termos de *sustentação* [*holding*]. No início, a sustentação é física; o ovo e o bebê no ventre materno; então acrescenta-se a psicologia; alguém segura o bebê no colo. Depois, se as coisas correrem bem, há a família etc. Se os cuidados residenciais tiverem de prover sustentação de tipo muito precoce, então a tarefa será, de fato, difícil ou impossível; mas, com muita frequência, a terapia residencial reside no fato de a criança redescobrir no ambiente institucional uma sustentação suficientemente boa, que se perdeu ou foi interrompida num certo estágio. James e Joyce Robertson escancararam tudo isso para todos nós em seus escritos e filmes, e John Bowlby foi insuperável ao chamar a atenção do mundo para a natureza sagrada da situação inicial de sustentação e para a extrema dificuldade que acompanha o trabalho daqueles que tentam corrigir sua ausência. É importante recordar sempre que, quando a criança está desesperançada, a sintomatologia não é, nesse caso, muito perturbadora. Pelo contrário, é quando está esperançosa que os sintomas começam a incluir roubos, violência e reivindicações essenciais que não seria razoável atender, exceto no sentido de recuperar o que foi perdido, que é a reivindicação que a criança muito pequena faz aos pais.

26. CUIDADOS RESIDENCIAIS COMO TERAPIA

**3**

Devo dizer que a terapia realizada no contexto residencial nada tem a ver com atitude moralista. O profissional pode ter as próprias ideias sobre certo e errado. Uma criança sem dúvida terá um senso moral pessoal latente – ou aguardando a oportunidade para tornar-se uma característica de sua personalidade ou então presente e manifestando-se com um furor punitivo. O trabalhador encarregado dos cuidados residenciais, entretanto, não realizará terapia se ligar a sintomatologia ao pecado. Nada se ganha em usar uma categoria moralista em vez de um código diagnóstico – este último baseado verdadeiramente na etiologia, isto é, na pessoa e no caráter de cada criança.

A punição de crianças incômodas pode ser necessária, mas relaciona-se com a inconveniência da sintomatologia e da irritação que engendra em quem está tentando fazer o alojamento parecer uma beleza aos olhos dos membros visitantes da comissão de administração, que representa a sociedade, a qual fornece o apoio financeiro necessário. Em qualquer caso, as crianças podem gostar de uma punição limitada por ser muito menos terrível do que a que estão esperando, a qual é certamente retaliativa. A retaliação não tem lugar nos cuidados da criança e no trabalho residencial. Não obstante, somos todos humanos e, no decorrer de um ano, é possível que quase todos tenham tido um momento retaliativo. Isso seria apenas uma falha humana e fora da abordagem terapêutica.

**4**

Existem muitos outros princípios gerais, mas um deles tem a ver com a gratidão. Em minha opinião, uma vez que terapia é a palavra de ordem, não há por que esperar gratidão. Todas essas coisas são atitudes profissionais deliberadas que se baseiam em aspectos do lar e da família naturais e qualquer pai ou mãe que tenha a expectativa de que seu bebê lhe seja grato está esperando algo falso. Sabemos que os pais aguardam um tempo enorme até que a criança diga "dá" e quando esperam por isso não estão exigindo que a criança esteja querendo dizer "obrigada". Isso foi magnificamente ridicularizado na canção dos Beatles "Thank You Very Much". As crianças descobrem que "obrigada" é uma parte da submissão e que isso deixa as pessoas bem-humoradas. A gratidão é algo muito sofisticado e pode manifestar-se conforme o caminho que o desenvolvimento da personalidade da criança seguir. Com frequência poderíamos dizer que, em todo caso, desconfiamos da gratidão, sobretudo quando manifestada com exagero, por saber como é fácil que seja apenas uma manifestação de apaziguamento. Naturalmente, não estou pedindo que ninguém recuse nenhum presente. Estou simplesmente dizendo que não se deve realizar o próprio trabalho na expectativa de receber a gratidão das crianças. Num certo sentido, vocês é que devem ser gratos a elas. O diretor de Derby citou recentemente, numa reunião de assistentes sociais, uma frase de São Vicente de Paula, que disse a seus seguidores: "Orai para que os pobres possam vos perdoar por ajudá-los". Penso que isso contém a ideia que estou expondo: poderíamos agradecer às crianças por precisarem de nós, por mais que elas sejam capazes, ao fazer uso da terapia que lhes provemos, de causar muito incômodo e esgotar nossas forças.

**5**

Sem dúvida faz parte de nosso trabalho terapêutico que, quando as crianças estão indo bem, elas se descubram e se convertam em incômodo. Passam por fases em que a violência e o roubo são as manifestações de esperança que conseguem mostrar. Em todos os casos em que uma criança recebe terapia num contexto de cuidados residenciais, há necessariamente uma fase em que ela se torna candidata a bode expiatório. "Se ao menos pudéssemos nos

## 26. CUIDADOS RESIDENCIAIS COMO TERAPIA

livrar daquela criança, tudo ficaria bem". Esse é o momento crítico. Nesse momento, penso que – e espero que concordem comigo – a tarefa de vocês não é curar os sintomas, pregar moralidade ou oferecer suborno. Sua tarefa é sobreviver. Nesse contexto, a palavra "sobreviver" significa não só que vocês continuarão vivendo e que conseguirão passar por isso e sair ilesos, mas também que não serão provocados à retaliação. Se vocês sobreviverem – então, e só então –, poderão sentir-se usados de um modo perfeitamente natural pela criança que está se tornando uma pessoa e adquiriu recentemente a capacidade de fazer um gesto de natureza amorosa um tanto simplificada.

Vocês poderão, de vez em quando, ouvir a expressão "obrigada", mas com certeza a mereceram porque estiveram empenhados em fazer algo que tinha de ter sido feito quando a criança se encontrava num estágio precoce de seu desenvolvimento e estava perdida em virtude de quebras indesejáveis na continuidade da vida em seu próprio lar. Certamente haverá fracassos e isso também é algo a que vocês terão de sobreviver a fim de desfrutar dos êxitos ocasionais.

Espero que, em vista do que eu disse, seja possível perceber que, de meu ponto de vista, os cuidados residenciais podem ser um ato bastante deliberado de terapia realizado por profissionais num contexto profissional. Pode ser uma espécie de amor, mas com frequência tem mais de parecer uma espécie de ódio e a palavra-chave não é "tratamento" ou "cura", e sim "sobrevivência". Se vocês sobreviverem, a criança terá oportunidade de crescer e vir a ser algo parecido com a pessoa que deveria ter sido se um fatídico colapso ambiental não tivesse causado um desastre.

PARTE IV

# TERAPIA INDIVIDUAL

# 27

## TIPOS DE PSICOTERAPIA
[1961]

Ouvimos mais discussões sobre variedades de doenças do que sobre variedades de terapia.[1] Sem dúvida, as duas estão relacionadas; vou falar antes das doenças e depois das terapias.

Sou psicanalista, e acho que vocês não se incomodarão se eu disser que a base da psicoterapia é a formação psicanalítica. Isso inclui a análise pessoal do analista em formação. Afora esse treinamento, são a teoria e a metapsicologia psicanalítica que influenciam toda psicologia dinâmica, de qualquer escola.

Existem, no entanto, muitas variedades de psicoterapia, que deveriam depender não dos pontos de vista do terapeuta, e sim das necessidades do paciente ou do caso. Quando possível, aconselhamos psicanálise. Quando não, ou quando houver argumentos contrários, então uma modificação adequada deve ser concebida.

Dentre os muitos pacientes que me procuram, só uma porcentagem muito pequena realmente é submetida a tratamento psicanalítico, ainda que eu trabalhe no centro do mundo psicanalítico.

Eu poderia falar sobre as modificações técnicas requeridas quando o paciente é psicótico ou *borderline*, mas não é esse o objetivo da presente discussão.

---

1 Palestra proferida no Mental Illness Association Social and Medical Aspects, Cambridge, em 6 de março de 1961.

## 27. TIPOS DE PSICOTERAPIA

O que me interessa aqui, em especial, é a maneira como um analista treinado pode fazer – e fazer bem-feito – algo que não análise. Isso é importante quando o tempo disponível para o tratamento é limitado, como é geralmente o caso. Não raro, esses outros tipos de tratamento podem parecer melhores do que aquele que eu pessoalmente sinto ter efeito mais profundo, isto é, a psicanálise.

Para começar, deixem-me dizer que é fundamental que nenhum outro tratamento seja misturado com a psicoterapia. Se a ideia de aplicar uma convulsoterapia está ganhando corpo, não é possível fazer psicoterapia, pois o choque altera todo o quadro clínico. O paciente ou teme ou deseja secretamente (ou ambos) o tratamento físico, e o psicoterapeuta nunca chega a conhecer seu verdadeiro problema.

No entanto, tenho que partir do pressuposto de que o corpo receberá os devidos cuidados físicos.

O próximo passo é: qual é nosso objetivo? Desejamos fazer todo o possível, ou o mínimo possível? Em psicanálise, perguntamo-nos: quanto podemos fazer? No outro extremo, na minha clínica hospitalar, nosso lema é: quão pouco precisamos fazer? Isso sempre nos deixa conscientes do aspecto econômico do caso, e também nos faz olhar para a doença central na família, ou para a doença social – assim, evitamos perder nosso tempo e gastar o dinheiro de outra pessoa ao tratar alguém que se revelará somente o coadjuvante de um drama familiar. Não há nada de original no que estou falando, mas talvez vocês apreciem ouvir isso de um psicanalista, já que os psicanalistas são especialmente passíveis de se verem apanhados em tratamentos longos, ao longo dos quais podem perder de vista um fator externo adverso.

Em que medida as dificuldades do paciente se devem apenas ao fato de que ninguém o ouviu com sagacidade? Não demorou para eu descobrir, há quarenta anos, que o ato de fazer anamnese com as mães – caso seja bem-feita – é, por si só, uma psicoterapia. Deve-se dar tempo ao tempo e naturalmente adotar uma atitude não moralista; quando a mãe acaba de dizer o que tem em mente, pode ser que ela mesma acrescente: "Agora entendo como os sintomas atuais se encaixam no padrão global da vida familiar da criança, e posso manejar a situação, simplesmente porque você me permitiu vislumbrar a história inteira do meu próprio jeito e no meu próprio ritmo". Não se trata apenas de uma questão que se refere a pais que trazem seus filhos; os adultos dizem isso a respeito de si próprios, e pode-se considerar a psicanálise uma anamnese longa, muito longa.

É claro que vocês conhecem a transferência em psicanálise. No *setting* psicanalítico, os pacientes trazem amostras de seu passado e de sua realidade interna, e as expõem nas fantasias correspondentes a sua relação sempre dinâmica com o analista. Dessa forma, pode-se fazer com que o inconsciente se torne gradualmente consciente. Uma vez iniciado esse processo, e obtida a cooperação inconsciente do paciente, há ainda muito a ser feito; daí a duração média de um tratamento ser longa. É interessante examinar as primeiras entrevistas. Se um tratamento psicanalítico está no começo, o analista tem que ter cuidado para não se mostrar perspicaz logo de cara, e há bons motivos para isso. O paciente traz às primeiras entrevistas todas as suas crenças e todas as suas suspeitas. Deve-se permitir que tais extremos encontrem expressão real. Se o analista exagera no início, o paciente ou foge ou, por medo, desenvolve uma crença grandiosa e fica como que hipnotizado.

Antes de continuar, devo mencionar alguns outros pressupostos. Não deve haver nenhuma área reservada no paciente. A psicoterapia não regulamenta sua religião, seus interesses culturais ou sua vida privada, mas um paciente que mantém parte de si mesmo completamente na defensiva está evitando a dependência que é inerente ao processo. Vocês verão que a dependência incita algo correspondente no terapeuta: uma confiabilidade profissional que é mais importante até do que a confiabilidade dos médicos na clínica médica comum. É interessante que o juramento hipocrático, que fundou a prática médica, tenha reconhecido isso com toda clareza.

Segundo a teoria que subjaz a todo o nosso trabalho, um distúrbio que não tenha causa física e que seja, em consequência, psicológico, representa um obstáculo no desenvolvimento emocional. A psicoterapia tenciona apenas e tão somente desfazer esse obstáculo, de modo que o desenvolvimento ocorra onde antes não era possível.

Em outras palavras: um distúrbio psicológico significa imaturidade, imaturidade do crescimento emocional do indivíduo, e esse crescimento inclui a evolução da sua capacidade de se relacionar com pessoas e com o ambiente de modo geral.

Para deixar isso mais claro, preciso fornecer uma descrição do distúrbio psicológico e das categorias de imaturidade pessoal, mesmo que isso incorra na simplificação grosseira de uma questão muito complexa. Há três categorias. A primeira nos traz à mente o termo "psiconeurose". Aqui se encontram todos os distúrbios dos indivíduos que foram suficientemente bem cuidados durante os primeiros estágios da vida, de forma que se encontram em posição – em termos de seu desenvolvimento – de suceder e de falhar, enfim, de aguentar as dificuldades de uma vida plena, uma vida na qual o indivíduo comanda os instintos em vez de ser comandado por eles. Devo incluir aqui as variedades mais "normais" da depressão.

A segunda categoria traz à mente a palavra "psicose". Aqui, algo deu errado nas fases mais precoces dos pormenores do desenvolvimento do bebê, e o resultado é uma perturbação na estruturação básica da personalidade. Essa falha básica, como Balint[2] a denominou, pode ter produzido uma psicose infantil precoce, ou dificuldades posteriores podem ter revelado uma falha na estrutura do ego que passara despercebida. Os pacientes dessa categoria jamais foram saudáveis o suficiente para se tornarem psiconeuróticos.

Reservo a terceira categoria para os intermediários: aqueles que começaram bem o suficiente, mas cujo ambiente falhou, em algum ponto ou de maneira reiterada, durante um período prolongado de tempo. Essas crianças ou adultos ou adolescentes pode-

---

2    M. Balint, *The Basic Fault*. London: Tavistock Publication, 1968.

riam reivindicar, com todo direito: "Tudo ia bem até que... e minha vida pessoal não pode se desenvolver até o ambiente reconhecer seu débito para comigo". É claro que não é comum que a deprivação e o sofrimento por ela gerado estejam disponíveis à consciência, de modo que, no lugar de palavras, encontramos na clínica uma atitude marcada pela tendência antissocial, que pode se cristalizar em delinquência e recidivas.

No momento, portanto, vocês estão observando a doença psicológica pela extremidade errada de três telescópios. Por um deles, vocês veem a depressão reativa, que diz respeito aos impulsos destrutivos que acompanham os impulsos amorosos em relações entre dois corpos (o bebê e a mãe, basicamente); e também veem a psiconeurose, relacionada com a ambivalência, ou seja, com a coexistência de amor e ódio, envolvida em relações triangulares (o bebê e os pais, basicamente). A relação é experimentada heterossexual e homossexualmente, em proporções variadas.

Através do segundo telescópio, é possível ver os estágios mais precoces do desenvolvimento emocional sendo distorcidos por falhas nos cuidados maternos. Admito que seja mais difícil criar certos bebês do que outros, mas como não estamos aqui para censurar ninguém, podemos atribuir a causa da doença a uma falha de criação. Vemos uma falha na estruturação do self e na capacidade do self para se relacionar com objetos do ambiente. Gostaria de explorar esse rico canal, mas não farei isso aqui.

Por meio desse telescópio, vislumbramos as várias falhas que produzem o quadro clínico da esquizofrenia, ou que produzem correntes psicóticas subterrâneas que perturbam o fluxo uniforme da vida de muitos de nós que conseguimos ser rotulados como normais, saudáveis e maduros.

Quando observamos a doença desse modo, enxergamos apenas elementos que existem em qualquer um de nós de forma exagerada; não discernimos nada que justifique colocar as pessoas doentes, no sentido psiquiátrico da palavra, num mundo à parte. Daí a tensão inerente ao tratamento ou ao cuidado psicológico de pessoas doen-

## 27. TIPOS DE PSICOTERAPIA

tes, se comparado ao tratamento farmacológico e ao tratamento chamado de físico.

O terceiro telescópio leva nossa atenção para longe das dificuldades inerentes à vida, em direção a distúrbios de natureza diferente, pois o indivíduo deprivado está impedido de se aproximar dos problemas que lhe são inerentes, por causa de um ressentimento, de uma reivindicação justificada pela reparação de uma lesão quase recordada. Nós, nesta sala, talvez não estejamos nem perto dessa categoria. A maioria de nós pode dizer: "Nossos pais cometeram erros, nos desapontavam constantemente, e coube a eles nos apresentar o princípio de realidade, o arqui-inimigo da espontaneidade, da criatividade e do sentido do real, MAS eles nunca nos abandonaram de verdade". A decepção constitui a base da tendência antissocial e, por mais que não gostemos de que roubem nossa bicicleta, ou que tenhamos de acionar a polícia para impedir a violência, nós vemos, nós entendemos por que esse menino ou aquela menina nos forçam a aceitar um desafio, seja pelo roubo, seja pela destrutividade. Fiz tudo o que estava ao meu alcance para esboçar um fundo teórico para a descrição, que inicio agora, de algumas variedades de psicoterapia.

## CATEGORIA I
## PSICONEUROSE

Se a doença incluída nesta categoria requer tratamento, gostaríamos de fornecer psicanálise, um *setting* profissional de ampla confiabilidade no qual o inconsciente reprimido possa se tornar consciente. Isso resulta da aparição, na "transferência", de inúmeras amostras de conflitos pessoais do paciente. Num caso favorável, as defesas contra a ansiedade que surgem da vida dos instintos e de sua elaboração imaginativa tornam-se cada vez menos rígidas, e cada vez mais subordinadas ao sistema de controle deliberado do paciente.

## CATEGORIA 2
## FALHA NOS CUIDADOS INICIAIS

Quando doenças desse tipo necessitam de tratamento, é preciso dar ao paciente a chance de ter experiências que correspondem mais propriamente à infância inicial, em condições de extrema dependência. Tais condições podem ser encontradas fora da psicoterapia organizada; por exemplo, nas amizades, nos cuidados de enfermagem que podem ser providenciados por motivo de doenças físicas, e em experiências culturais, inclusive aquelas consideradas religiosas. Uma família que continua a cuidar de uma criança lhe dá oportunidades para regredir a um alto grau de dependência. De fato, uma característica constante da vida familiar comum, bem integrada no meio social, é que essa oportunidade seja continuamente oferecida, com o intuito de restabelecer e enfatizar elementos de cuidado a princípio referentes ao cuidado do bebê. Vocês concordarão comigo que algumas crianças desfrutam de suas famílias e de sua independência crescente, enquanto outras continuam a usar a família de modo psicoterapêutico.

A assistência social entra aqui como uma tentativa profissional de oferecer a ajuda que poderia ser fornecida por pais, familiares e unidades sociais, de forma não profissional. O assistente social, de modo geral, não é psicoterapeuta no sentido descrito na categoria 1. No entanto, ao atender às necessidades da categoria 2, ele se torna um psicoterapeuta.

Muito do que uma mãe faz com um bebê poderia ser chamado de "segurar". Não é só o segurar concreto, que por si já é muito importante, uma vez que constitui um ato delicado que só pode ser realizado pelas pessoas certas, delicadamente, mas também grande parte do cuidado do bebê se refere a uma interpretação mais abrangente da palavra "segurar". O "segurar" inclui todo manejo físico adaptado às necessidades do bebê. Aos poucos, a criança valoriza o ato de ser "liberada"; isso corresponde a sua introdução ao princípio de realidade, que no início se choca com o

## 27. TIPOS DE PSICOTERAPIA

princípio do prazer (onipotência revogada). A família continua esse "segurar", e a sociedade "segura" a família.

Pode-se descrever o trabalho social como o aspecto profissional dessa função normal dos pais e de unidades sociais locais, um "segurar" de pessoas e situações, enquanto é dada oportunidade às tendências de crescimento. Estas estão presentes o tempo todo, em toda e qualquer pessoa, exceto quando a desesperança (decorrente de falha ambiental reiterada) conduz a um isolamento estruturado. Essas tendências são descritas em termos de integração, do entendimento da psique com o corpo, um se vinculando ao outro, e do desenvolvimento da capacidade de estabelecer relações de objetos. Tais processos seguem seu curso, a não ser que sejam bloqueados por falhas no "segurar" e na atenção aos impulsos criativos do indivíduo.

## CATEGORIA 3
## DEPRIVAÇÃO

Quando os pacientes são dominados por uma área de *deprivação* em seu histórico anterior, deve-se adaptar o tratamento a esse fato. Como pessoas, eles podem ser normais, neuróticos ou psicóticos. É difícil determinar o padrão pessoal, pois, sempre que a esperança se aviva, o menino ou a menina produz um sintoma (roubando ou sendo roubado; destruindo ou sendo destruído) que força o ambiente a perceber e a agir. Geralmente a ação é punitiva, mas é claro que o paciente precisa mesmo é de plena aceitação e recompensa. Como eu disse, isso quase nunca é possível, porque muito do material está indisponível para a consciência. É importante, no entanto, lembrar que uma escavação séria nos estágios mais incipientes de uma trajetória antissocial muitas vezes fornece a chave e a solução. O estudo da delinquência deveria começar como um estudo da presença do elemento antissocial em crianças relativamente normais, cujos lares estão intactos, e aqui penso ser possível,

**296**

com frequência, rastrear a deprivação e o extremo sofrimento que se seguiu a ela e alterou, assim, todo o curso do desenvolvimento infantil (publiquei alguns casos e posso dar outros exemplos, se sobrar tempo).[3]

O ponto aqui é que todos os casos não tratados e não tratáveis – aqueles nos quais a tendência antissocial se consolidou como uma delinquência estável – são deixados a cargo da sociedade. Nessas circunstâncias, demanda-se, sobretudo, a provisão de ambientes especializados, que devem ser divididos em dois tipos:

1  Aqueles que esperam socializar as crianças que estão "segurando".
2  Aqueles projetados para a mera custódia, a fim de proteger a sociedade contra as crianças até que esses meninos e meninas tenham idade suficiente para deixar a custódia – até que saiam para o mundo como adultos que vão estar constantemente se metendo em apuros. Esse tipo de instituição pode funcionar perfeitamente, quando administrado com muito rigor.

Você vê quão perigoso é basear um sistema de cuidados infantis no trabalho realizado em lares para desajustados, e sobretudo no manejo "bem-sucedido" de delinquentes em centros de detenção?

Com base no que eu disse, é possível comparar os três tipos de psicoterapia.

Naturalmente, um psiquiatra praticante precisa ser capaz de passar de um tipo de psicoterapia a outro com facilidade, e até de exercer os três ao mesmo tempo, se necessário.

Doenças de qualidade psicótica (categoria 2) exigem que organizemos um tipo complexo de "segurar", que pode incluir o cuidado físico. Aqui, o terapeuta ou a enfermeira entram em cena quando o ambiente imediato do paciente não consegue fazer frente à situação. Como disse um amigo (o falecido John Rickman), "Insanidade

---

**3**  Exemplos podem ser encontrados em *Therapeutic Consultations in Child Psychiatry*. London: Hogarth Press, 1971.

## 27. TIPOS DE PSICOTERAPIA

é não ser capaz de encontrar alguém que o aguente", e existem aqui dois fatores: o grau de doença do paciente e a capacidade do ambiente de tolerar os sintomas. Dessa forma, há alguns que estão por aí, no mundo, mais doentes do que aqueles que se encontram em hospitais psiquiátricos.

A psicoterapia à qual me refiro pode parecer uma amizade, mas não é, pois o terapeuta está sendo pago e só vê o paciente com hora marcada, por tempo limitado – afinal, o objetivo de toda terapia é chegar ao ponto em que cessa a relação profissional, porque a vida e o viver do paciente "assumem o comando" e o terapeuta passa ao trabalho seguinte.

Um terapeuta é como outros profissionais na medida em que seu comportamento é mais exigido no trabalho do que na vida privada. Ele é pontual, adapta-se às necessidades do paciente e não deixa os próprios impulsos frustrados ganharem corpo no contato com os pacientes.

Ficará evidente que os pacientes muito doentes incluídos nessa categoria pressionam bastante a integridade do terapeuta, visto que necessitam de contato humano e de sentimentos reais, ao mesmo tempo que precisam depositar confiança absoluta na relação da qual tanto dependem. As maiores dificuldades aparecem quando houve sedução durante a infância do paciente. Nesse tipo de caso, é preciso que o paciente experimente, durante o tratamento, o delírio de que o terapeuta está repetindo a sedução. Naturalmente, a recuperação depende de se desfazer a sedução da infância, que havia levado a criança prematuramente a uma vida sexual real, no lugar de imaginária, estragando a primeira prerrogativa da criança: o brincar ilimitado.

Na terapia concebida para lidar com doenças psiconeuróticas (categoria 1), pode-se obter com facilidade o *setting* psicanalítico clássico criado por Freud, pois o paciente já chega ao tratamento com certo grau de convicção e a capacidade para confiar. Com tudo isso garantido, o analista pode permitir que a transferência se desenvolva por si só; no lugar dos delírios, surgem, como material de análise, os sonhos, a imaginação e ideias expressas de forma simbólica, que podem ser interpretadas de acordo com o processo, à medida que ele se desenvolve mediante a cooperação inconsciente do paciente.

Isso é tudo o que o tempo me permite falar a respeito da técnica psicanalítica, que pode ser aprendida e que é, sim, razoavelmente difícil, mas não tão exaustiva quanto uma terapia destinada a enfrentar distúrbios psicóticos.

A psicoterapia destinada a lidar com a tendência antissocial só funciona, como eu já disse, se o paciente estiver no início de sua trajetória antissocial, antes da aquisição de ganhos secundários e habilidades delinquentes. Só nos primeiros estágios o paciente sabe que é um paciente e sente a necessidade de chegar à raiz do problema. Quando é possível trabalhar nessa linha, o médico e o paciente estabelecem uma espécie de história de detetive, usando toda e qualquer pista disponível, inclusive o que se conhece do histórico anterior do caso, e o trabalho é realizado sobre uma fina camada que se encontra em algum lugar entre o inconsciente profundamente enterrado do paciente, e sua vida e sistema de memória conscientes.

Em pessoas normais, a camada entre o consciente e o inconsciente é preenchida por aspirações culturais. A vida cultural do delinquente é notoriamente escassa, porque para ele não há liberdade, exceto na fuga para o sonho não lembrado ou para a realidade. Qualquer tentativa de explorar a área intermediária não conduz nem à arte, nem à religião, nem ao brincar, mas ao comportamento antissocial compulsivo – comportamento que é intrinsicamente não compensador para o indivíduo, e danoso para a sociedade.

# 28

## PSICOTERAPIA DOS
## DISTÚRBIOS DE CARÁTER
[1963]

Embora o título escolhido para este trabalho seja "Psicoterapia dos distúrbios de caráter", não é possível evitar a discussão do significado da expressão "distúrbios de caráter".[1] Como observa Fenichel:[2]

> Pode-se perguntar se há alguma análise que não seja "análise do caráter". Todos os sintomas são a externalização de atitudes específicas do ego, que na análise aparecem como resistências e que se desenvolveram na vigência de conflitos infantis. Isso é verdade. E até certo ponto, realmente, todas as análises são análises do caráter.

E novamente:

> Os distúrbios de caráter não formam uma unidade nosológica. Os mecanismos subjacentes aos distúrbios de caráter podem ser tão

---

1  Proferida no XI Congresso Europeu de Psiquiatria Infantil, Roma, maio-junho de 1963.

2  Otto Fenichel, *The Psychoanalytic Theory of Neurosis*. New York: Norton, 1945, p. 539.

diferentes quanto os mecanismos subjacentes às neuroses sintomáticas. Desse modo, um caráter histérico será tratado mais facilmente do que um compulsivo, e um compulsivo, mais facilmente do que um narcisístico.

Fica claro que o termo ou é demasiado amplo para ter utilidade ou então terei de empregá-lo de modo especial. Neste último caso preciso indicar como farei o emprego do termo neste estudo.

Inicialmente, haverá confusão a menos que se reconheça que os três termos – caráter, bom caráter e distúrbio de caráter – evocam três fenômenos muito diferentes, sendo artificial se ocupar de todos ao mesmo tempo, ainda que os três sejam inter-relacionados.

Freud escreveu que "um caráter razoavelmente confiável"[3] é um dos pré-requisitos para uma análise bem-sucedida;[4] mas se estamos considerando uma personalidade *pouco confiável*, Fenichel pergunta: essa falta de confiabilidade pode ser tratada? E bem que poderia ter perguntado: qual é sua etiologia?

Quando considero distúrbios de caráter me vejo considerando *pessoas inteiras*. Há nesse termo a implicação de um grau de integração, por si só sinal de saúde psiquiátrica.

As apresentações que me precederam muito nos ensinaram, e fortaleceram em mim a ideia de caráter como algo que faz parte da integração. Caráter é uma manifestação de integração bem-sucedida, e um distúrbio de caráter é uma distorção da estrutura do ego, mantendo-se, não obstante, a integração. Talvez seja bom lembrar que a integração tem um fator temporal. O caráter da criança se forma com base em um processo de desenvolvimento contínuo, e sob esse aspecto a criança tem um passado e um futuro.

---

**3**   Sigmund Freud, "Psicoterapia" [1905], in *Obras completas*, v. 7, trad. Paulo César de Souza. São Paulo: Companhia das Letras, 2016, p. 341.

**4**   O. Fenichel, *The Psychoanalytic Theory of Neurosis*, op. cit., p. 537.

## 28. PSICOTERAPIA DOS DISTÚRBIOS DE CARÁTER

Pareceria proveitoso empregar o termo "distúrbio de caráter" para descrever a tentativa da criança de acomodar suas deficiências ou anomalias de desenvolvimento. Presumimos sempre que a estrutura da personalidade é capaz de tolerar a tensão da anormalidade. A criança precisa se ajustar ao padrão pessoal de ansiedade ou compulsão ou humor ou suspeita etc., e também relacionar isso com as exigências e expectativas do ambiente imediato.

Na minha opinião o valor do termo pertence especificamente à descrição da distorção da personalidade que se evidencia *quando a criança necessita acomodar algum grau de tendência antissocial*. Daí decorre a conceituação de meu emprego dessa expressão.

Estou empregando essas palavras por permitirem focar nossa atenção não tanto no comportamento, mas nas origens do mau comportamento, que se estendem sobre toda a área entre a normalidade e a delinquência. A tendência antissocial pode ser examinada no filho saudável de qualquer um de vocês, que, aos dois anos de idade, tira uma moeda da bolsa de sua mãe.

A tendência antissocial sempre se origina de uma *deprivação* e representa o pedido da criança para voltar à época anterior à deprivação, ao estado de coisas tal como era quando tudo ia bem. Não posso desenvolver esse tema aqui, mas isso que chamo de tendência antissocial deve ser mencionado porque é verificado regularmente na dissecção de distúrbios de caráter. A criança, ao acomodar a tendência antissocial que carrega, pode ocultá-la; pode desenvolver uma formação reativa contra ela, tornando-se um moralista, por exemplo; pode desenvolver certo ressentimento e adquirir um caráter lamuriento; pode se especializar em devaneios, mentira, atividade masturbatória crônica leve, enurese noturna, chupar o dedo compulsivamente, esfregar as coxas, etc.; ou pode periodicamente manifestar a tendência antissocial (que é sua) como *distúrbio de conduta*. Este último está sempre associado a esperança, e é ou da natureza do roubo, ou da atividade agressiva e destruição. É compulsivo.

Distúrbio de caráter, portanto, segundo minha perspectiva, se relaciona mais significativamente à distorção da personalidade *intacta* que resulta dos elementos antissociais existentes nela. É o elemento antissocial que determina o envolvimento da sociedade. A sociedade (a família da criança e assim por diante) necessita responder ao desafio e precisa *gostar ou desgostar* do caráter e do distúrbio de caráter.

Eis aqui, portanto, o início de uma descrição:

- Distúrbios de caráter não são esquizofrenia. Nos distúrbios de caráter há doença oculta na personalidade intacta. Os distúrbios de caráter de certo modo e em certo grau envolvem a sociedade ativamente.

Os distúrbios de caráter podem ser divididos de acordo com:

- Êxito ou fracasso por parte do indivíduo na tentativa de a personalidade total ocultar a doença. Êxito aqui significa que a personalidade, embora empobrecida, se tornou capaz de socializar a distorção de caráter e descobrir ganhos secundários ou se acomodar ao padrão social.
- Fracasso significa que o empobrecimento da personalidade acarreta consigo falhas no estabelecimento de uma relação com a sociedade como um todo, por causa do elemento da doença oculta.

Na verdade, a sociedade desempenha um papel na determinação do destino de uma pessoa com distúrbio de caráter, e o faz de vários modos. Por exemplo:

- A sociedade tolera a doença do indivíduo até certo grau.
- A sociedade tolera o fracasso do indivíduo em contribuir.
- A sociedade tolera ou até mesmo desfruta as distorções no modo como o indivíduo contribui.

*ou*

- A sociedade aceita o desafio da tendência antissocial de um indivíduo, e sua reação é motivada por:

## 28. PSICOTERAPIA DOS DISTÚRBIOS DE CARÁTER

1   Vingança.
2   Desejo de socializar o indivíduo.
3   Compreensão e aplicação da compreensão visando à prevenção.

O indivíduo com distúrbio de caráter pode sofrer de:

1   Empobrecimento da personalidade, sentimento de queixa, irreali-dade, percepção da falta de um propósito sério etc.
2   Fracasso em socializar.

Eis, pois, a base para a psicoterapia, uma vez que a psicoterapia diz respeito ao *sofrimento* do indivíduo e sua necessidade de ajuda. Mas esse sofrimento, no distúrbio de caráter, faz parte apenas dos está-gios iniciais da doença do indivíduo; os ganhos secundários rapida-mente assumem o comando, atenuam o sofrimento e interferem no impulso do indivíduo em buscar ajuda ou aceitar a ajuda oferecida.

Deve-se reconhecer que, no que concerne ao "êxito" (distúr-bio de caráter oculto e socializado), *a psicoterapia torna o indiví-duo doente*, porque a doença se situa entre a defesa e a saúde do indivíduo. Em contraste, no que concerne ao ocultar "malsucedido" do distúrbio de caráter, embora possa haver um impulso inicial no indivíduo para procurar ajuda em um estágio precoce, por causa das reações da sociedade, esse motivo não leva o indivíduo neces-sariamente ao tratamento da doença mais profunda.

A chave para o tratamento de distúrbios de caráter é dada pelo papel que o ambiente desempenha no caso de *cura natural*. Nos casos leves, o ambiente pode "curar", porque a causa era uma falha ambiental na área de apoio do ego e proteção em um estágio de dependência do indivíduo. Isso explica por que crianças são regular-mente "curadas" de distúrbios de caráter incipientes no decurso do próprio desenvolvimento na infância, simplesmente porque recor-rem a sua vida doméstica. Os pais têm uma segunda e uma terceira oportunidade de criar seus filhos a despeito de falhas em seu manejo (em geral inevitáveis) nos estágios iniciais, quando a criança é extremamente dependente. A vida familiar é o local, portanto, que oferece a melhor oportunidade para investigação da etiologia do distúrbio de caráter; e na verdade é na vida familiar, ou sua substituta, que o *caráter* da criança está sendo construído de modos positivos.

## ETIOLOGIA DOS DISTÚRBIOS DE CARÁTER

Ao considerar a etiologia dos distúrbios de caráter, é necessário pressupor os processos de amadurecimento na criança, a área do ego livre de conflito (Hartmann), o movimento propulsivo impulsionado pela angústia (Klein) e a função do ambiente que favorece os processos de amadurecimento. A provisão ambiental deve ser suficientemente "boa" para que o amadurecimento se torne um fato no caso de cada criança.

Com isso em mente, pode-se afirmar que há dois extremos de distorção e que eles se relacionam com o estágio de amadurecimento do indivíduo em que a falha ambiental excedeu realmente a capacidade do ego para organizar defesas:

- Em um extremo fica o ego ocultando formações sintomáticas *psiconeuróticas* (erigidas contra a angústia que faz parte do complexo de Édipo). Aqui a doença oculta é uma questão de conflito no inconsciente pessoal do indivíduo.
- No outro extremo fica o ego ocultando formações sintomáticas *psicóticas* (cisão, dissociações, descarrilamento da realidade, despersonalização, regressão, dependências onipotentes etc.) Aqui a doença oculta está na estrutura do ego.

Mas a questão do envolvimento essencial da sociedade não depende da resposta à pergunta: a doença oculta é psiconeurótica ou psicótica? Na verdade, nos distúrbios de caráter há este outro elemento, a percepção correta *do indivíduo* na época da primeira infância de que a princípio tudo ia bem, ou bem o suficiente, e então

## 28. PSICOTERAPIA DOS DISTÚRBIOS DE CARÁTER

as coisas deixaram de ir tão bem assim. Dito de outro modo, ele percebeu que em certo período, ou ao longo de uma fase do desenvolvimento, ocorreu uma falha real de apoio egoico que deteve o desenvolvimento emocional do indivíduo. Uma reação no indivíduo a essa perturbação tomou o lugar do desenvolvimento puro e simples. Os processos de amadurecimento foram barrados por uma falha do ambiente facilitador.

Essa teoria da etiologia dos distúrbios de caráter, se correta, leva a uma nova conceituação dos distúrbios de caráter em sua origem. O indivíduo nessa categoria é onerado com duas cargas distintas. Uma delas, naturalmente, é a carga crescente de um processo de amadurecimento perturbado e em certos aspectos detido ou adiado. O outro é a esperança, uma esperança que nunca se extingue completamente, de que o meio reconheça e remedie a falha específica que provocou o dano. Na vasta maioria dos casos, os pais ou a família ou os responsáveis pela criança reconhecem o fato da decepção (frequentemente inevitável) e, ao longo de um período de manejo especial – mimando-a, ou amamentando-a mentalmente, por assim dizer –, tentam conduzir a criança a uma recuperação do trauma.

Quando a família não repara suas falhas, a criança prossegue com certas deficiências, ocupando-se de:

1   Organizar-se para viver uma vida a despeito da detenção emocional.
2   Sujeitar-se o tempo todo a momentos de esperança em que pareça possível forçar o ambiente a efetuar uma cura (daí a atuação).

Entre o estado clínico da criança que foi ferida dessa forma que estamos descrevendo e a retomada do desenvolvimento emocional da criança – com tudo o que isso implica em termos de socialização –, há a necessidade de fazer a sociedade reconhecer e compensar. Por trás da marginalidade da criança há sempre uma falha do ambiente em se ajustar às necessidades absolutas da criança à época da dependência relativa. (Tal falha, de início, é uma falha de criação.) Pode-se acrescentar então uma falha da família em cicatrizar os efeitos de tais falhas; e pode-se então adicionar a falha da sociedade na medida em que ela toma o lugar da família. Deve-se ressaltar que nesse tipo de caso se pode demonstrar que a falha inicial ocorreu em uma época em que o desenvolvimento da criança acabara de capacitá-la a perceber a falha e a natureza do desajuste ambiental.

A criança apresenta agora uma tendência antissocial, que (como disse) no estágio anterior ao desenvolvimento de ganhos secundários é sempre um sinal de esperança. Essa tendência antissocial pode se revelar de duas formas:

1 Apresenta exigências quanto ao tempo, à consideração, ao dinheiro etc. das pessoas (manifestada pelo roubo).
2 Espera aquele grau de força estrutural e organização e recuperação que se torna essencial para a criança conseguir descansar, relaxar, desintegrar-se, sentir-se segura (o que se manifesta pela destruição que incita manejo firme).

Baseado nessa teoria da etiologia dos distúrbios de caráter, sigo adiante para examinar a questão da terapia.

## INDICAÇÕES PARA TERAPIA

A terapia dos distúrbios de caráter tem três objetivos:

1 Uma dissecção até a doença que está ocultada e que aparece na distorção de caráter. Como preparação para isso pode haver um período em que o indivíduo é convidado a se tornar paciente, a adoecer em vez de ocultar a doença.
2 Ir ao encontro da tendência antissocial, que, do ponto de vista do terapeuta, é evidência de esperança no paciente; ir ao encontro dela como de um pedido de socorro, um *cri de coeur*, um sinal de emergência.

## 28. PSICOTERAPIA DOS DISTÚRBIOS DE CARÁTER

3 Uma análise que leve em consideração tanto a distorção do ego como a utilização, por parte do paciente, de seus impulsos do id durante tentativas de autocura.

A tentativa de ir ao encontro da tendência antissocial do paciente tem dois aspectos:

- Tolerar suas reivindicações de direitos, na forma da confiabilidade e do amor de determinada pessoa.
- Prover uma estrutura relativamente indestrutível de apoio egoico.

Isso implica que de tempos em tempos o paciente vai atuar e, desde que isso se relacione com a transferência, pode ser manejado e interpretado. As dificuldades na terapia têm relação com a atuação antissocial que se situa fora do maquinário terapêutico total, ou seja, que envolve a sociedade.

Com relação ao tratamento de doenças ocultas e distorções do ego, há necessidade de psicoterapia. Mas ao mesmo tempo a tendência antissocial deve ser engajada, como e quando aparecer. O objetivo nessa parte do tratamento é chegar ao trauma original. Isso tem de ser feito no decurso da psicoterapia, ou, se ela não está disponível, no decurso do manejo especializado provido.

Nesse trabalho, as falhas do terapeuta ou dos que manejam a vida da criança serão reais e pode-se demonstrar que reproduzem as falhas originais, de forma simbólica. Essas falhas são de fato reais, especialmente quando o paciente está regredido à dependência da idade em questão, ou recordando. Ao reconhecer a falha do analista ou do responsável, o paciente consegue ficar furioso, como deveria, em vez de traumatizado. *O paciente precisa remontar, através do trauma transferencial, ao estado de coisas vigente antes do trauma original.* (Em alguns casos é possível chegar de forma rápida ao trauma de deprivação na primeira entrevista.) A reação à falha atual só faz sentido se a falha atual *for* a falha ambiental original do ponto de vista da criança. A reprodução, no tratamento, de exemplos tirados da falha ambiental original, conjuntamente com o fato de o paciente estar experimentando a raiva devida, libera os processos de amadurecimento do paciente. Deve-se recordar que o paciente está em um estado dependente, com necessidade de apoio egoico e manejo ambiental (sustentação) no *setting* de tratamento, e a fase seguinte precisa ser um período de crescimento emocional em que o caráter se constrói positivamente e perde suas distorções.

Em casos favoráveis, a atuação que faz parte desses casos fica confinada à transferência, ou pode ser trazida para o âmbito da transferência de forma proveitosa pela interpretação de deslocamentos, simbolismos e projeções. Em um extremo se tem a cura "natural" comum que ocorre na família da criança. No outro estão os pacientes severamente perturbados, cuja atuação pode tornar impossível o tratamento pela interpretação porque o trabalho fica interrompido pelas reações da sociedade ao roubo e à destrutividade.

Em casos de severidade moderada, a atuação pode ser manejada, desde que o terapeuta compreenda seu significado e sentido. Pode-se dizer que a atuação é a alternativa ao desespero. Na maior parte do tempo o paciente não tem esperança de corrigir o trauma original e por isso vive em um estado de depressão relativa ou de dissociações que mascaram o estado de caos que está sempre ameaçando. Quando, contudo, o paciente começa a estabelecer uma relação de objeto, ou a investir [*cathect*] uma pessoa, então se inicia uma tendência antissocial, uma compulsão ou para reclamar (roubar) ou para ativar um manejo duro ou mesmo vingativo através de comportamento destrutivo.

Em cada caso, para a psicoterapia ser bem-sucedida, o paciente precisa assistido na travessia de uma ou várias dessas fases desconfortáveis de comportamento antissocial manifesto, e com frequência é exatamente nesses pontos difíceis do caso que o tratamento se interrompe. O caso é abandonado não necessariamente porque a situação não pode ser tolerada, mas (como é mais comum) porque os encarregados não se dão conta de que essa atuação é inerente e pode ter um valor positivo.

## 28. PSICOTERAPIA DOS DISTÚRBIOS DE CARÁTER

Nos casos graves, essas fases no manejo ou tratamento apresentam dificuldades tão grandes que a lei (sociedade) assume o controle ao mesmo tempo que a psicoterapia é suspensa. A vingança da sociedade toma o lugar da piedade ou simpatia, e o indivíduo para de sofrer e de ser um paciente para virar um criminoso com delírio de perseguição.

Minha intenção é chamar a atenção para o *elemento positivo do distúrbio de caráter*. O fracasso em chegar a um distúrbio de caráter em um indivíduo que está tentando acomodar algum grau de tendência antissocial indica uma predisposição a colapso psicótico. O distúrbio de caráter indica a capacidade da estrutura do ego do indivíduo para ligar as energias pertencentes ao bloqueio dos processos de amadurecimento e também as anormalidades na interação da criança com a família. Até o ganho secundário se estabelecer, a personalidade com distúrbio de caráter está sempre sujeita a sofrer um colapso no sentido da paranoia, depressão maníaca, psicose ou esquizofrenia.

Para resumir, a conceituação dos distúrbios de caráter pode ser iniciada com a afirmação de que esse tratamento é igual ao de qualquer outro distúrbio psicológico, isto é, psicanálise, se estiver disponível. Daí seguem-se estas considerações:

1   A psicanálise pode ter êxito, mas o analista deve estar preparado para deparar com a *atuação* na transferência e precisa compreender o significado dessa atuação e lhe atribuir um valor positivo.

2   A análise pode ter êxito, mas ser difícil, porque a doença oculta tem aspectos psicóticos, de modo que o paciente precisa ficar doente (psicótico, esquizoide) antes de começar a melhorar; e serão necessários todos os recursos do analista para lidar com os mecanismos de defesa primitivos que serão proeminentes.

3   Talvez a análise esteja indo bem, mas, como a atuação não fica confinada à relação transferencial, o paciente pode ser afastado do analista por causa da reação da sociedade à tendência antissocial do paciente ou por causa da aplicação da lei. Há espaço para

grande variação aí, devido à variabilidade de reação da sociedade, que oscila desde a vingança crua até a expressão da disposição da sociedade em dar ao paciente uma chance de realizar uma socialização tardia.

4  Em muitos casos, distúrbios de caráter incipientes são tratados, e com sucesso, na casa da criança, por uma fase ou fases de manejo especial (mimar) ou por cuidado particularmente *pessoal* ou controle estrito por uma pessoa que ame a criança. Uma extensão disso é o tratamento de distúrbios de caráter precoces ou incipientes sem psicoterapia, por meio de manejo em grupos, orientado para proporcionar à criança o que a própria família não pode dar na forma de manejo especial.

5  Na época em que o paciente vem a tratamento, talvez já esteja manifestando uma tendência antissocial fixada e uma atitude endurecida alimentada pelos ganhos secundários, caso em que não se cogita o uso da psicanálise. O objetivo então é prover manejo firme por pessoas compreensivas, e prover isso como *tratamento* para não ter de provê-lo como ação *corretiva* por ordem judicial. Psicoterapia pessoal pode ser adicionada, se disponível.

Finalmente,

6  O caso com distúrbio de caráter pode se apresentar como um caso judicial, com a reação da sociedade representada pela ordem de suspensão condicional da pena ou pelo confinamento a uma escola correcional ou instituição penal.

Pode ocorrer que um confinamento inicial pela Justiça se revele como um elemento *positivo* na socialização do paciente. Isso corresponde de novo à cura natural que ocorre comumente na família do paciente; a reação da sociedade foi, para o paciente, uma demonstração prática de "amor", qual seja, de sua disposição para "sustentar" o self não integrado do paciente e responder à agressão com firmeza (para limitar os efeitos dos episódios maníacos)

## 28. PSICOTERAPIA DOS DISTÚRBIOS DE CARÁTER

e responder ao ódio com ódio, apropriado e sob controle. Este último é o melhor que algumas crianças deprivadas poderão receber em termos de manejo satisfatório, e muitas crianças deprivadas, inquietas e antissociais passam de incontroláveis a educáveis no regime estrito da casa de correção. O fato de crianças antissociais inquietas prosperarem em um regime de ditadura implica o risco de gerar ditadores e até levar os educadores a pensar que uma atmosfera de disciplina estrita, que ocupa cada minuto do dia da criança, seja um bom tratamento educacional para crianças normais, o que não é.

## MENINAS

Em sentido amplo, tudo isso se aplica tanto a meninos como a meninas. No estágio da adolescência, contudo, a natureza do distúrbio de caráter é necessariamente diferente nos dois sexos. Por exemplo, as moças adolescentes tendem a revelar sua tendência antissocial pela prostituição, e um dos riscos da atuação é a geração de bebês ilegítimos. Na prostituição há ganhos secundários. Um deles é que as moças percebem que sua única forma de contribuir para a sociedade é sendo prostitutas. Encontram muitos homens solitários, que querem mais um relacionamento do que sexo e que estão prontos para pagar por isso. Além disso essas moças, essencialmente solitárias, conseguem ter contato com outras como elas. O tratamento das moças adolescentes antissociais que começaram a experimentar ganhos secundários como prostitutas apresenta *dificuldades insuperáveis*. Talvez a ideia de tratamento não faça sentido nesse contexto. Em muitos casos já é tarde demais. É melhor desistir de todas as tentativas de curar a prostituição e, em vez disso, concentrar-se em fornecer a essas moças alimento e abrigo e a oportunidade de se manterem sadias e limpas.

# CASOS CLÍNICOS

## UM CASO DE TIPO COMUM

Um menino na latência tardia (atendido pela primeira vez aos dez anos) estava em tratamento psicanalítico comigo. Sua inquietação e propensão a ataques de fúria tinham começado em data bem precoce, logo após seu nascimento e muito antes de ser desmamado aos oito meses. Sua mãe era uma pessoa neurótica e passou a vida toda mais ou menos deprimida. Ele era um ladrão e dado a surtos agressivos. Sua análise estava indo bem, e no decurso de um ano de sessões diárias muito trabalho analítico padrão tinha sido realizado. Tornou-se muito excitado, contudo, à medida que seu relacionamento comigo começou a ganhar significado; subiu no telhado da clínica, inundou suas dependências e fez tanto barulho que o tratamento teve de ser interrompido. Às vezes ele era um risco para mim; arrombou meu carro fora da clínica e dirigiu-o em primeira marcha usando o motor de arranque, dispensando assim a necessidade de usar a chave de ignição. Ao mesmo tempo começou a roubar de novo e ser agressivo fora do *setting* de tratamento e foi enviado pelo Juizado de Menores a uma escola correcional exatamente no momento em que o tratamento psicanalítico estava a todo vapor. Talvez, se eu tivesse sido muito mais forte do que ele, teria conseguido manejar essa fase e, assim, teria tido a oportunidade de completar a análise. Do jeito que aconteceu, tive de desistir.

(Esse menino saiu-se mais ou menos bem. Tornou-se motorista de caminhão, o que se adequava a sua inquietação. Mantinha seu emprego fazia catorze anos na época do seguimento. Casou-se e teve três filhos. Sua esposa se divorciou dele, e depois disso ele se manteve em contato com sua mãe, de quem os detalhes do seguimento foram obtidos.)

## 28. PSICOTERAPIA DOS DISTÚRBIOS DE CARÁTER

### TRÊS CASOS FAVORÁVEIS

Um menino de oito anos começou a roubar. Tinha sofrido uma deprivação relativa (no próprio contexto de seu bom lar) quando tinha dois anos, na época em que sua mãe concebeu outro filho, e se tornou patologicamente ansioso. Os pais conseguiram satisfazer suas necessidades especiais e quase conseguiram efetuar uma cura natural de sua condição. Auxiliei-os nessa longa tarefa ao lhes suprir alguma compreensão do que estavam fazendo. Em uma consulta terapêutica, quando o menino tinha oito anos, me foi possível levá-lo a estabelecer contato emocional com sua deprivação, e ele conseguiu alcançar novamente a relação de objeto com a mãe boa de sua infância inicial. Conjuntamente com isso, parou com os roubos.

Uma menina de oito anos de idade veio a mim por causa de roubos. Ela tinha sofrido uma deprivação relativa em seu bom lar na idade de quatro a cinco anos. Em uma consulta psicoterapêutica ela conseguiu remontar a seu contato infantil inicial com sua boa mãe, e nessa mesma época deixou de roubar. Ela estava também com enurese e encoprese, manifestações menores de tendência antissocial que persistiram por algum tempo.

Um menino de treze anos, em uma escola pública longe de seu bom lar, estava roubando em grande escala, além de rasgar lençóis e perturbar a escola, metendo os meninos em confusões e deixando mensagens obscenas nos banheiros etc. Na consulta terapêutica ele pôde me comunicar que tinha atravessado um período de tensão intolerável aos seis anos de idade, quando fora mandado para o internato. Consegui para esse menino (o segundo de três irmãos) a concessão de um período de "amamentação mental" na própria casa. Ele o empregou para uma fase regressiva e então voltou à escola externa. Mais tarde foi para um colégio interno na vizinhança de sua casa. Seus sintomas antissociais cessaram abruptamente depois dessa única entrevista e o seguimento revelou que ele tem passado bem. Já concluiu a universidade e agora está se estabelecendo como homem. É especialmente verdadeiro dizer desse caso que o paciente trouxe consigo a compreensão de seu caso, e que ele precisava mesmo era que os fatos fossem reconhecidos e que fosse feita uma tentativa de reparação, de forma simbólica, da falha ambiental.

## Comentário

Nesses três casos em que o auxílio pôde ser proporcionado antes que os ganhos secundários se tornassem uma característica, minha atitude em geral como psiquiatra possibilitou à criança, em cada caso, expor uma área específica de deprivação relativa. E o fato de isso ter sido aceito como real e verdadeiro possibilitou à criança passar por cima do fosso às suas costas e reestabelecer um relacionamento com objetos bons que tinha sido bloqueado.

### UM CASO NA FRONTEIRA ENTRE DISTÚRBIO DE CARÁTER E PSICOSE

Um menino está há anos sob meus cuidados. Vi-o uma única vez e a maior parte de meus contatos foi com a mãe em momentos de crise. Muitos tentaram prestar auxílio direto ao menino, que está agora com vinte anos, mas ele rapidamente se torna não cooperativo.

O menino tem um QI alto e todas as pessoas que ele permitiu que lhe ensinassem disseram que ele podia ser excepcionalmente brilhante como ator, poeta, artista, músico etc. Ele não se manteve por muito tempo em nenhuma escola mas como autodidata estava sempre muito adiante de seus colegas, e assim o fez no início da adolescência ao instruir seus amigos nas tarefas escolares, depois mantendo-se em contato com eles.

No período de latência foi hospitalizado e diagnosticado como esquizofrênico. No hospital se encarregou do "tratamento" dos

## 28. PSICOTERAPIA DOS DISTÚRBIOS DE CARÁTER

outros meninos e nunca aceitou sua condição de paciente. Eventualmente fugiu e passou um longo período sem escolaridade. Ficava na cama ouvindo música lúgubre ou se trancava em casa de modo que ninguém tivesse acesso a ele. Constantemente ameaçava suicidar-se, especialmente em relação a violentos casos de amor. Periodicamente organizava festas e isso prosseguia indefinidamente e às vezes danificava a propriedade alheia.

Esse menino vivia com sua mãe em um pequeno apartamento e mantinha-a em um estado de preocupação constante. Nunca havia possibilidade de resolução, uma vez que ele não ia embora, nem para a escola nem para o hospital, e era suficientemente esperto para fazer exatamente o que queria; e nunca se tornou um criminoso, mantendo-se, assim, fora da jurisdição da lei.

Várias vezes auxiliei a mãe ao pô-la em contato com a polícia, o serviço de custódia e outros serviços de assistência social, e quando por fim ele afirmou que iria para certa escola preparatória eu "movi os pauzinhos" para lhe possibilitar isso. Verificou-se estar bem adiante de sua faixa etária e seus professores o encorajaram muito por causa de sua inteligência. Mas ele deixou a escola antes da hora e obteve uma bolsa de estudos em uma boa escola de arte dramática. Nesse ponto decidiu que tinha um nariz deformado e acabou persuadindo sua mãe a pagar um cirurgião plástico para alterá-lo de adunco para reto. Descobriu então outras razões pelas quais não seria bem-sucedido se seguisse adiante e, ainda assim, de novo negou a todos qualquer chance de ajudá-lo. Isso persiste e hoje ele se encontra na ala de observação de um hospital psiquiátrico, mas descobrirá um jeito de deixar isso para trás e se instalar em casa mais uma vez.

A história precoce desse rapaz nos dá a chave da parte antissocial de seu distúrbio de caráter. Na verdade, ele foi o resultado de uma união que se dissolveu logo após seu infeliz começo. O pai, logo após se separar da mãe, tornou-se ele próprio vítima de paranoia. Esse casamento se seguiu imediatamente a uma tragédia, e estava condenado ao fracasso porque a mãe do menino não havia ainda se recuperado da perda de seu amado noivo, que, achava ela, fora morto pela falta de cuidado desse homem com quem ela se casara, e que se tornara o pai do menino.

O menino poderia ter sido ajudado em um estágio precoce, em torno dos seis anos, quando foi visto por um psiquiatra pela primeira vez. Poderia ter então conduzido o psiquiatra ao material de sua deprivação relativa e ter relatado o problema pessoal de sua mãe e a razão de sua ambivalência em seu relacionamento com ele. Mas em vez disso o menino foi mandado para uma enfermaria de hospital e daí por diante se enrijeceu em um caso de distúrbio de caráter, tornando-se uma pessoa que atormenta compulsivamente sua mãe, seus professores e seus amigos.

Não tentei descrever nenhum caso tratado por psicanálise nessa série de descrições clínicas rápidas.

São incontáveis os *casos tratados apenas com manejo* e incluem todas aquelas crianças que, quando deprivadas de um modo ou de outro, são adotadas, criadas por terceiros ou colocadas em pequenas casas que funcionam como instituições terapêuticas e em bases pessoais. Seria dar uma falsa impressão descrever um caso dessa categoria. Na verdade é necessário chamar a atenção para o fato de que os casos incipientes de distúrbios de caráter estão a todo momento sendo tratados com sucesso, especialmente em casa, em grupos sociais de todos os tipos e bem longe da psicoterapia.

A despeito disso, é o trabalho intensivo com poucos casos que lança luz sobre o problema dos distúrbios de caráter, assim como sobre outros tipos de distúrbios psicológicos, e é o trabalho de grupos psicanalíticos em vários países que tem lançado as bases para a conceituação teórica e que começou a explicar aos grupos terapêuticos especializados o que está sendo feito em tais grupos, que muitas vezes têm êxito na prevenção ou no tratamento dos distúrbios de caráter.

# 29

## DISSOCIAÇÃO REVELADA NUMA CONSULTA TERAPÊUTICA

[1965]

Meu propósito é destacar um detalhe do quadro clínico antissocial e discutir esse detalhe, que ganha importância por ocorrer regularmente em relatos de caso.[1] Para ilustrar o que quero dizer com isso, descreverei uma entrevista terapêutica. Essa entrevista, com uma menina de oito anos, fez com que ela deixasse de roubar. Presume-se, portanto, que tenha sido uma conversa significativa. Perto do fim da entrevista, aparece o detalhe que converti no tema deste estudo. O leitor deverá ter isso em mente enquanto estiver digerindo uma longa entrevista em que outras coisas estão sendo discutidas.

### A QUESTÃO A SER DISCUTIDA

Nas histórias contadas por pais e professores, com frequência ocorre o seguinte depoimento: "O menino negou ter roubado qualquer coisa. Parecia não ter o menor sinal de culpa nem senso de responsabilidade. Entretanto, quando confrontado com as provas datiloscópicas, e após um persistente interrogatório, admitiu ter

---

1   Escrito como um capítulo de *Crime, Law and Corrections*, org. Ralph Slovenko. Springfield, IL: Charles C. Thomas, 1966.

roubado as coisas". Geralmente, nesse ponto a criança suspeita começa a cooperar com o investigador e mostra que sabia o tempo todo o que negava saber. Não faz diferença se o alvo da suspeita e investigação é menino ou menina.

## EXEMPLO DE UMA DISSOCIAÇÃO, TAL COMO É APRESENTADA EM UM RELATO DE CASO

Os pais de um menino de catorze anos forneceram-me detalhes da história precoce dele. Com efeito, o desenvolvimento foi normal até aos três anos de idade, quando teve uma séria doença física, da qual foi tratado num hospital. Parecia ter-se recuperado. Aos cinco anos, quando mudou de escola porque a família se transferira da cidade para o interior, sua personalidade alterou-se. Durante algum tempo, reuniu-se com meninos "da pesada" e tornou-se muito difícil. Perdeu todo o poder de concentração e, de fato, deixou de estudar, o que sempre conseguira fazer bem em suas escolas anteriores. A diretora gostava do menino, mas, em compensação, ele a atormentava. Sempre tivera facilidade de se relacionar com mulheres, mas nessa época passou a ter um contato mais íntimo com o pai e tornou-se intolerante no trato com todas as mulheres. Após esse período de dificuldade, os pais mandaram-no para uma escola especializada, pois não podia ser aceito numa escola comum em virtude de seu atraso acadêmico e de sua conduta turbulenta. Ao mesmo tempo, havia sempre provas evidentes de que tinha uma inteligência que se podia considerar no mínimo mediana.

Os pais sabiam agora que estavam diante de um problema e renunciaram a suas ambições quanto ao futuro do menino; encontraram outra escola altamente especializada para ele, na esperança de que aí o curassem de suas dificuldades. Como essa escola também não provocou nenhuma melhora, vieram a minha procura.

Perguntei se o menino roubava. Fui informado de que até então ele não tinha apresentado essa característica. Entretanto, ele tinha sido recentemente encontrado com dinheiro: tratava-se de

## 29. DISSOCIAÇÃO REVELADA NUMA CONSULTA TERAPÊUTICA

um montante destinado a despesas de viagem, que deveria ter sido devolvido após o retorno. No começo, quando acusado, *o menino negou qualquer conhecimento do que fizera*. Quando indaguei sobre destrutividade, foi a mesma história. Ele tinha ido ao armário onde o pai guardava suas armas e, com uma espingarda de ar comprimido, aterrorizara todo o mundo. Quando acusado, mentiu durante o dia todo. Por fim cedeu, confessou e disse que tinha sido estúpido.

Nessa família está fora de questão uma disciplina excessivamente rígida. Os pais são plenamente capazes de assumir a responsabilidade sem exagerar na severidade. A dificuldade está no próprio menino, que se sente compelido a agir à revelia de seu caráter. Agora, aos catorze anos, pegaram-no fumando. Seu diretor falou-lhe a respeito e ele confessou e concordou que transgredira as regras da escola; disse que não voltaria a fazê-lo. Alguns dias depois, mais uma vez foi surpreendido fumando, e nada teve a dizer a respeito.

Esse menino é uma criança deprivada que vive com a própria família, uma boa família. Também é um tanto paranoide. Não faz amigos com facilidade e, pelo que me disseram, ele anseia por amizades, mas não consegue concretizá-las. Quando foi informado de que poderia falar com um médico, percebeu imediatamente de que se tratava e escreveu para a família: "Espero que o médico seja capaz de ajeitar as coisas". Tinha consciência de algo que era incapaz de evitar por esforço deliberado: quer dizer, sofria de uma compulsão que lhe era impossível explicar, e não podia acreditar no que lhe diziam que tinha feito sob o domínio dessa compulsão.

Meu propósito é instigar a um estudo desse estado de coisas que, de fato, chama nossa atenção para aspectos interessantes da teoria do comportamento antissocial.

## EXPOSIÇÃO PRELIMINAR

Minha tese consiste em que tal descrição de caso fornece um exemplo de *dissociação*. Os pais ou o professor estão falando com uma criança a respeito de uma parte dissociada dela e a criança não está mentindo. Quando nega saber o que aconteceu, a criança está declarando algo que é verdadeiro para ela como um todo e o aspecto do self que cometeu o ato não faz parte de sua personalidade total. Alguns chamariam isso de "cisão na personalidade". Talvez seja melhor, entretanto, reservar o termo "cisão" [*splitting*] para os mecanismos primitivos de defesa subjacentes na sintomatologia das personalidades esquizofrênicas ou *borderline*, ou para pessoas com esquizofrenia encoberta, e usar o termo "*dissociação*" para descrever os casos em que podemos nos comunicar com um self principal a respeito de uma fração do self.

Esse tipo de desintegração parcial é característico do garoto ou da garota antissocial. Se a investigação prossegue, uma pessoa suspeita pode acabar deixando essa área de existência verdadeira e passar para outra espécie de integração, de acordo com sua capacidade para realizar a integração na área intelectual de funcionamento do ego.

Assinale-se que, quando o garoto ou a garota admite ter cometido o ato, o investigador estará falando com um aparelho intelectual. Nesse caso, a integração não é difícil. O indivíduo é capaz de saber, compreender e recordar, e as forças que produzem a dissociação ficam inoperantes. A culpa agora é admitida, *mas não é sentida*.

Onde a resposta era não, agora é sim. Ao lado dessa mudança, ocorre também uma mudança na relação do investigador com o indivíduo suspeito. Este último tornou-se inacessível, exceto com referência ao aspecto intelectualizado da personalidade, e deixa de ter valor para o investigador prosseguir a investigação, embora a mudança possa ser conveniente do ponto de vista sociológico. Pode ser conveniente para chegar aos fatos, mas esses fatos não terão valor se o objetivo for prestar ajuda à pessoa suspeita.

## 29. DISSOCIAÇÃO REVELADA NUMA CONSULTA TERAPÊUTICA

Em suma, em termos de psicoterapia, será possível prestar ajuda enquanto o indivíduo estiver *muito honestamente* dizendo não, porque a ajuda é necessária para a parte principal da personalidade. A pessoa total agiu sob uma compulsão cujas raízes eram inacessíveis ao self consciente dessa pessoa, e pode-se dizer que o indivíduo sofre de uma atividade compulsiva. Onde houver sofrimento, aí poderá ser dada ajuda.

## FORMULAÇÃO ADICIONAL

Um desenvolvimento adicional dessa ideia envolve formulação ou reformulação da teoria subjacente ao comportamento antissocial.

É importante postular *uma tendência antissocial*. O valor desse termo é que ele engloba não só aquilo que faz de um menino ou uma menina um caráter antissocial, mas também as delinquências, menores e maiores, que pertencem à vida familiar comum. Em qualquer família existem sempre as pequenas delinquências; de fato, é praticamente normal uma criança de dois anos e meio roubar uma moeda da bolsa da mãe, ou uma criança mais velha roubar alguma coisa um tanto especial da despensa. Todas as crianças também fazem estragos nos bens domiciliares. Essas coisas só seriam rotuladas como comportamento antissocial se a criança estivesse vivendo numa instituição.

A enurese e a encoprese também precisam ser incluídas nessa categoria, bem como a tendência que está muito próxima do roubo – a pseudologia. Essas delinquências não estão nitidamente separadas da tendência da criança a esperar que lhe seja permitido certo grau de bagunça, o desgaste de roupas e sapatos, o descuido com os banhos e a higiene pessoal e (quando bebê) a espurcícia de incontáveis fraldas.

O termo "tendência antissocial" pode ser estendido para englobar qualquer reivindicação da criança que exija, por parte dos pais ou da mãe, uma dose de energia, tempo, credulidade e tolerância

**322**

além da que parece ser razoável. O que parece razoável para alguns pais parece exorbitante para outros.

Pode-se admitir que não existe uma linha clara entre o comportamento antissocial compulsivo de um reincidente, num extremo, e os exageros quase normais de reivindicações endereçadas aos pais, que fazem parte da vida familiar cotidiana. Quando os pais mimam uma criança, em geral é possível mostrar (a menos que o estejam fazendo por razões próprias, independentemente das necessidades da criança) que estão fazendo psicoterapia, quase sempre psicoterapia bem-sucedida, de uma tendência antissocial da criança.

## FORMULAÇÃO TEÓRICA SIMPLIFICADA

Nos termos mais simples possíveis, a tendência antissocial é uma tentativa de fazer uma reivindicação. Normalmente, a reivindicação é aceita. Em psicopatologia, a reivindicação é uma recusa em aceitar que o direito a fazer reivindicações já se perdeu. No comportamento antissocial patológico, o jovem antissocial é impelido a corrigir a falha que foi esquecida – e a fazer com que a família ou a sociedade a corrija. O comportamento antissocial pertence a um momento de esperança numa criança que está, sob outros aspectos, sem esperança. No ponto de origem da tendência antissocial está uma deprivação, e o ato antissocial visa corrigir o efeito da deprivação, recusando-a. A dificuldade que surge na situação concreta tem dois aspectos:

1  A criança não sabe qual foi a deprivação original.
2  A sociedade não está disposta a admitir o elemento positivo na atividade antissocial, em parte porque a sociedade está (naturalmente) irritada por ter sido ferida e, também em parte, porque a sociedade ignora esse aspecto importante da teoria.

## 29. DISSOCIAÇÃO REVELADA NUMA CONSULTA TERAPÊUTICA

É preciso enfatizar que é uma deprivação, e não uma privação, que está subentendida na tendência antissocial. Uma privação produz um resultado diferente: sendo deficiente o suprimento básico de facilitação ambiental, o curso do processo de amadurecimento é distorcido e o resultado é um defeito de personalidade, não um defeito de caráter.

Na etiologia da tendência antissocial, houve um período inicial de desenvolvimento pessoal satisfatório; e depois ocorreu uma falha no ambiente facilitador que foi sentida pela criança, embora não tenha sido avaliada intelectualmente. A criança pode conhecer esta sequência: eu até que estava indo bem, e então não consegui continuar me desenvolvendo, e isso foi quando eu estava morando em... e tinha... anos de idade, e ocorreu uma mudança. Essa compreensão da criança, baseada na memória, pode concretizar-se em condições especiais, como na psicoterapia. Não seria verdade dizer que a criança geralmente anda por aí com essas ideias em sua consciência, mas, às vezes, esse é de fato o caso e é comum a criança ter conhecimento claro da deprivação na forma de uma *versão posterior de deprivação*, por exemplo, um período de solidão intolerável sentida aos sete anos, associada a um luto ou talvez ao afastamento do lar para ingressar num colégio interno.

É claro, a deprivação não distorceu a organização do ego (psicose), mas deu à criança um impulso para forçar o ambiente a reconhecer essa deprivação. A criança terá sempre de tentar, exceto quando se sentir sem esperança, sair da área de aflição intolerável, voltando para aquele período anterior *recordado* em que a dependência era ponto pacífico para ela e para os pais, quando ela exigia dos pais o que era apropriado à idade dela e à capacidade deles para se adaptarem a cada uma das necessidades do filho.

A tendência antissocial pode, portanto, ser uma característica em crianças normais e em crianças de qualquer tipo ou de qualquer diagnóstico psiquiátrico, exceto a esquizofrenia, uma vez que o esquizofrênico não é suficientemente maduro para sofrer deprivação e encontra-se num estado de distorção associado à privação.

A personalidade paranoide ajusta facilmente a tendência antissocial à tendência geral para sentir-se perseguido, de modo que, na personalidade paranoide, pode haver uma sobreposição de distúrbios de personalidade e de caráter.

A tendência antissocial pode ser mais bem estudada em relação à criança menos doente, a que está verdadeiramente perplexa por encontrar-se sob as rédeas de uma compulsão para roubar, mentir, destruir e produzir reações sociais de uma ou outra espécie. Se esse estudo foi combinado, como sempre deve ser, com a terapia, então será necessário providenciar um diagnóstico precoce e fazer, o quanto antes, o máximo possível.

É necessário que o investigador de fato esteja em contato com a escola ou o grupo privado e que as crianças lhe sejam encaminhadas quando elas mostram os primeiros sinais de defeito de caráter ou manifestam os primeiros sintomas que provocam reação social: ou seja, na fase anterior àquela em que a punição entra em jogo. Logo que ocorre um choque entre a tendência antissocial e a reação social iniciam-se os ganhos secundários e o caso está a caminho do *endurecimento* que associamos à delinquência.

## O DETALHE ESPECIAL DA NEGAÇÃO

É no estágio inicial e na criança menos doente, em especial, que a recusa pode ser tratada como sintoma indicativo de certo grau de organização e força do ego na criança, fornecendo, portanto, uma carga positiva na avaliação do prognóstico. A criança que não reconhece o ato antissocial é a criança aflita, que quer ajuda e pode ser ajudada. A aflição da criança deriva do fato de que ela se sente compelida a atuar; é essa compulsão proveniente de uma fonte desconhecida que *é sentida como louca* e leva a criança a acolher com satisfação a compreensão e a ajuda nesse estágio inicial ou pré-delinquente.

O seguinte excerto do relato de uma entrevista com uma adolescente ilustrará essa ideia.

## 29. DISSOCIAÇÃO REVELADA NUMA CONSULTA TERAPÊUTICA

GAROTA DE DEZESSETE ANOS

Indaguei-a a respeito de roubos e ela disse: "Bem, só uma vez quando eu tinha sete anos, tive um período em que eu estava sempre pegando moedas e todos os trocados que encontrava pela casa. Sempre me senti extremamente culpada em relação a isso e nunca contei a ninguém. Na verdade é uma grande tolice, porque eram moedas insignificantes".

Nesse ponto fiz uma interpretação. Falei-lhe sobre a dificuldade que representa ela não saber realmente por que roubou essas moedas de pouco valor; em outras palavras, ela estava *dominada por uma compulsão*. A paciente mostrou-se muito interessada por isso. E disse: "Eu sei que crianças roubam quando foram deprivadas de alguma coisa, mas eu nunca tinha pensado nisso antes, que o problema estava em que eu *tinha* de roubar e não sabia por quê, e o mesmo acontece com a mentira. Sabe, é pateticamente fácil enganar as pessoas e eu sou uma atriz maravilhosa; não quero dizer que fosse capaz de representar num palco, mas, quando me empenho em enganar, eu me saio tão bem que ninguém nem desconfia. O caso é que isso é, com frequência, compulsivo e sem sentido".

## ENTREVISTA PSICOTERAPÊUTICA

Farei agora a descrição completa e detalhada de uma entrevista psicoterapêutica com uma garota de oito anos, trazida até mim por roubar. (Havia também enurese, mas isso não estava além da compreensão e tolerância dos pais.) É no fim desta longa descrição que o leitor vai encontrar a ilustração da recusa representando uma dissociação.

> *Encaminhamento:* A escola deixou claro que os roubos de Ada estavam causando problemas e que ela teria de deixar a escola se o sintoma persistisse.

**326**

Para mim seria viável receber esta menina uma ou mesmo algumas vezes, mas ela morava longe demais para eu considerar a possibilidade de um tratamento de fato. Por isso tive de agir com base na ideia de que eu deveria fazer tudo o que fosse possível na primeira consulta psicoterapêutica.

Não cabe fazer aqui uma descrição da técnica para esse tipo de consulta, mas certos princípios podem ser apresentados:

1   A formação para esse trabalho baseia-se na psicanálise clássica.
2   Entretanto, o trabalho realizado não é psicanálise, uma vez que é feito na atmosfera subjetiva original do primeiro contato. O analista, ao realizar essa terapia não analítica, explora um *sonho com o analista* que a paciente pode ter tido na noite *anterior* a esse primeiro contato, quer dizer, explora a capacidade do paciente para acreditar numa figura compreensiva e prestativa.
3   A finalidade é pôr tudo em pratos limpos nesse primeiro contato, ou nos dois, três primeiros contatos; caso se faça necessário um trabalho adicional, o caso começa a mudar de caráter e converte-se em tratamento psicanalítico.
4   De fato, a parte principal do tratamento nesses casos é efetuada pelo próprio lar da criança ou pelos pais, que precisam ser mantidos informados e receber suporte. Mostram-se extremamente solícitos em fazer isso, se forem capazes, o que é outra maneira de dizer que os pais detestam a perda da responsabilidade imediata, que eles pressentem quando uma criança inicia um tratamento psicanalítico e o tratamento está correndo bem, com a neurose de transferência a pleno vapor.
    Um corolário disso é que as crianças que não contam com uma família que lhes forneça apoio, ou cujos pais são eles próprios doentes mentais, não podem ser ajudadas concretamente por esse método rápido.
5   A finalidade é deslindar algo que está obstruindo o manejo da criança pelos próprios pais. Cabe lembrar que, na grande maioria

## 29. DISSOCIAÇÃO REVELADA NUMA CONSULTA TERAPÊUTICA

dos casos, os pais obtêm êxito em seus tratamentos por manejo e não necessitam de ajuda externa nem consultam um psiquiatra. De fato, eles acompanham seus filhos nas fases de comportamento difícil até que estas sejam superadas e adotam técnicas complexas que são parte integrante dos cuidados parentais. O que eles não podem nem devem fazer com o próprio filho é esse trabalho psicoterapêutico, no qual é atingida uma camada que a criança mantém reservada, fora do alcance dos pais, e que entra em contato com o inconsciente dela.

*Entrevista*: Encontrei com a menina antes de encontrar com a mãe, que a trouxera. A razão era que eu não estava interessado, nesse estágio, em obter uma história apurada, mas que a paciente se abrisse para mim – lentamente, à medida que fosse adquirindo confiança em mim, e tão profundamente quanto lhe fosse possível assumir o risco.

Sentamo-nos a uma mesinha onde havia pequenos pedaços de papel, um lápis e alguns gizes de cera em uma caixa.

Estavam presentes duas assistentes sociais psiquiátricas e uma visitante.

Primeiro Ada me contou (em resposta a minha pergunta) que tinha oito anos. Tinha uma irmã mais velha, de dezesseis anos, e também um irmãozinho de quatro anos e meio. Depois disse que gostaria de desenhar: "É meu hobby favorito". Desenhou flores num vaso (Fig. 1); um lustre, que pendia do teto diante dela (Fig. 2); e os balanços no parquinho, com sol e algumas nuvens (Fig. 3). Atenção para as nuvens.

*Comentário*: Esses três desenhos eram pobres como desenhos e desprovidos de imaginação. Eram figurativos. Entretanto, as nuvens no terceiro tinham um significado, como ficará evidente mais para o fim da série.

Ada então desenhou um lápis (Fig. 4). "Oh, Deus! Você tem uma borracha? Que engraçado, tem algo de errado com ele." Eu não tinha borracha e disse que ela poderia alterá-lo se estivesse errado, o que ela fez, e disse: "Está gordo demais".

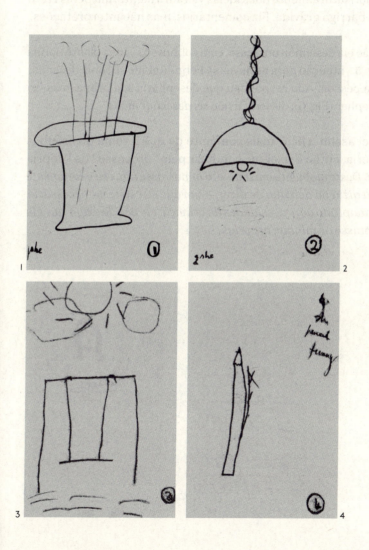

## 29. DISSOCIAÇÃO REVELADA NUMA CONSULTA TERAPÊUTICA

*Comentário*: Qualquer analista lendo isso teria prontamente pensado em várias espécies de simbolismo e nas várias interpretações que poderia ter feito. Neste trabalho as interpretações são esparsas e ficam reservadas para os momentos significativos, como será ilustrado. Naturalmente duas ideias vieram à mente: um pênis ereto ou uma barriga grávida. Fiz comentários, mas não interpretações.

> Então ela desenhou uma casa, com sol, nuvens e uma planta florida (Fig. 5 – atenção para as nuvens). Perguntei-lhe se sabia desenhar uma pessoa. Ada respondeu que desenharia sua prima, mas, ao desenhar (Fig. 6), disse: *"Eu não sei desenhar mãos"*.

Comecei assim a ficar mais confiante de que o tema dos roubos apareceria, então deixei-me conduzir pelo "processo" da própria criança. *Deste momento em diante, o importante não era exatamente o que eu dizia ou deixava de dizer, e sim que eu estivesse necessariamente adaptado às necessidades da criança, em vez de exigir que ela se adaptasse às minhas próprias.*

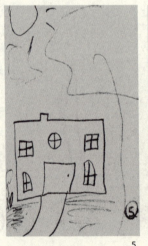 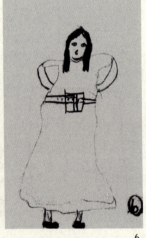

5 6

As mãos ocultas poderiam estar relacionadas tanto com o tema do roubo como com o da masturbação – e esses temas estão inter-relacionados, uma vez que os roubos constituiriam uma atuação compulsiva de fantasias reprimidas de masturbação. (Havia uma indicação adicional de gravidez nesse desenho da prima, mas o tema da gravidez não adquiriu significado nessa sessão. Teria sem dúvida nos levado à gravidez da mãe de Ada, quando a menina estava com três anos.)

> Ada racionalizou. Ela disse: "Ela está escondendo um presente". Perguntei: "Você pode desenhar o presente?". O presente era uma caixa de lenços (Fig. 7). Ada disse: "A caixa está torta". Perguntei: "Onde foi que ela comprou o presente?". Então ela desenhou o balcão da John Lewis, uma conhecida loja londrina (Fig. 8). *Atenção para a cortina pendente no centro do desenho* (ver Fig. 21.)
> Então perguntei: "Que tal desenhar a moça comprando o presente?". Sem dúvida eu estava querendo testar a habilidade de Ada para desenhar mãos. Então ela fez o desenho que novamente mostra uma mulher com as mãos ocultas, porque está sendo vista atrás do balcão (Fig. 9).

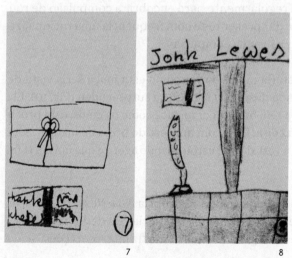

7       8

## 29. DISSOCIAÇÃO REVELADA NUMA CONSULTA TERAPÊUTICA

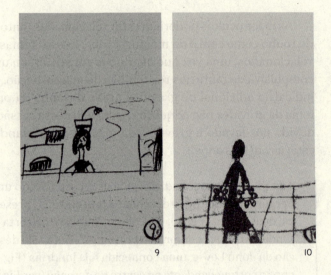

9    10

Observe-se que as figuras estão desenhadas com linhas mais fortes, agora que a imaginação entrou na concepção delas.

O tema de comprar e dar presentes entrou na apresentação da própria criança, mas nem ela nem eu sabíamos que esses temas viriam a se tornar significativos. Eu sabia, contudo, que a ideia de comprar é usada regularmente para encobrir a compulsão de roubar, e que o ato de dar presentes é com frequência uma racionalização para encobrir a mesma compulsão.

> Falei: "Eu gostaria muito de ver como esta moça seria vista de trás". Então Ada desenhou algo que a surpreendeu (Fig. 10). Ela disse: "Oh! Ela tem braços compridos como os meus; está procurando alguma coisa. Está com um vestido preto de mangas compridas; este é o vestido que estou usando agora e que um dia já foi da mamãe".

A figura desenhada acabou sendo a própria Ada. Neste desenho as mãos foram desenhadas de maneira especial. Os dedos me lembraram o lápis que estava gordo demais. Não fiz interpretações.

Não havia muita certeza de como as coisas se desenvolveriam, talvez isso fosse tudo o que eu conseguiria. Quando houve uma pausa, perguntei sobre técnicas para dormir, ou seja, para lidar com a passagem da vigília para o sono, um período difícil para crianças que estão tendo sentimentos conflitantes sobre masturbação.

> Ada disse: "Tenho um urso muito grande". Enquanto o desenhava carinhosamente (Fig. 11), me contou a história dele. Ela também tinha um gatinho de verdade que ficava com ela na cama pelas manhãs, quando acordava. Aqui Ada me falou de seu irmão, que chupa o polegar, e fez um desenho (Fig. 12) retratando a mão do irmão, com um polegar extra para chupar.

Observem-se os dois objetos semelhantes a seios onde nos desenhos anteriores havia nuvens. Pode ser que este desenho inclua lembranças da visão do irmão, quando bebê, sobre o corpo da mãe e próximo aos seios. Não fiz interpretações.

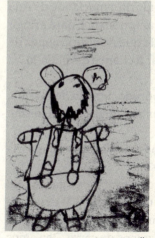
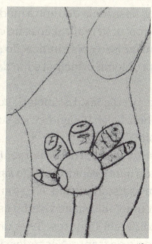

11  12

**333**

## 29. DISSOCIAÇÃO REVELADA NUMA CONSULTA TERAPÊUTICA

> Agora nosso trabalho a dois estava pegando fogo. Pode-se dizer que a criança estava (sem o saber) se perguntando se seria seguro (isto é, se valia a pena) ir mais fundo. Enquanto se via assim tão engajada, desenhou "um alpinista orgulhoso" (ver Fig. 13).

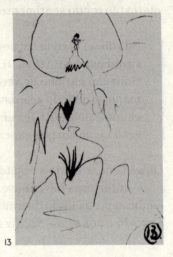

13

Isso foi na ocasião da escalada do Everest por Edmund Hillary e Tenzing Norgay. Essa ideia deu-me a medida da capacidade de Ada para experimentar uma realização e, no campo sexual, para atingir o clímax. Pude usar isso como indicação de que Ada seria capaz de me trazer seu problema principal e me dar a chance de ajudá-la.

> Não fiz interpretações. Estabeleci, contudo, um elo deliberado com os sonhos. Falei: "Quando você sonha, sonha com alpinismo e coisas assim?".
> Seguiu-se o relato verbal de um sonho muito confuso. O que ela disse, falando muito rápido, foi algo assim:
> "Vou para os Estados Unidos. Estou com os índios e ganho três ursos. O menino que é meu vizinho está no sonho. Ele é rico. Eu estava perdida em Londres. Teve uma inundação. O mar chegou até a porta da frente. Nós todos fugimos de carro. Deixamos

alguma coisa para trás. Eu acho – não sei o que era. Não acho que era o meu ursinho. Acho que foi o fogão."

Disse-me que esse era um pesadelo muito ruim que teve certa vez. Quando despertou, correu para o quarto dos pais e deitou na cama da mãe, onde passou o resto da noite. Estava, evidentemente, relatando um estado confusional agudo. Este talvez tenha sido o ponto central da entrevista, ou *o momento essencial de chegar ao fundo de sua experiência de doença mental*. Se isso for verdade, então o resto da sessão poderia ser encarado como uma imagem da recuperação do estado confusional.

Depois disso, Ada desenhou várias figuras. Esqueci o que a primeira delas (Fig. 14) representava.

Então desenhou uma planta aspidistra que lhe ocorreu enquanto falava de aranhas e outros sonhos com escorpiões que picam "avançando em exércitos, e um deles, enorme, na minha cama" (Fig. 15); uma imagem confusa que indicava uma mistura de casa (residência fixa) com caravana (lar móvel, que a lembrava dos feriados com a família) (Fig. 16); e, finalmente, uma aranha venenosa (Fig. 17).

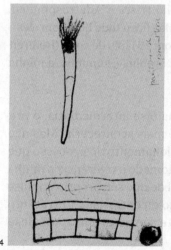
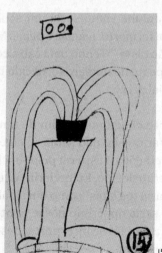

## 29. DISSOCIAÇÃO REVELADA NUMA CONSULTA TERAPÊUTICA

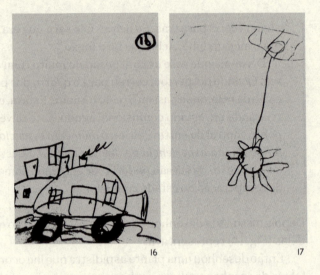

16  17

A aranha tinha características que a ligavam à mão; é muito provável que a aranha aqui simbolize tanto a mão que masturba como a genitália feminina e o orgasmo. Não fiz interpretações.

> Perguntei-lhe como seria um sonho triste e Ada respondeu: "Alguém foi morto; mamãe e papai. Mas ficou tudo bem com eles".
> Então disse: "Tenho uma caixa com 36 lápis de cor". (Referência ao pequeno número fornecido por mim e, suponho, a minha mesquinharia.)

Nesse ponto chegamos ao fim de uma fase intermediária; é preciso lembrar que eu não sabia se algo mais aconteceria. Mas não fiz interpretações e esperei pelo funcionamento do processo que se havia estabelecido. Eu poderia ter tomado a referência a minha mesquinharia (os lápis) como um sinal de que seu próprio impulso de roubar seria oportuno nesse ponto da entrevista. Entretanto, continuei a não fazer interpretações e a esperar, caso Ada desejasse ir mais além.

Após algum tempo, Ada disse espontaneamente: "Tive um sonho com um ladrão".

Havia começado o estágio final da entrevista. Pode-se observar que os desenhos de Ada se tornaram muito mais ousados a essa altura e teria ficado palpável para qualquer espectador que ela estava sendo acionada por seus impulsos e necessidades profundos. Era quase possível sentir o contato direto com o inconsciente de Ada.

Ada desenhou e disse: "Um homem negro está matando uma mulher. Tem alguma coisa atrás dele, com dedos ou coisa assim" (Fig. 18). A seguir, Ada desenhou o ladrão, de cabelos arrepiados, meio engraçado, como um palhaço (Fig. 19). Ela disse: "As mãos da minha irmã são maiores que as minhas".

"*O ladrão estava roubando joias de uma mulher rica porque queria dar um belo presente para a esposa dele. Ele não podia esperar até economizar.*"

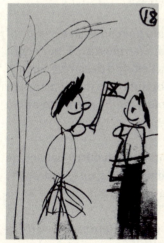
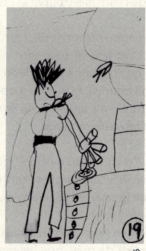

18  19

**337**

## 29. DISSOCIAÇÃO REVELADA NUMA CONSULTA TERAPÊUTICA

Aqui, em um nível mais profundo, aparece o tema representado antes pela garota ou mulher comprando a caixa de lenços numa loja para dar de presente a alguém. Veremos que há formas como as nuvens dos desenhos anteriores, e que estas são agora como uma cortina na qual *há um laço*.

Não interpretei, mas fiquei interessado no laço, que, se desatado, poderia revelar alguma coisa.

> Essas cortinas e o laço reaparecem na Figura 20, que é um desenho do presente. Ada acrescentou, olhando para o que havia desenhado: "O ladrão tem uma capa. O cabelo dele parece com cenouras, ou uma árvore, ou uma moita. Na verdade ele é muito gentil".
>
> Nessa hora fiz uma intervenção. Perguntei sobre o laço. Ada disse que pertencia a um circo. (Ela nunca fora a um.)
>
> Desenhou um malabarista (Fig. 21). Isso pode ser entendido como uma tentativa de fazer do problema não solucionado um ofício. Aqui, novamente, estão as cortinas e o laço.
>
> Vi agora o laço como simbólico da repressão, e me parecia que Ada estava pronta para ter o laço desatado. Por isso, disse-lhe: "Você às vezes surrupia (rouba) as coisas?".

*Esse é o ponto onde o objeto de meu estudo da tendência antissocial aparece nesta descrição de uma entrevista terapêutica.* É por conta desse detalhe que o leitor é convidado a seguir o desenvolvimento do processo na criança, que usou a oportunidade para entrar em contato comigo. *Houve uma reação dupla à minha pergunta e aqui está representada a dissociação.*

> Ada disse: "NÃO!", e ao mesmo tempo pegou outro pedaço de papel e desenhou uma macieira com duas maçãs; e a esse desenho acrescentou grama, um coelho e uma flor (Fig. 22).

Isso mostrou o que estava por trás da cortina. Representava a descoberta dos seios da mãe, que haviam sido como que ocultados pelas roupas da mãe. Dessa maneira uma deprivação fora simbolizada. O simbolismo deve ser comparado e contrastado com a visão direta retratada no desenho (Fig. 12) que contém a lembrança do irmão quando bebê em contato com o corpo da mãe.

> Fiz um comentário nesse ponto. Disse: "Ah, entendi. As cortinas eram a blusa da mamãe e você agora encontrou os seios dela".
> Ada não respondeu e, em vez disso, desenhou outra figura (Fig. 23). "Este é o vestido da mamãe que eu mais gosto. Ela ainda tem ele."

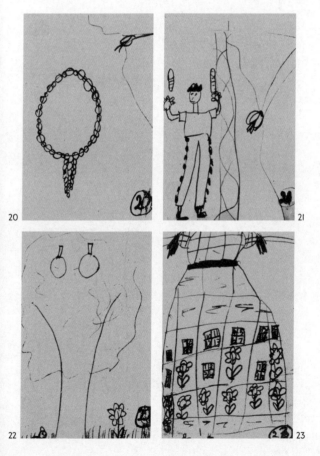

## 29. DISSOCIAÇÃO REVELADA NUMA CONSULTA TERAPÊUTICA

Ele data da época em que Ada era pequena e, na verdade, está desenhado de tal maneira que os olhos da criança estão mais ou menos na altura das coxas da mãe. O tema dos seios continua nas mangas bufantes. Os símbolos da fertilidade são os mesmos do desenho inicial da casa e também estão sendo substituídos por números.

O trabalho da entrevista está agora terminado e Ada gastou um pouco de tempo para "chegar à superfície", jogando o jogo que continuou o tema dos números como símbolos da fertilidade (ver Figs. 24, 25 e 26).

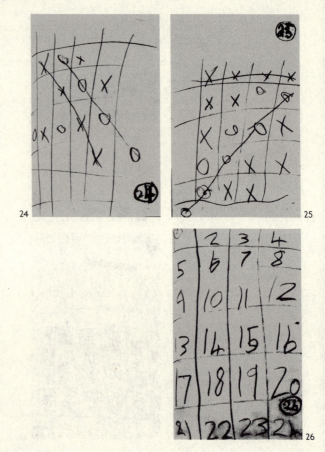

Ada estava pronta para ir embora e, como se encontrava em estado de felicidade e contentamento, pude ter uns dez minutos com a mãe, que ficara esperando uma hora e quinze minutos.

Nessa breve entrevista consegui saber que Ada se desenvolvera satisfatoriamente até os quatro anos e nove meses. Ela lidou com naturalidade com o nascimento do irmão quando tinha três anos e meio, embora demonstrasse um excesso de consideração por ele. Aos quatro anos e nove meses, o irmão (então com vinte meses) ficou seriamente doente e continuou doente.

Ada havia sido muito maternada pela irmã mais velha, mas agora (que o irmão estava doente) essa irmã mais velha transferiu toda sua atenção para o irmão pequeno, o que deixou Ada seriamente deprivada. Levou algum tempo até os pais perceberem que Ada fora seriamente afetada pela mudança na irmã. Fizeram tudo o que puderam para reparar o problema, mas uns dois anos se passaram até que Ada parecesse estar se recuperando.

Por volta dessa época, Ada (sete anos) começou a roubar; a princípio da mãe e, mais tarde, da escola. Nos últimos tempos, seus roubos haviam se tornado um problema sério, mas Ada nunca conseguia assumir responsabilidade por eles. Chegou até a levar dinheiro roubado para a professora e lhe pediu que o distribuísse aos poucos, o que mostrava que não havia lidado com todas as implicações de seus atos de roubo.

Paralelamente a esses roubos compulsivos, a vida escolar de Ada estava sendo afetada por uma falta de habilidade para se concentrar enquanto trabalhava. Ela assoava o nariz o tempo todo e havia ficado gorda e desengonçada (ver Fig. 4 – "lápis gordo demais – algo de errado com ele").

Em suma, Ada sofrera uma deprivação relativa aos quatro anos e nove meses, apesar de viver com a própria família num bom lar. Como resultado, ficou confusa, mas, quando começou a redescobrir um senso de segurança, desenvolveu o roubo como uma compulsão dissociada que ela não conseguia reconhecer.

## 29. DISSOCIAÇÃO REVELADA NUMA CONSULTA TERAPÊUTICA

### Resultado da entrevista psicoterapêutica

A entrevista foi evidentemente significativa, visto que, embora Ada viesse roubando até a ocasião da entrevista, não o fez desde então – o que já faz três anos e meio. Seu desenvolvimento escolar também melhorou rapidamente. (A enurese noturna, entretanto, só desapareceu um ano após a entrevista.)

Sua mãe contou que Ada saiu da clínica com um novo relacionamento com ela, um relacionamento fácil e íntimo, como se um bloqueio houvesse sido removido. A restauração de uma antiga intimidade persistiu e parece ter mostrado que o trabalho feito na entrevista teve o efeito de um verdadeiro restabelecimento do contato que fora perdido na ocasião em que a irmã mais velha de súbito transferira sua maternagem de Ada para o irmão doente.

Aqui está um exemplo da *dissociação* a que me referi. Ada não conseguia admitir que roubava e quando lhe foi perguntado, na entrevista, "Você às vezes rouba?", respondeu firmemente que "Não!", mas ao mesmo tempo mostrou que já não precisava mais roubar porque agora havia encontrado o que perdera – o contato com os seios de sua mãe.

### RESUMO DO CASO

É dada em detalhe uma entrevista psicoterapêutica, mostrando a resolução da compulsão para roubo em uma menina de oito anos.

No momento crítico, a criança negou já ter roubado e, ao mesmo tempo, cruzou a barreira e alcançou o que tinha perdido, desse modo convertendo o seu "Não!" numa declaração verdadeira. Em outras palavras, nesse momento a dissociação deixou de operar.

Nesse caso não houve nenhuma tentativa de fazer a criança confessar, quer dizer, passar da dissociação para uma área de compreensão intelectual e integração. Na camada mais profunda em que o trabalho foi feito, tornou-se possível a entrevista produzir um resultado – não um *insight* consciente, não uma confissão, mas a verdadeira cura de uma dissociação.

## NOTA EDITORIAL

Esta coletânea busca reunir os principais textos de Winnicott em torno dos conceitos de deprivação e delinquência. Alguns dos ensaios constam de outros livros da Coleção Winnicott, e foram reproduzidos aqui tal como foram publicados nos outros volumes. Foram feitos ajustes para refletir as diferenças entre as versões em inglês de cada coletânea.

CAP. 16 "Agressividade, culpa e reparação" (1960)
CAP. 27 "Tipos de psicoterapia" (1961)
> *Tudo começa em casa*, trad. Paulo Cesar Sandler. São Paulo: Ubu Editora/ WMF Martins Fontes, 2021.

CAP. 11 "O desenvolvimento da capacidade para a consideração" (1962)
CAP. 28 "Psicoterapia dos distúrbios de caráter" (1963)
> *Processos de amadurecimento e ambiente facilitador*, trad. Irineo Constantino S. Ortiz. São Paulo: Ubu Editora/ WMF Martins Fontes, 2022.

CAP. 14 "A tendência antissocial" (1956)
> *Da pediatria à psicanálise*, trad. Davy Bogomoletz. São Paulo: Ubu Editora/WMF Martins Fontes, 2021.

CAP. 21 "A criança deprivada e como ela pode ser compensada pela perda da vida familiar" (1950)
CAP. 22 "Influências de grupo e a criança desajustada: o aspecto escolar" (1955)
> *Família e desenvolvimento individual*, trad. Marcelo Brandão Cipolla. São Paulo: Ubu Editora/WMF Martins Fontes, 2023.

CAP. 29 "Dissociação revelada em uma consulta terapêutica" / "'Ada' aos 8 anos" (1966)
> *Consultas terapêuticas em psiquiatria infantil*, trad. Joseti M. X. Cunha. São Paulo: Ubu Editora/ WMF Martins Fontes, 2023.

# ÍNDICE REMISSIVO

ABRAHAM, Karl 163, 171
adaptação 20, 57, 80-82, 85, 91,
    110, 140, 166-67, 235, 240-41,
    246, 270, 279, 295-98, 330
adoção 18-19, 39, 55-72, 78, 83-84,
    108, 149-50, 161, 173, 189, 193,
    207, 221, 224-29, 232, 236-37,
    251, 290
adolescente 21-22, 45, 72, 87,
    121-22, 138, 146, 160, 176, 182,
    185-202, 213, 239-40, 245-47,
    255, 275, 292, 312, 315
adulto 10, 37, 43-47, 53, 61-62, 69,
    75, 102, 110, 113-16, 120-24, 128,
    133, 139, 156, 161, 176-77, 186-95,
    199-202, 213, 226, 231, 244-45,
    248, 256-57, 266, 272, 275,
    291-92, 297
afeto 36, 79, 190
agressividade 19-20, 43, 113-34,
    164, 169, 178, 272, 302, 313
ajuda 10-13, 22, 36-40, 45, 52,
    64-65, 73, 79, 86, 93, 97, 119-23,
    127, 144, 153, 160, 173, 182-84,
    202, 209-12, 218-19, 223, 232-35,
    238, 257, 264, 278-80, 295, 304,
    321-22, 325, 328
ALCOCK, Theodora 41
amadurecimento 48, 128, 133,
    139-40, 186, 270, 305-06, 324;
    *maturidade* 17, 22, 44-45, 122,
    127, 139, 163, 168, 171-74, 188-90,
    194, 216, 243-45, 270, 273, 324;

*imaturidade* 135, 163, 171-73,
    274, 292
ambiente 9, 14-17, 20, 28, 57,
    82-86, 97, 101, 106, 121, 125, 133-
    40, 145, 153-55, 158, 161-72, 188,
    202, 207, 211, 219-28, 235-45,
    249, 265-70, 280-86, 292-98,
    302-09, 315, 324; *facilitador* 140,
    145, 270, 306, 324
ambivalência 15, 132-37, 173, 196,
    293, 317
amizade 32, 35, 55-56, 62, 68,
    95, 102, 151, 158, 195, 215, 232,
    295-98, 315-20
amor 20, 34, 48, 58, 61, 64-65, 79,
    101-03, 113-14, 118-22, 128-35,
    141, 144, 151-55, 159, 166-67,
    177-84, 210-11, 234, 240-42, 247,
    252, 273-74, 278, 286, 293, 308,
    311, 316
aniquilação 131, 182, 245
ansiedade 15, 28, 43, 53, 63, 83, 121,
    132, 137-38, 149-51, 171-72, 187,
    223, 250, 275, 282, 294, 302, 314
apetite 118, 121, 165
apoio do ego 135, 138, 166, 170,
    304-09
arte 47, 58, 98, 122, 274, 299,
    315-16
assistente social 11, 21-23, 34, 80,
    84, 88, 91-93, 98-100, 106-09,
    155, 171-73, 233, 277, 282, 285,
    295, 316, 328

**349**

## ÍNDICE REMISSIVO

ataque 37, 51–52, 80, 102, 115–16, 126, 136, 152, 156, 180, 274, 313
atuação [*acting out*] 20, 152, 202, 306–312, 331

**B**ebê 21, 33–37, 53, 70–72, 75, 85–86, 94, 113–18, 121–25, 128–46, 150, 156, 165–74, 185, 188, 191–92, 213–25, 234–36, 240–43, 248, 283–85, 292–95, 312, 322, 333, 339; *recém-nascido* 125, 248
bomba 9, 43, 51, 63, 70–71, 192–93, 242
*borderline* 289, 321
BOWLBY, John 16–17, 22, 27, 40–41, 162–63, 214–16, 283
brincar 20, 33–36, 43–44, 76–77, 95–96, 101, 119, 122, 125–33, 137, 151–53, 183, 221, 228, 236, 240, 253, 274, 298–99; *brinquedo* 76, 128, 235, 242

**C**aráter 15, 24, 28, 37, 46–50, 216, 222, 238, 270, 284, 300–27
casa 10, 18–23, 27–36, 41, 50–51, 54–79, 83–86, 94, 99–106, 110, 115, 129, 139, 150–63, 178, 182, 195, 209–29, 233–40, 252, 261, 266–67, 275, 279, 284–86, 311–17, 324–30, 335, 340–41
cisão 138, 222, 236, 305, 321
ciúme 34, 54–56, 202
colapso 41, 48, 83, 85, 102–06, 120, 144, 177, 286, 310

colo 135, 165, 223, 240–43, 248, 277, 283
comer 33, 63, 75, 129, 144–46, 178–79, 184–85, 261
complexo de Édipo 133, 187, 305
compulsão 144, 158–61, 165–69, 185, 189–90, 202, 269, 274, 299–302, 309, 320–26, 331–32, 341–42
comunicação 13, 142, 174, 314, 321
confiança 13, 54–55, 60–65, 77–79, 90, 96, 100–03, 116, 128, 137, 142–44, 150, 163, 169, 196, 223, 228–35, 244, 259–62, 281–83, 291, 294, 298, 301, 308, 328
conflito 15–16, 23, 55, 64, 69, 127, 151, 250, 255, 294, 300, 305
confusão 10–11, 32, 51, 55, 64, 173, 239, 248, 282, 301, 334–35, 341
consideração [*concern*] 20–21, 69, 86, 103, 126, 132–43, 148, 155, 166, 170, 174, 194, 202, 222, 231, 255, 261, 270–75, 307–08, 340
continuidade 78, 97, 106, 136–38, 188, 216, 239–40, 249, 267, 286
controle 11, 77, 87, 109, 119–21, 125, 131, 153, 161, 188, 212, 227, 272–74, 294, 310–12
criatividade 14, 82, 122, 126, 146, 152, 164, 173, 183, 242, 268–74, 294–96
crime 15, 149, 150, 207, 208, 211, 254, 255, 256, 310, 316

**350**

culpa 15, 20, 51, 121, 132, 137–39, 143–44, 155, 170, 175–76, 184–85, 192, 273, 318, 321, 326

cultura 139, 195, 217, 291, 295, 299

cura 22, 86, 164–68, 186, 194, 197–99, 229, 269, 286, 304–14, 342

Dedicação 31, 45, 57, 89, 217, 220, 228, 231

delinquência 9–22, 27–29, 40, 83, 86–87, 109, 144, 148, 150–61, 196–97, 207–09, 255, 293–302, 322, 325

dependência 134, 141, 152, 182, 190, 195–96, 202, 213, 239–40, 244, 265, 270, 291, 295, 304–09, 324

depressão 16, 30, 34, 40, 47, 119, 137, 149, 152, 156, 168, 171–72, 184, 196–98, 222, 292–93, 309–313; *maníaca* 250, 256, 310

deprivação 9–16, 19–24, 55–59, 82, 97, 101, 145, 148–73, 197–98, 202, 215–37, 249, 267–69, 293–97, 302, 308, 312–26, 339–341

desejo 15, 20, 68, 85, 122, 134–35, 145, 152, 181, 191, 208

desenvolvimento emocional 15, 21–22, 23, 37, 41–44, 49, 53, 61, 131–34, 143, 151, 155–57, 164, 171–77, 183, 197, 214–22, 239, 251, 267, 270, 292–93, 306

desmame 137, 171, 313

despersonalização 196, 305

destrutividade 9, 19–23, 115–22, 128–34, 151, 163, 175–85, 274, 294, 309, 320

Deus 143, 191, 329

diagnóstico 22–23, 46–47, 83, 94, 150, 160–61, 173, 219, 224–25, 263–68, 272–73, 280, 284, 315, 324–25

dinheiro 51, 109, 114, 159, 168, 181, 196, 253, 261, 290, 307, 319, 341

dissociação 164, 174, 321, 326, 338, 341–42

distorção 168, 251, 301–09, 324

distúrbios 15–16, 24, 28, 88, 105, 213, 218, 250, 264, 267, 292–94, 299–311, 317, 325

doença 28, 35, 46–47, 60–61, 72, 83, 87–88, 102, 105, 110, 126, 149–50, 153–54, 168–73, 177, 182, 187, 191, 197–98, 201, 214–25, 233, 254–55, 259, 262, 267, 289–90, 293–95, 298, 303–10, 319, 325, 335, 340, 342

Educação 17, 38, 48–50, 73, 91, 95, 98, 100, 155, 211, 217, 224, 264, 267–69, 275, 279, 312

ego 132, 134–35, 144, 163, 166–73, 240, 245, 292, 300–01, 305, 308–10, 321, 325

enfermeira 33, 109, 215, 221, 282, 295–97

enurese 15, 36, 64, 83, 104, 139, 165–67, 193, 222–23, 250, 302, 314, 322, 326, 341

## ÍNDICE REMISSIVO

escola 16–17, 22–24, 41, 65, 83, 98, 101, 108, 139, 151–52, 159, 161–63, 211–14, 238–40, 264–71, 289, 311–16, 319–20, 325–26, 341

esperança 13, 21, 36, 47, 55, 95, 101–03, 119, 145, 151–53, 161–63, 169, 173–74, 180, 201–02, 222–23, 249–50, 255–58, 276, 280, 283–85, 296, 302, 306–07, 319, 323; *desesperança* 95–97, 101, 114–15, 161, 173–74, 256–59, 283, 296, 309, 323–24

espontaneidade 21, 98, 105–06, 136, 222, 227, 239, 268, 294, 337

esquecer 48, 53, 70, 73, 103, 166, 210, 215

esquizofrenia 150, 177, 196–97, 293, 303, 310, 315, 321, 324

esquizoide 145–46, 267, 310

eu / não eu 131–34, 241

**F**alha 9, 61, 82, 115, 132, 161, 166–70, 220, 228–29, 239–40, 284, 292–96, 304–09, 315, 323–24

família 10–11, 16, 22–23, 31–36, 50, 55–57, 61–65, 78, 82, 85, 90, 97, 128–33, 139, 148–63, 167, 182, 191–92, 197, 217–18, 221, 224–26, 235–36, 261, 266–67, 276, 283–84, 290–91, 295–96, 303–11, 319–23, 327, 335, 341

fantasia 33, 43–45, 48, 52, 85, 115–22, 127, 134–36, 192–93, 222, 272–75

FREUD, Anna 120

FREUD, Sigmund 20–21, 134–35, 142–43, 148, 157, 163, 171, 175, 279, 298, 301

FRIEDLANDER, Kate 207–09

frustração 120–23, 152, 167, 177, 235

fuga 72, 75, 83, 92, 198, 255, 260–61, 272, 299

fusão 118, 134–36, 164, 169, 227

**G**enital 133, 234; *pré-genital* 275

GRAVES, Robert 253

gravidez 191, 220, 232, 330–31

grupo 22, 40–47, 82–84, 88, 91, 94–97, 100–02, 105, 108, 139–40, 154, 189, 195–202, 215, 226–29, 238–50, 261, 268, 280, 311, 317, 325

guerra 9–23, 31–34, 38–49, 53, 57–59, 66, 73–82, 86–90, 104–10, 122, 153–54, 193, 210, 252, 260–62, 272, 277–78

**H**ILLARY, Edmund 334

HOFFER, Willi 280

homossexualidade 189, 250

hospital 10, 16, 31–33, 110, 163, 177, 215, 231–33, 248, 261, 298, 315–19

HUMPTY DUMPTY 135

**I**d 135, 166, 169–70, 240; *impulsos do* 136–37, 170, 308

idealização 45, 71, 273

impulso 12–13, 20–21, 48, 57, 77–79, 85, 114, 117–19, 122–37,

143-45, 152, 155, 161, 164-85, 195-97, 202, 247, 293, 296-98, 304, 308, 324, 336-37

inconsciente 15-16, 41, 48, 55, 87, 105, 114, 119-22, 125-27, 148-50, 161, 165, 168-70, 184, 187, 192, 202, 209, 222, 255-56, 262, 268, 272-76, 279-81, 291, 294, 299, 305, 328, 337

independência 79, 124, 136, 141-42, 152, 239, 246, 265, 270, 295

inibição 34, 117, 126, 136, 144, 152, 165, 174, 190

instinto 12, 70, 85, 105, 114-23, 132, 136-38, 151, 164-66, 174, 179, 188-91, 239-42, 265, 271-73, 292-94

integração 22-23, 130-32, 137-38, 144, 155, 174, 177, 239, 241-49, 265-66, 296, 301, 321, 342; *desintegração* 10, 85, 138, 168, 249, 257, 321; *não integração* 244-46

inteligência 95, 99, 154, 195, 219, 316, 319

internato 64, 105, 154, 217, 221, 314

interpretação 40, 159, 179-81, 276, 278-79, 281, 295, 309, 326, 330-38

introjeção 142, 163, 166, 172

inveja 54, 180-81, 201-02

irmãos / irmãs 30-34, 64, 68, 94, 156, 226, 261, 314, 328, 333, 337-42

ISAACS, Susan 41

**K**LEIN, Melanie 20, 142-43, 162-63, 174-75, 274, 305

**L**atência 43-46, 201, 240, 313-15

liberdade 14, 20, 43, 77, 126, 138, 142, 153-55, 161-63, 191, 208-10, 247, 253, 279, 299

linguagem 18, 21, 24, 136, 139, 159, 162, 248

loucura 17, 83, 87-88, 95, 98, 110, 143-44, 151-53, 169, 193, 225, 231, 257, 325

luto 17, 21, 171-74, 324

**M**ãe 9, 16-20, 27-37, 42-43, 50-64, 68-79, 85, 94, 102, 105, 115-17, 124, 127-52, 156, 158-67, 173-74, 188, 191-97, 202, 209, 214-23, 231-35, 240-43, 261, 284, 290-95, 302, 313-17, 322, 328, 331-42; *mãe-ambiente* 135-37; *mãe-bebê* 94, 141, 219; *mãe--objeto* 135-38; *maternagem* 131-33, 167, 242, 342

magia 115, 130-31, 188, 193, 249

manejo [*management*] 10-11, 19, 22, 31, 40, 48, 52, 67, 72-73, 78-89, 95, 98-123, 135, 138, 149, 151, 154-62, 187, 196, 210, 213, 218, 224-30, 235-41, 244-45, 249, 254, 260-61, 264, 267, 277, 280, 291, 295-97, 304-13, 317, 327-28

mania 156, 179, 192, 250, 256, 311

## ÍNDICE REMISSIVO

masoquismo 46, 121, 262

masturbação 120-21, 190, 234, 237, 331-33

mecanismos de defesa 55, 70, 144, 157, 249, 251, 257, 267, 271, 304, 310, 321

médico 33, 40, 81, 92, 105, 108-10, 138, 299, 320

medo 31, 37, 58, 89, 113, 121, 126, 143, 151, 158, 177, 191-92, 246, 255-57, 291

memória 65, 162-63, 232, 299, 324

mentira 21, 24, 164-65, 190-91, 249, 268, 302, 320, 325-26

MILLER, Emanuel 17, 27

mimar [*spoiling*] 142, 145, 166-67, 258, 306, 311

morte 10, 45, 146, 163, 172, 219-20, 239, 276

Narcisismo 189, 301

nascimento 33, 117, 124, 191, 221, 232, 239, 313, 340

natureza humana 39, 55, 124, 146, 175

nazismo 43-44, 200, 259

neurose 160, 168, 267, 296, 301, 313, 327

NORGAY, Tenzing 334

normalidade 22-23, 41, 44, 101, 129, 131-33, 143, 150-53, 162-65, 177, 191, 196, 219, 233-35, 238, 265-67, 296, 302, 319, 322; *anormalidade* 9, 17, 28, 34, 40, 58, 84, 94, 100, 120, 141, 162, 197, 246, 250, 261, 265, 302, 310

Obediência 36, 51-52

objeto 23, 118, 121, 125-38, 143-46, 163-64, 169, 172-81, 185, 188-89, 214, 222-23, 234-36, 242, 249, 273-74, 293, 315, 333, 338; *transicional* 23, 233-36, 242

ódio 15, 21, 37, 48, 113-21, 125, 128-31, 134-35, 149, 163, 166, 172-73, 177, 181-82, 188, 220-23, 228-29, 272, 286, 293, 312

onipotência 146-47, 165, 296

oral 13, 115, 136, 178-80; *morder* 116-18, 129, 158; *chupar* 99, 117, 128, 234, 302, 333

Pai 30-36, 42, 55, 59, 64, 68, 72, 76-79, 85, 94, 102, 105, 115, 128-29, 145, 150-52, 156, 159-60, 167, 188, 196, 202, 209, 217-21, 229, 232, 262, 284, 316-20, 336

perseguição 46, 95, 126, 138, 189, 222, 236, 244, 249-53, 257, 277, 282, 310, 325

personalidade 20, 28, 37, 50, 57, 61, 77, 83-85, 118-19, 123-24, 130, 150-51, 155, 168, 188, 215-16, 221-22, 225, 236, 249, 257-59, 265-67, 270, 282-85, 292, 301-04, 310, 319-25

perturbação 11, 16, 28, 32, 35-43, 65, 83, 95-96, 157, 198, 218-21, 229, 235, 248-50, 276, 292, 306, 309 perversão 15

política 85, 90–91, 97, 108, 211, 225, 271

posição depressiva 20, 143, 162, 174–75

potencial 9, 45, 55, 87, 114, 137, 150, 185, 193, 202, 228, 270

prazer 34–35, 41, 76, 115, 120, 125, 129, 133, 146, 151, 256, 296

princípio de realidade 147, 166, 294–95

privação 9, 162, 268, 324

processos de desenvolvimento 130–34, 138, 145, 187–88, 305–06, 309–10

professor/a 17–18, 29, 39–44, 48, 62, 98, 113–15, 120–21, 159, 238, 263–64, 316–21, 341

projeção 120, 177, 184, 309

psicanálise 11, 17, 24, 119, 157–58, 162–63, 170, 207–09, 240, 263, 279, 281, 289–91, 294, 310–11, 317, 327; *psicanalista* 16, 132–34, 155, 175–76, 209, 225, 254–56, 276–77, 281, 289–90

psicologia 22, 109, 123, 133, 158, 171–73, 186, 214, 238–39, 260, 283, 289; *psicólogo/a* 209–12

psiconeurose 24, 196–97, 250, 292–93, 305

psicose 24, 160, 168, 196, 240, 267, 289–99, 305, 310, 324

psicossoma 250

psicoterapia 11, 84, 88, 95, 107, 155, 177, 214, 225, 267, 270, 277–79, 289–99, 304, 308–11, 314, 317, 322–28, 341–342

psique 15, 163, 242, 296

psiquiatria 86, 93–94, 138, 161, 177, 213, 219, 224, 231, 248, 256, 263–65, 293, 298, 316, 324; *psiquiatra* 9, 80–81, 84–85, 89–93, 100, 106–10, 155, 188, 264, 277, 297, 315–17, 328

puberdade 44–46, 187–90

punição 23, 64, 87, 91, 102, 121, 149, 208, 254–56, 261–64, 284, 325

**R**aiva 34, 61, 115–18, 125, 129, 134, 163, 177, 222, 228, 308–09

realidade interna 119–21, 128, 135, 138, 165, 234, 242, 272–74, 291

reasseguramento [*reassurance*] 69, 127, 230

regressão 165–67, 182, 221, 250, 295, 305, 314

relação de objeto 134–36, 273–74, 296, 309, 314

religião 158, 217, 271, 291, 295, 299

reparação 15, 20, 78, 85, 119, 122, 137–38, 145, 152, 169, 175, 184, 268, 274, 294, 315, 341

repressão 105, 114, 126, 149, 221, 271, 279, 281, 294, 331, 338

resistência 179, 300

responsabilidade 9–11, 17, 20, 31, 40, 43, 45, 52, 56, 60–61, 69–70, 78, 81–82, 85, 88, 92–93, 122, 128, 132–33, 137, 143–44, 150, 154, 176,

# ÍNDICE REMISSIVO

177, 184, 212-13, 222-24, 248, 259, 271, 318, 320, 327, 341

ressentimento 55, 199, 294, 302

retraimento [*withdrawal*] 40, 197, 249, 272

ROBERTSON, James e Joyce 283

roubar 16, 21, 24, 77, 83, 89, 144, 149, 158-68, 181, 191, 198, 200, 208, 222, 250, 255, 283, 285, 294, 302, 307, 309, 313-14, 318, 322, 325-26, 330-32, 336-38, 341-42

**S**adismo 136, 180, 272

saúde 14, 22, 34-35, 40, 54, 85, 87, 106-08, 117, 128, 131, 134, 172-73, 176-77, 196-98, 213-17, 220, 225, 232, 246, 265, 273-75, 301, 304

segurança 14, 18, 76-77, 97, 100, 151-153, 341

seio 9, 56, 116-17, 143-44, 173, 235, 242

self 20-21, 120, 125, 134-35, 145-46, 220-22, 239-42, 245, 249, 282, 293, 311, 321-22; *falso* 240, 249, 282; *verdadeiro* 146, 240, 245, 249, 282

sentimento de culpa 21, 85, 132, 137, 143-46, 152, 176, 183-85, 192, 275

separação 10, 13, 16-17, 21-22, 27-28, 33-34, 37, 42, 47-48, 54, 69, 71, 78, 118, 138-40, 166, 171-72, 214-19, 316

*setting* 11, 291, 294, 298, 309, 313

simbolismo 169, 299, 308, 315, 330, 338-39

sintoma 16, 35-36, 64, 83, 93, 102, 113, 124, 165-68, 197, 212, 220, 223, 246, 250, 265, 281-83, 286, 291, 296-98, 300, 314, 325-26

sociedade 9-11, 14, 21, 89, 104-06, 138, 145-46, 150-53, 158, 161, 189-99, 202, 208, 228-33, 245, 250, 255-56, 262, 266, 271, 274, 284, 296-99, 303-12, 323

sofrimento 34, 36, 51, 72, 86-89, 117, 121, 131, 171, 191, 216, 220, 230, 250, 254, 293, 297, 304, 310, 322, 324

sonho 45-46, 56, 94, 125-27, 167, 232-35, 250, 299, 327, 334-37

STEWART, Sheila 23, 252

subjetivo 13, 131, 134, 147, 189, 236, 273

submissão 140-42, 146, 165, 282, 285

suicídio 92, 195, 198, 316

superego 142, 200, 272

sustentação [*holding*] 9, 13, 21, 169, 202, 218, 227-29, 240-43, 248, 283, 295-97, 307-311

**T**endência antissocial 9, 12-24, 46, 83, 87-89, 94, 98-100, 104-07, 110, 114, 120, 142-45, 149-54, 157-71, 174, 185, 196-98, 201-02, 216, 222-25, 231, 238, 245, 249-50, 255-57, 261-62, 268-69, 274, 293-303, 307-25, 338

tensão 13, 54-55, 73, 77, 89, 99,
    103, 106, 121, 135-36, 189-90, 210,
    244, 248, 293, 302, 314
terapia 14, 23-24, 84-85, 88-91,
    95, 103, 106-07, 138, 142, 160-61,
    165-70, 182, 209, 223, 244, 260,
    276-99, 307-08, 325-27; *terapeuta* 91, 161, 166, 170, 178, 182,
    289-91, 297-98, 307-09
transferência 170, 221, 279, 291,
    294, 298, 308-10, 327
transicional *ver* objeto
tratamento 11, 14, 41, 54, 80, 84,
    88-89, 92, 95, 107, 120, 149, 154,
    157-62, 167, 170, 177-78, 180-82,
    209, 213, 225-26, 254-56, 276,
    286, 289-98, 304, 308-17, 327
trauma 37, 162, 306-09

**V**alor de incômodo [*nuisance value*] 89, 164, 220
voracidade 118, 165

**W**ILLS, David 23, 276-279

## SOBRE O AUTOR

Donald Woods Winnicott nasceu em 7 de abril de 1896, em Plymouth, na Inglaterra. Estudou ciências da natureza na Universidade de Cambridge e depois medicina na faculdade do St. Bartholomew's Hospital, em Londres, onde se formou em 1920. Em 1923, foi contratado pelo Paddington Green Children's Hospital – onde trabalhou pelos quarenta anos seguintes –, casou-se com a artista plástica Alice Taylor e começou sua análise pessoal com James Strachey, psicanalista e tradutor da edição Standard das obras de Sigmund Freud para o inglês. Em 1927, deu início à sua formação analítica no Instituto de Psicanálise, em Londres. Publicou seu primeiro livro em 1931, *Clinical Notes on Disorders of Childhood* [Notas clínicas sobre distúrbios da infância]. Em 1934, concluiu sua formação como analista de adultos e, em 1935, como analista de crianças. Pouco depois, iniciou uma nova análise pessoal, desta vez com Joan Riviere. Durante a Segunda Guerra Mundial, Winnicott trabalhou com crianças que haviam sido separadas de suas famílias e evacuadas de grandes cidades. Nos anos seguintes à guerra, foi presidente do departamento médico da British Psychological Society por duas gestões. Após um casamento conturbado, divorciou-se de Alice Taylor em 1951 e casou-se com a assistente social Clare Britton no mesmo ano. Foi membro da Unesco e do grupo de especialistas da OMS, além de professor convidado no Instituto de Educação da Universidade de Londres e na London School of Economics. Publicou dez livros e centenas de artigos. Entre 1939 e 1962, participou de diversos programas sobre maternidade na rádio BBC de Londres. Faleceu em 25 de janeiro de 1971.

**OBRAS**

*Clinical Notes on Disorders of Childhood*. London: Heinemann, 1931.

*Getting to Know Your Baby*. London: Heinemann, 1945.

*The Child and the Family: First Relationships*. London: Tavistock, 1957.

*The Child and the Outside World: Studies in Developing Relationships*. London: Tavistock, 1957.

*Collected Papers: Through Paediatrics to Psychoanalysis*. London: Hogarth, 1958.

*The Child, the Family, and the Outside World*. London: Pelican, 1964.

*The Family and Individual Development*. London: Tavistock, 1965.

*The Maturational Processes and the Facilitating Environment*. London: Hogarth, 1965.

*Playing and Reality*. London: Tavistock, 1971.

*Therapeutic Consultations in Child Psychiatry*. London: Hogarth, 1971.

*The Piggle: An Account of the Psychoanalytic Treatment of a Little Girl*. London: Hogarth, 1977.

*Deprivation and Delinquency*. London: Tavistock, 1984. [póstuma]

*Holding and Interpretation: Fragment of an Analysis*. London: Hogarth, 1986. [póstuma]

*Home Is Where We Start From: Essays by a Psychoanalyst*. London: Pelican, 1986. [póstuma]

*Babies and their Mothers*. Reading: Addison-Wesley, 1987. [póstuma]

*The Spontaneous Gesture: Selected Letters*. London: Harvard University Press, 1987. [póstuma]

*Human Nature*. London: Free Association Books, 1988. [póstuma]

*Psycho-Analytic Explorations*. London: Harvard University Press, 1989. [póstuma]

*Talking to Parents*. Reading: Addison-Wesley, 1993. [póstuma]

*Thinking About Children*. London: Karnac, 1996. [póstuma]

*Winnicott on the Child*. Cambridge: Perseus, 2002. [póstuma]

*The Collected Works of D. W. Winnicott*. Oxford: Oxford University Press, 2016. [póstuma]

**EM PORTUGUÊS**

*Da pediatria à psicanálise* [1958], trad. Davy Bogomoletz. São Paulo: Ubu Editora/WMF Martins Fontes, 2021.

*A criança e seu mundo* [1964], trad. Álvaro Cabral. São Paulo: LTC, 1982.

*Família e desenvolvimento individual* [1965], trad. Marcelo B. Cipolla. São Paulo: Ubu Editora/WMF Martins Fontes, 2023.

*Processos de amadurecimento e ambiente facilitador: estudos sobre a teoria do desenvolvimento emocional* [1965], trad. Irineo Constantino Schuch Ortiz. São Paulo: Ubu Editora/WMF Martins Fontes, 2022.

*O brincar e a realidade* [1971], trad. Breno Longhi. São Paulo: Ubu Editora, 2019.

*Consultas terapêuticas em psiquiatria infantil* [1971], trad. Joseti M. X. Cunha. São Paulo: Ubu Editora/WMF Martins Fontes , 2023.

*The Piggle: o relato do tratamento psicanalítico de uma menina* [1977], trad. Else P. Vieira e Rosa L. Martins. Rio de Janeiro: Imago, 1979.

*Deprivação e delinquência* [1984], trad. Álvaro Cabral. São Paulo: Ubu Editora/WMF Martins Fontes, 2023.

*Holding e interpretação* [1986], trad. Sónia Maria T. M. de Barros. São Paulo: Martins Fontes, 1991.

*Tudo começa em casa* [1986], trad. Paulo Cesar Sandler. São Paulo, Ubu Editora/WMF Martins Fontes, 2021.

*Bebês e suas mães* [1987], trad. Breno Longhi. São Paulo: Ubu Editora, 2020.

*O gesto espontâneo* [1987], trad. Luis Carlos Borges. São Paulo: Martins Fontes, 1990.

*Natureza humana* [1988], trad. Davy Bogomoletz. São Paulo: Ubu Editora/WMF Martins Fontes, 2024.

*Explorações psicanalíticas* [1989], trad. José Octavio A. Abreu. C. Winnicott, R. Shepperd e M. Davis (orgs). Porto Alegre: Artmed, 1994.

*Falando com pais e mães* [1993], trad. Álvaro Cabral. São Paulo: Ubu Editora/WMF Martins Fontes, 2023.

*Pensando sobre crianças* [1996], trad. Maria Adriana V. Veronese. Porto Alegre: Artmed, 1997.

**WINNICOTT NA UBU**

**CONSELHO TÉCNICO** Ana Lila Lejarraga, Christian Dunker, Gilberto Safra, Leopoldo Fulgencio, Tales Ab'Sáber

*O brincar e a realidade*
*Bebês e suas mães*
*Tudo começa em casa*
*Da pediatria à psicanálise*
*Processos de amadurecimento e ambiente facilitador*
*Família e desenvolvimento individual*
*Consultas terapêuticas em psiquiatria infantil*
*Deprivação e delinquência*
*Falando com pais e mães*
*Natureza humana*

Título original: *Deprivation and Delinquency*

© The Winnicott Trust, 1984
© Ubu Editora, 2023

*Tradução atualizada conforme critérios
estabelecidos pelo conselho técnico.*

REVISÃO DE TRADUÇÃO Gabriela Naigeborin
REVISÃO Júlio Haddad, Cristina Yamazaki
FOTO DA CAPA E PP. 2–3 Nino Andrés
MODELO DE MÃOS Jorge Wisnik
TRATAMENTO DE IMAGEM – DESENHOS Ana Paula Macagnani
TRATAMENTO DE IMAGEM – CAPA E ABERTURA Carlos Mesquita
PRODUÇÃO GRÁFICA Marina Ambrasas

EQUIPE UBU
DIREÇÃO EDITORIAL Florencia Ferrari
COORDENAÇÃO GERAL Isabela Sanches
DIREÇÃO DE ARTE Elaine Ramos; Júlia Paccola,
    Nikolas Suguiyama (assistentes)
EDITORIAL Bibiana Leme, Gabriela Naigeborin
COMERCIAL Luciana Mazolini, Anna Fournier
COMUNICAÇÃO / CIRCUITO UBU Maria Chiaretti,
    Walmir Lacerda
DESIGN DE COMUNICAÇÃO Marco Christini
GESTÃO CIRCUITO UBU / SITE Laís Matias
ATENDIMENTO Micaely da Silva, Cinthya Moreira

*1ª reimpressão, 2025.*

Dados Internacionais de Catalogação na Publicação (CIP)
Elaborado por Vagner Rodolfo da Silva – CRB-8/9410

W776c  Winnicott, Donald W. [1896–1971]
Deprivação e delinquência / Donald W. Winnicott; Título
original: *Deprivation and Delinquency*. Organizado por
Clare Winnicott, Ray Shepherd, Madeleine Davis / traduzido
por Álvaro Cabral / Conselho técnico: Ana Lila Lejarraga,
Christian Dunker, Gilberto Safra, Leopoldo Fulgencio, Tales
Ab'Sáber / São Paulo: Ubu Editora, 2023. 368 pp.
ISBN  978 85 712 6 109 9

1. Psicologia. 2. Psicanálise infantil. 3. Pediatria.
4. Psicoterapia. 5. Pedagogia. I. Winnicott, Clare.
II. Shepherd, Ray. III. Davis, Madeleine. IV. Cabral, Álvaro.
V. Título.

2023-1860                          CDU 150    CDD 159.9

Índice para catálogo sistemático:
1. Psicologia 150  2. Psicologia 159.9

**UBU EDITORA**
Largo do Arouche 161 sobreloja 2
01219 011 São Paulo SP
ubueditora.com.br
professor@ubueditora.com.br
 /ubueditora

FONTES Domaine e Undergroud
PAPEL Pólen bold 70g/m²
IMPRESSÃO E ACABAMENTO Margraf